U0165228

未来医疗

FUTURE CARE

Sensors, Artificial Intelligence,
and the Reinvention of Medicine

[美] 贾格·辛 著
Jag Singh

希瑞 译

中信出版集团 | 北京

图书在版编目（CIP）数据

未来医疗 /（美）贾格·辛著；希瑞译 .-- 北京：
中信出版社，2024.5
    书名原文：Future Care: Sensors, Artificial
Intelligence, and the Reinvention of Medicine
    ISBN 978-7-5217-6193-1

    I. ①未… II. ①贾… ②希… III. ①数字技术－应
用－医疗卫生服务   IV. ① R197.1-39

    中国国家版本馆 CIP 数据核字（2023）第 235935 号

FUTURE CARE by Dr. Jag Singh
Copyright © 2023 by Jag Singh
Published by arrangement with Nordlyset Literary Agency
through Bardon-Chinese Media Agency
Simplified Chinese translation copyright © 2024
by CITIC Press Corporation
ALL RIGHTS RESERVED
本书仅限中国大陆地区出版销售

未来医疗
著者：   ［美］贾格·辛
译者：   希瑞
出版发行：中信出版集团股份有限公司
        （北京市朝阳区东三环北路 27 号嘉铭中心 邮编 100020）
承印者： 嘉业印刷（天津）有限公司

开本：787mm×1092mm 1/16   印张：22   字数：243 千字
版次：2024 年 5 月第 1 版   印次：2024 年 5 月第 1 次印刷
京权图字：01-2024-0361   书号：ISBN 978-7-5217-6193-1
                            定价：79.00 元

献给

医疗系统的灵魂支柱
我们的白衣天使

目录

推荐序

　　《未来医疗》无疑将成为未来几年医疗保健发展的模板。我认识贾格·辛已经有 20 多年。我们都在印度开始的学医之旅，之后在牛津大学取得了博士学位（虽然是在不同的时间）。我们在美国麻省总医院、哈佛大学医学院培训时有过时空交集。贾格堪称医生中的楷模，他是一位出色的临床医生，也是一位思维敏捷的思考者、未来主义者和科学家。他从事医疗器械技术和心脏电除颤治疗方面的研究，致力于改善医疗保健服务。作为美国最大的心脏疾病治疗机构的前任临床主管，贾格深刻了解医疗系统的困境和挑战。在《未来医疗》中，他集合了数字健康在不同方面取得的进展，讲述了数字化平台如何交互以及如何使医疗保健可持续发展的故事。

　　众所周知，医疗保健正处于转型的阶段。传感器和人工智能带来的数字化转型，将改变我们提供和接受医疗服务的方式。《未来医疗》所讲述的就是公众对这一转型的核心讨论。这本书的核心话题是如何通过及时干预来预防和避免疾病。贾格用独特的视角简单、清晰地传递了这一信息，阐述了他自己对抗疾病的故事以及患者的个人经历。书中充满了真实的临床情境，有大量的故事和人物。我尤其被维多利亚的故事打动（她的7名家庭成员均患有癌症，她一直在寻求如何照料他们），还有38岁的玛雅，她正在与胰腺癌抗争，并努力接受自己有限的生命。这些故事凸显了几个问题，包括如何利用人工智能辅助癌症早期诊断和治疗，对挽救生命发挥积极作用。劳拉因为心力衰竭而遭受毁灭性的打击，她的故事使我们看到，通过远程监测传感器数据可以轻松地缓解焦虑。

医学领域蓬勃发展的数字化变革，给我们提供了一个在全球范围内拓展个体化护理的机会。为此，这本书重点介绍了新的护理模式，并描绘了未来医院的可能性愿景。重要的是，这一切并不是不切实际的。贾格非常全面地勾勒了模块化医疗、疾病管理模式和第三方供应商的必要性，同时推测了学术医疗中心的演变。数字化转型已经部分实现，只是尚未进入临床实践。我们有一个独特的机会来了解和拥抱由传感器和人工智能带来的新世界，并将其融入我们的生活。

《未来医疗》将对医学的进一步发展产生重大影响。它将成为患者、医护人员以及对医疗保健感兴趣人群的绝佳指南，为未来指明方向。

悉达多·穆克吉

序言

阳光透过大大的、未被遮挡的窗户洒进来，将我从睡梦中唤醒。我睁开眼睛，看到的是一个已经非常熟悉的房间。我躺在医院的病床上，面前有一个发灰的木柜和一台方形的电视机，左边是那扇窗户，一张有些褪色的沙发侧对着我的病床。病床两侧是两个钢制的输液架：一个安装了平板电脑（iPad），方便我与护士沟通；另一个则挂着我的药物和注射液。我努力转过头去，可以看到显示心率、血氧饱和度和血压的监护器。这里已经变成我所称为"家"的地方。此时是2020年的3月初。这是疫情初期，人们面对疫情显得手足无措——没有经过批准的药物，也没有明确的治疗指南，我们无法从过去的经验中找到应对之道，我们拥有的大多是猜测。

我是被送进急诊科的新冠病毒感染者，由于血氧饱和度下降，胸部X线检查和计算机断层成像扫描（CT）的结果也很糟糕，医生立刻决定将我转入重症监护室。医院的工作人员已经准备好可能会被派上用场的呼吸机，随着血氧水平恢复稳定，我被转移到医院的新冠病毒感染者收治病区。医生告诉我，我会失去嗅觉。他这么说其实并不准确，与其说我闻不到任何气味，不如说我被一种腐烂的刺鼻气味淹没，这种气味每时每刻都在困扰我。我一直被提醒，病毒已经寄生在鼻咽部，并开始控制我的身体。

在医院的那段时间里，我整日发高烧，浑身都被疼痛深深地笼罩。每次照镜子，我都可以看到这场病对我的摧残。我瘦了将近 7 千克，衣服挂在瘦弱的身体上，显得松松垮垮。咳嗽仍在持续，血氧水平也总是令我担心，游离在随时可能需要供氧的边缘。夹在手指上的血氧饱和度监测仪显示的数值通常在 90 左右。当它偶尔降到 80 左右时，我会尽我所能保持深呼吸，并挣扎着从床上站起来扩胸。我不希望护士看到那些低数值，因为我不想再回到重症监护室。

凭借医学背景，我能够较为清晰地评估自己的状况。我的双肺都受到了侵袭。我知道，一旦血氧饱和度开始下降，就意味着病毒正在占据上风。面对 55 岁的自己，我已经为可能发生的不良结局做好了心理准备。糟糕的疫情报告从法国和意大利传来，用上呼吸机的患者很难恢复自主呼吸，而且许多人因此过早地离世。我很庆幸的一点是，我在重症监护室待的时间很短，没有用到呼吸机，但我深知自己的状况并不乐观。

这真的让我很沮丧。我想不明白，除了患有糖尿病，其他时候我一直很健康，而且糖尿病是可以通过饮食和锻炼控制的。我从未住过院，30 多年来诊治病人期间，我从未请过一天假。我并不意外自己感染了新冠病毒：作为医生，我认为这是职业风险所在。我知道感染这种病毒并不受患者的年龄、性别、种族或其他人口特征影响，也不受他们过去健康状况的限制，所以即便感染了，也在意料之中。但真正震撼我的，是身体状况迅速恶化，导致我必须住院。我原本以为如果感染了这种病毒，以我的身体状况可以充分应对，但事实并非如此。我所在的病房禁止探望，所以在我情绪低落的时候，我非常感激我的家人以及使我们能够面对面交流的技术。家人每天都会鼓励我，提醒我他们对我的爱。虽然我通常不是一个多愁善感的人，但我觉得自己很脆弱，需要情感的支撑。每次与家人视频通话时，我发现自己除了简单的回应或者摇摇头之外，无法说出其他话，因为我害怕声音会暴露内心的无助。我常常在忍不住要哭的时候突然挂断电话。但是，能够看到他们的面庞仍然是那么好，他们的电话帮助我集中精力努力康复。

我能走的最远的距离，就是到盥洗室的六步路。每走完一趟，都前所未有地感到呼吸困难。对于呼吸时的绝望和挣扎，我只能形容为在全速奔跑时只通过一根吸管呼吸。如此微量的运动就导致呼吸困难，仅此一点就令人感到不安。持续咳嗽和不稳定的体温消耗了储备的体力，我很快便体重大减，肌肉流失严重。让我震惊的是，我现在能够用两只手轻松地环抱住自己的大腿。我觉得躺在床上最舒服。被重新送回重症监护室的恐惧挥之不去，我知道这可能很快就会发生，因为我已经签了同意书，如果主治医师认为有必要的话，我将接受紧急插管术、呼吸机辅助和血流动力学监测。尽管身体十分疲惫，我仍决定按照护士的指导，用诱发性肺量计进行肺部锻炼。这个仪器就放在我的床头，我本想对着这个仪器深深地呼气，但经常因为咳嗽而不得不停下来。

在病区，我时常被其他病房传来的咳嗽声打扰。从他们的咳嗽声和病房外紧张忙碌的声音中，我可以判断病友们身体状况是否在恶化。每当鼓起勇气询问他们的状况时，我往往被告知他们已被转入重症监护室，需要接受插管术治疗，并且使用呼吸机来辅助呼吸。

我感到非常孤独。我不仅与家人隔离，还与病区的其他病人分隔。前来为我量体温的医护人员戴着口罩、身穿防护服，我甚至看不清他们的脸，更别说辨认出每天是不是同一位护士来照顾我。我感觉我如果能活着出去的话，不可能在其他场合认出来病房的任何一个人。尽管这样，在那段特殊时期，我仍然非常珍惜与他们的每一次接触。医生和护士的探视是我与外界唯一的面对面接触，哪怕时间短暂且他们都戴着口罩。但是随着时间的推移，这样的探视变得越来越短、越来越少，最后都变成了视频通话。每当床边输液架上的 iPad 响起，我便知道又到了快速视频检查时间。看起来，即使在医院内部，医疗护理也在逐渐转为远程服务。一开始，我对此感到不适。但越想越明白，视频检查可以避免医护人员不必要的接触和潜在的感染风险。而实际上，医疗团队能为我提供的治疗并不多，更多的是缓解症状。我们都在等待，看到底是病毒胜出，还是人类胜出。

在病区最初的 7 天，我的数据都不容乐观。到了第 8 天，当 iPad 响起时，我看到医生正对着摄像头微笑。她告诉我血液检查结果很好，那些最让我们担忧的指标已经开始下降。她已经查看了病房外显示器上我的心率、血压、体温和血氧饱和度等数据。她认为我已经可以回家了。她还提到，医院正在接收越来越多的患者，病床已经开始紧张。

或许是察觉到我对于自身病情的突然转变感到困惑，医生安慰我说，我的生命体征和临床病程都可以远程评估。由于近年来远程医疗的进步，我可以在家里得到有效且快速的治疗。她向我介绍了我将在家里使用的各种工具和传感器，以便在卧室就能测量体温、血压、心率和血氧饱和度。头晕使我感到不适。虽然我生病已超过 3 周，但距离疫情刚刚暴发没多久。然而，令我惊讶的是，在我短暂住院期间，远程医疗设施和人们对它的依赖都在快速增长。当时就能看出，尽管这种变化因当下需求而生，但它已经并将继续成为医疗的新常态。

引言

　　未来的医疗服务将是虚拟的，这得益于传感器技术并由预测性分析驱动。这将使医疗决策更加个体化，从而为患者提供最为贴心的护理。无论患者在何处，只要他们需要，都可以获得贴心的医疗服务。在接下来的十年里，这将是医学实践的发展方向。转型过程可能会有些艰难，但我们都应该学会适应，而且最终这种变革或许会使事情变得更好。

　　医疗保健是一个多方面、高度复杂的行业，它的日常运营不断地与快速进步的科学、不稳定的市场、短暂的潮流、夸张的市场营销以及不可预测的人类行为交织。这些因素的正面作用和反面作用导致了无休止的冲突、矛盾，甚至混乱。对于医疗服务的数字化转型，一个最大的障碍是患者和医疗服务提供者都习惯于绕开现状，而这种惰性和不适应性是与生俱来的。新冠大流行迫使我们所有人走出舒适区，走进了一个戴上口罩和保持社交距离的世界。人们对自我保护以及日常护理的需求促使虚拟技术越来越普遍。如今，我们有了可以植入人体或嵌入各种可穿戴设备的传感器，如手表、耳机、项链、戒指、手镯、连体衣、腰带、袜子、鞋和尿不湿，其中第一代用于监测心率的传感器已经较为普遍。这反过来为传感器技术提供了机会，它们可以远程提供关于疾病状态和器官功能的客观数据，确保虚拟视频问诊可以适当地替代面对面的互动。

事实上，就像现代社会的普遍特征一样，人类的器官也正在被数字化。传感器正在快速地帮助我们主动捕获预测和预防疾病所需的信息。目前为止，医疗服务往往是按周期提供，且有明确的交易性质，但在不久的将来，它将成为一个持续的过程。结合医学界对健康和预防的日益重视，这场数字革命将有效地应对一直是医疗系统软肋的慢性疾病问题。这种大规模的转变，不仅会重塑患者和医生之间的关系，还将大大改变医院和医疗业务的运营方式。然而，为了从这种转变中获得最大的益处，我们不仅需要调整我们作为医生和病人相处的方式，还需要在财务和组织流程上相应进行整合。我们的目标是让医疗服务变得更加合理、实惠并且高效。

这是一个崭新的世界，传感器无处不在。创业公司正竞相寻找和优化能与我们的电子健康记录相互连接的最佳传感器阵列。医院系统不仅正在创建用于监控流程和效率的指挥中心，还采用传感器驱动的方法，实时管理和治疗患者。这意味着每一个拥有电子健康记录的个体都将持续被监测。这种数据匿名化的持续传输，将使我们能够预测和预防突发状况，甚至能预防疾病本身。反应式的医疗已经成为过去，现在是主动管理健康的新纪元。本书将借助真实案例，深入探讨如何在人工智能的助力下，通过虚拟医疗和传感器技术，让数字技术的广泛应用改变我们的医疗体验。

作为一名心脏电生理学家，我在过去的 20 年中专注于治疗突发性心搏骤停患者，伴有恶性心律失常（如心房颤动和额外心跳）的心力衰竭患者，以及因遗传或环境因素而面临猝死风险的患者。

我为数千名患者植入起搏器和除颤器，找到心脏里关键的电路进行烧灼或冷冻消融。在此期间，我参与了包括基础科学、流行病学、临床试验和医学创新在内的研究。这些研究主要致力于以患者为核心改进治疗效果、防止突然死亡并缓解由心律失常引发的不适。10多年前，我和我的团队开发了第一个由传感器导出的风险评分系统，用于帮助对心力衰竭患者进行风险分层，并使用植入患者胸腔和心脏的除颤器和起搏器所收集的数据，来预测不良临床结果和死亡率。通过简单地测量身体活动、夜间心率和自主神经活动，我们可以识别出哪些患者在未来一年内死亡的风险是其他人的5倍。[1]最近，我研究并验证了复杂的综合传感器策略。[2]这些策略不仅预测准确度更高，而且在预测心力衰竭加剧、恶性心律失常、住院治疗和死亡等重大健康事件上也有更高的特异性。[3]识别出高风险患者的亚群，可以采取主动的干预措施，改善他们的生活质量和延长他们的寿命，坦率地说，这是医学的最高追求。[4]

我也运用深度神经网络和机器学习来预测疾病，努力将传统的住院治疗模式转变为家庭治疗。[5]预计在未来10年内，我们将能够收集、整理并有效地利用大量数据，通过类似虚拟形象的数字孪生来模拟患者的临床过程。利用多种传感器为现实中的患者创建一个数字化的"双胞胎"，这将为我们提供预测健康问题并主动干预（通常是远程）的方法。[6]将自己数字化可以帮助我们从分析过去转向预测未来。显然，这需要数万亿的数据点、数百名数据科学家，以及从更宏观、全面的角度去考虑健康问题的专业团队。我们需要关注患者长期、完整的治疗过程。在这里，实施预防性策略将帮助我们降低成本，通过基于价值的收入模型鼓励患者自我管理，并使他们在一定程度上对自己的健康负责。[7]

本书分为四个主要部分。第一部分阐述了传感器技术的发展和演变，包括对现有不同类型传感器的探讨，以及通过真实的患者故事展示它们的应用，同时预测它们即将实现的功能。第二部分深入探讨了远程健康医疗及其对获取和提供医疗服务的影响，认识到数字化革命对患者体验的影响、社会差距的加深，以及其他同样紧迫的问题。第三部分涉及人工智能，首先介绍人工智能是什么，然后深入探讨日益增长的数据洪流及其影响和临床应用，还讨论了我们必须考虑的伦理问题和偏见问题。最后一部分将之前三个部分的内容与当前的医疗健康环境结合起来，着重探讨了保持医疗系统持续运作所需要的关键原则，还讨论了新冠肺炎疫情对我们未来可能产生的影响，以及医疗费用报销方式的改变。此外，这部分也强调了患者在自己的医疗保健中主动参与的重要性。本书最后设想了未来医院可能的形态，这种设想既切合实际，又富有现实意义，并不是过分夸张或悲观的想象。

本书的核心旨在让读者认识到即将到来的未来，并在这一进程中发挥自身的作用。我们的目的是实事求是地看待前方的挑战，同时推动监管机构和支付方了解发展趋势，从而做出相应调整。对于患者体验、成本和临床结果的积极影响将克服各种障碍，使医疗护理超越地区与国家边界。

变革是不可避免的。传感器与虚拟医疗以及基于人工智能的算法相结合，在未来几年都将推动这一变革。更多的传感器意味着更多的数据，更多的数据则需要更多的资源进行存储、分析和生成算法，而更多的算法和数据可能意味着隐私减少，因此事情可能并不那么顺利。医疗模式、工作流程、工作职责、医院经济、隐私以及整体的医疗保健在地缘政治的影响下都是不可预测的。[8] 本书将重点解决这些问题，特别强调了我们需要更新和优化医疗程序的重要性。同时，书中还探讨了如何对现有的临床角色进行重新配置和重新定义，确保医疗机构和专业人员对其服务承担责任，从而使医疗服务更加容易获得且更加公正。

同时，学术医疗中心正在转型，并试图重新定义自身。许多临床医生离开传统医院，创办新企业，专注于提供个体化的基础医疗服务和疾病管理项目，与传统医疗交付模式不同的深层次变革正在逐步实现。[9]新技术和人工智能工具将带来跨越基础和专科医疗界限的新工作流程。未来的学术医疗中心将提供跨地区、跨国的三级和四级医疗服务，关注罕见和复杂的疾病，同时与当地的第三方供应商合作提供基础医疗服务。不管你是对此话题感兴趣的普通读者，还是各个领域的专家，如技术人员、医生、护士、高阶医疗服务提供者、医院管理人员或商界领袖，本书都将为你展示关于医疗健康未来数字化转型的深入见解。本书将详细探讨医学实践中的变革，以及为了确保医学的持续性所需要的报酬机制的演变。对于从事财务分析或者风险投资的人士，本书会提供一个用于制定投资策略和决策的指导框架。同时，书中还会阐述变革所需的基础结构，并对过程中所面临的各种权衡和选择进行深入探讨。

我希望读者能够通过深入了解促进身体健康、治疗慢性病或改善一些常见但严重的疾病（如癌症、糖尿病、心脏病、肺部问题等）的短期和长期策略，不断增强自己的信心和加深理解。我坚信，随着社会逐渐适应医疗领域的变化，更好地理解新开发的医疗保健途径及其复杂性将变得越来越重要。而且，相关的技术已经出现，我们现在必须理解、适应并接受它。

庞大、臃肿、疲弱的医疗系统：变革的必要性

改变不只是生活的必需品，改变本身就是生活。
——阿尔文·托夫勒

尽管我们倾向于认为美国是世界上最强大的国家，拥有最好的医疗保健系统，但事实远非如此。美国的医疗保健系统困扰着数百万无保险的患者，比如难以解释的常规护理费用、患者满意度低、预期寿命短到令人痛心，尤其是预期寿命在发达国家中是最低的。从成本效益和医疗质量两方面来看，当前的系统都是难以为继的。

加上不可预测的医疗服务获取方式、乡村与城市之间的差异，以及不同社会经济地位人群和种族之间的医疗护理差距，美国面临的问题其实复杂而沉重。财政的巨大压力使得当前的医疗服务形式对社区服务、资源，进而对创新都产生了破坏性的影响。公众有责任从整体上思考如何解决这一局面——不是通过孤立的、单一的努力，而是通过合作的方式，以确保自己得到应有的医疗保健服务。

医疗保健系统之所以如此臃肿和疲弱，原因有很多。如果要概括，我认为很大一部分是因为制药企业、保险公司、医疗行政领导和医院系统不合理的自利行为。另一部分原因是医疗保健管理的低效率，包括重复工作、陈旧的管理程序以及医疗服务前端和后端缺乏统一的简化流程。超过 1/4 的医疗成本是由中层管理人员和医院

系统内外缺乏标准化程序所产生的，这可能不足为奇。电子病历在美国的推行已经略有成效，但令人震惊的是实践中存在变数，包括排期、回访患者、预授权、病案编码和索赔提交等。可见，浪费是惊人的。

在谈到过度追求利益时，有时很难判断这种行为发生在哪里。我们知道制药公司为了利润而提高新药的价格，并利用弱势患者和机构，给特定的医院提供优惠却抬高其他医院的药品价格，这种回扣骗局仍然很常见。与其他国家相比，在美国，大部分药物、医疗器械和手术的费用要高出好几倍。医院在这里也有责任。我们确切地知道，知名医院收取的价格比那些不太知名的机构要高得多。尽管这在复杂的手术和治疗中也能部分接受，但对于常规检查，如心电图和胸部 X 线检查来说，显然不合适。在美国的医院中，一个 X 线检查的费用可以从 41 美元跨越到近 300 美元[1]，一个颅脑 CT 的费用可以从 100 美元跨越到超过 2 000 美元。[2]令人震惊的是，同样的植入式设备，如除颤器，在顶级学术医疗中心的成本可能低于 1 万美元，但在小型社区医院，可能需要 3.5 万美元，而在欧洲，价格只需要 3 000 美元，在印度甚至更低。在美国，其他影像学检查和诊断测试的差距几乎也是如此。

不断变化的市场竞争

在 2008 年和 2020 年，美国最大公司的排名变化令人惊讶。2008 年科技公司中只有微软一家进入前 5 名——排名第 3。而在 2020 年，前 5 名的公司——苹果、谷歌、微软、亚马逊和脸书——都是科技公司，它们专注于医疗保健变革。不可避免，未来提供医疗保健的方式将会发生改变，其中很大一部分是由这些高科技巨头以及它们的合作伙伴来决定的，它们已经在某种程度上重塑了市场。[3]医院系统也在做同样的事情，为的是与时俱进、保持价值并扩展云计算能力。例如，凯撒医疗与微软和埃森哲达成协议，为 1 200 多万会员和近 9 万名临床医生提供数字体验。[4]

我们可能会悲观地认为这些合作的伙伴关系并不是出于无私的目的，而是试图进入一个数十亿美元的市场，并为股东创造利润。然而，我们不得不承认，如果它附带的好处是使医疗保健更加高效且有效益，那么就是一次值得的冒险。其他重组的合作关系包括：美国药品零售巨头 CVS 健康公司（CVS Health）收购保险巨头安泰集团（Aetna），商业保险巨头信诺集团（Cigna）收购美国快捷药方公司（Express Scripts），健康险巨头哈门那公司（Humana）收购金德里德保健公司（Kindred Healthcare），以及沃尔玛并购哈门那。所有这些重组伙伴关系都致力于颠覆传统的医疗保健模式。最近，远程医疗服务公司 Teladoc 收购了提供糖尿病监测和远程监测服务的慢性病护理平台 Livongo，这一举措已经表明了它的意图。随着虚拟护理的需求呈指数级增长，这两家最大的虚拟医疗公司的结合将创造一个价值 370 亿美元的医疗技术巨头。沃尔格林最近开设了 500 ~ 1 000 家医生办公室，提供全天的医疗服务，无论采用面对面还是虚拟的方式，均由药师和医生共同工作。与保健服务提供商 VillageMD 的联盟，将使沃尔格林能够配备 3 000 多名初级保健医生。[5]这将改善慢性疾病患者的就诊体验和医疗保障，从而进行频繁的评估、监测和药物调整，而且大部分服务在便利店就可以获得。巨头科技公司（如谷歌和亚马逊）正在打造一个广泛使用的、易于访问的虚拟基础设施，这可能会重新定义市场。这些公司拥有广泛可用的基于云的系统，可以提供服务，但如何将其融入医院的财务模式尚不清楚。这是否会导致按患者收费或按服务收费，并且费用将由患者、保险公司还是医院支付？医疗保健中最重要的挑战之一，是在个体层面以一种统一的方式提供以患者为中心的个体化护理。

医疗保健将如何推动市场或市场将如何推动医疗保健？这场颠覆将由技术和采用技术的方式所决定。高科技公司押注计算能力的提高和大规模数据集的可用性，结合二者以改变内科医疗和外科医疗的面貌。毫无疑问，这将改变患者与医生的互动方式，并提高医疗保健的标准，而人工智能可以并将改变这一现状。疫情前的预测表明，到 2026 年，人工智能将帮助医疗保健经济节省 1 500 亿美元。随着疫情的平息，随后的预测节省金额可能会更高。高盛估计，数字化医疗保健设施可能节省超过 3 000 亿美元，其中超过 2/3 的部分将惠及慢性病管理，因为针对这些疾病的护理在很大程度上可以借助传感器远程实现。[6]

医院成本和医疗护理

值得注意的是，最大的吸引力仍然是医疗保健行业持续快速增长——速度几乎是其他行业的 2 倍。美国大约 1/5 的国内生产总值来自医疗保健行业，每年总计近 4 万亿美元，比欧洲几个富裕国家的国内生产总值还高出许多。疫情暴发前，美国医疗保健行业的复合年增长率预计在 5%～7%，高达 6 700 亿美元。新冠肺炎疫情冲散了一些乐观情绪，医院的成本大幅增加，其中大部分来自劳动力和医疗物资[7]，每项费用增长了约 20%，导致 1/3 的医院出现负利润。

医疗系统存在问题。除了实际成本外，医疗服务（尤其是成像和高端技术）的滥用是巨额支出的另一个重要原因。追求利润和高报酬的治疗方式，而不是优先考虑疾病的预防方法，导致了系统问题。与此相关的是，医院和保险公司只顾自己的利益，没有关注人的完整生命周期。我们的护理方法是交易性且暂时的，每年从一个预算到另一个预算，保险政策也是一年期的，然而疾病产生的支出是终身的。该系统内部没有问责制或激励措施来优先考虑健康和疾病预防。美国的医疗保健系统不透明、低效、无能且不公平，它病得很严重，需要恢复。

是时候揭开面纱了，看看背后发生了什么并分享给大家。了解导致美国现代医疗系统"功能失调"的因素，使用数字技术对它们进行分类，将使我们逐个解决这些问题。尽管数字策略已经渗透日常生活的各个方面，比如在亚马逊网站订购物品、下单网约车、预订酒店、预订餐饮、办理银行业务，但唯一一个游离在外的行业就是医疗保健。危在旦夕的生命以及背后种种复杂的相互作用，是数字技术在医疗行业缓慢发展的原因。

新冠病毒的作用在这里显现出来。具有讽刺意味的是，病毒以一种意想不到的能量"感染"了系统，使其自我修复，或者至少给了我们这样一个机会。真正荒谬的是，我们需要一场疫情大流行或一场重大灾难才能摆脱停滞不前的状态。新冠大流行似乎也有积极的一面，它使患者在家中进行远程医疗和虚拟护理成为可能。新冠大流行也重新定义了患者对虚拟护理的期望，政府和监管机构正在努力将一些取得良好效果的变革编入法典。

转型已经开始

转型已经开始，变革势在必行，我们需要从零开始重建，增强透明度和问责制。重新定义价值主张，重构医疗机构，是唯一的前进途径。关于数据、健康、可穿戴设备、传感器和人工智能的讨论，如今已经成为中心话题。而在这一切发生之前，已经有证据表明变革之风来临。市场趋势促使医疗机构审视医疗实践，要求它们变得更加灵活，并且以患者为中心，在更低的成本下改善医疗服务。2020 年，约 80% 的医疗费用用于治疗[8]，预计到 2040 年，60% 的支出将用于身心健康和疾病预防，从而降低医疗总支出。

在规划这些医疗变革时，重要的是要记住在未来几年中，会出现专科医师短缺和患者人口结构的变化。目前，美国有 5 000 万名 65 岁以上的人口，预计到 2060 年，这个数字将翻倍，增长至 1 亿人，老年人口将占到 25%，更年迈的患者将像潮水一样对医疗系统造成巨大压力。[9] 再加上人口老龄化，我们面临着一个巨大的问题——几年后，X 世代和千禧一代将成为婴儿潮一代的照料者。

在技术应用和接受方面，较年长的一代与较年轻的一代之间存在差异。处于最高风险的年长一代与提供护理的年轻一代，在处理和适应技术方面存在差异。婴儿潮一代的老年群体可能对高科技或基于计算机的问诊方法持有抵触态度，而提供护理的千禧一代则更愿意接受少量面对面接触、更多虚拟接触的概念。即使是年纪较大的执业医师，也对学习这种新型的医患互动缺乏热情。针对不同的人口统计特征、文化素养和偏好，未来的护理路径将不断演变。妥协将会发生，并逐渐消除远程护理和基于传感器方法的认知障碍。现在是进行转变的时候了。我相信，借助传感器和人工智能的虚拟护理策略与自我健康管理相结合的方法，将创造出我们所追求的可持续性颠覆创新，并提供我们所需的恰当的报酬体系。[10]

第一部分
传感器

第1章
理解传感器的作用

伊曼努尔·康德
我们所有的知识都始于感性。

我在 1988 年 5 月底的一个晚上遇到了安尼尔，那天我被安排在普纳市的大卫·萨松综合医院的重症监护室值夜班。安尼尔 20 多岁，因为无法自主呼吸，急需插管并接受呼吸机支持，他被转入了重症监护室。他是一名工程系学生，正忙于备考。大约 10 天前，他感到胃部不适，后来短暂康复。然而，在过去的 4 天里，他逐渐感到双腿和双手发麻、无力，起床也变得越来越困难，甚至痛苦到抬不起手。在接下来的 24 小时里，症状进一步恶化，等他来到医院时，已经呼吸困难了。

我清楚地记得那个在重症监护室的夜晚，因为当时发生了一次停电。那时电网出故障并不少见，我们配备了备用发电机，可以支持有限的 4 台简易呼吸机。那天晚上，备用发电机出了故障，我们轮流使用复苏气囊，手动给 3 名重症监护室的患者提供呼吸支持。复苏气囊是一个自动充气袋，需要有人规律地挤压它，以向无法自主呼吸的患者提供正压通气。那个晚上，我们人手不足，我承担了安尼尔的救治责任，每隔五六秒挤压一次，持续了 4 个小时，一直到凌晨。那天晚上的大部分时间里，我都不明白安尼尔的病情为什么会迅速恶化，四肢和呼吸肌麻痹。每次挤压时，我都祈祷这种情况可以逆转。

那天早上，著名的神经学家瓦迪亚医生——他也是许多有抱负的医生的楷模——带着一群住院医师走进了重症监护病房。他与安尼尔的母亲悄声交谈，以了解安尼尔的病情进展，然后进行了详细的神经系统检查。在几分钟内，他给出了吉兰-巴雷综合征的诊断。他在病历上写下了一些难以辨认的笔记，推荐了静脉注射类固醇，安抚了家人，然后离开了。

吉兰-巴雷综合征是一种会迅速发展的疾病，患者的免疫系统攻击控制肌肉运动以及传递触觉、温度觉和痛觉的周围神经。它还可能影响整个脑神经网络和中枢神经系统，导致呼吸肌麻痹，限制眼球运动和视力，以及导致吞咽困难。它可以影响整个神经网络和感官。随着时间的推移，安尼尔的病情有所好转。麻痹症状和神经损伤开始减退，他能够自主呼吸了。一周后，呼吸机被移除，他的手脚逐渐恢复一些力量和感觉。两周后他出院，然后开始了长达数月的康复之旅。

早期我在医学院接受培训时，就对神经系统的临床检查产生了浓厚的兴趣。通过从患者那里获取详细的病史，结合广泛的临床测试和操作清单，我们能够粗略评估大脑皮质的复杂性以及它与神经通路的无缝连接，这些神经通路连接整个身体和器官。操作清单包括细致入微的检查，评估注意力、记忆和认知，进行测试以确保小脑和神经传导的正常功能，同时还会对运动和感觉系统进行全面评估。通过对四肢的运动进行临床检查，无论是否施加对抗力，检查者都能够评估各个肌肉群的力量。我观看了瓦迪亚医生用带有橡胶头的锤子敲击安尼尔的肘关节、膝关节和踝关节，以引发腱反射，从而大致了解各个肌肉的完整内部神经支配。

然而，最令我着迷的是感官测试。测试感觉神经系统让我想起了人体神经分布的复杂性和我们常常视为理所当然的简单感觉。用手或棉球轻触装有热水或冷水的试管、针或其他随手可得的物品（如铅笔或钢笔尾端），对触觉、温度觉和痛觉进行测试。检查脑神经，使用光线、嗅盐或震动的音叉测试嗅觉、味觉、视觉、听觉和本体感觉等更高级别的感觉，让我不断想到有许多事情是肉眼所无法察觉的。我们的感觉与复杂的高级智能相互交织，所有这些都是电信号通过突触连接而形成的综合体，这让我想起人类的伟大之处。我们用刺激来测试感觉，我们对大脑内部神经通路和电路复杂性的理解，或者说缺乏理解，都是令人惭愧的。我们评估这些高度专业化的神经功能的能力是有缺陷的、不完美的和原始的。但是，如果我们至少能够更准确、更持续地测量这些神经连接，会是怎样的情景呢？

我们的身体就像是一个错综复杂的传感器。整个人体被一个传感神经网络贯穿，这些神经在大脑与每一个器官、组织和细胞之间穿梭。传感系统如同细胞上的感受器所伸展出来的网状结构，作为一种信息高速通道，电信号在其中要经过错综复杂的感觉神经元、胶质细胞和神经通路。[1]正如亚历桑德罗·贝内代蒂在1497年所说的："通过神经，感官的通路就像树的根和枝干一样分布。"

高度专业化的细胞群或分子受体充当外部世界的传感器，传导外部感官刺激，从而实现视觉、听觉、触觉、味觉、嗅觉和身体平衡。这些刺激通过感觉神经网络传播到指挥中心，即我们的大脑，大脑对这些信号进行解码，使我们能够了解周围的世界。这种感觉系统并非人类所独有，实际上它存在于所有的生命形式中，只是感官的发展侧重点各不相同。感官的进化程度取决于特定物种的进化，帮助人类和其他动物适应环境，同时确保它们的生存。

我们知道，有些野生动物拥有极其灵敏的嗅觉和视觉，以便对食物和威胁做出适当的反应。有些动物感知世界的方式超出了人类的感知范围。例如，一些动物能够感知电场和磁场。有趣的是，磁感应，即将自己与地球的磁场相对应的能力，似乎是帮助鸟类进行迁徙的特征，在蜜蜂和牛身上也能观察到相似的情况。人类在没有指南针的情况下，是无法很好做到这一点的。鸭嘴兽拥有高度发达的感知器官，可以通过电感应定位其猎物，即通过喙部的传感器监测猎物发出的电信号。蝙蝠利用声音（回声定位）在飞行中导航，在黑暗中找到方向，并找到食物。

人体的感官系统

简单来说，人类有五种基本的感官：听觉、视觉、嗅觉、触觉和味觉。[2] 要激活这些感觉，需要某种形式的刺激来扰动相关的感受器（类似于传感器）。根据刺激的类型、位置、强度和持续时间，人类有专门设定好的感受器来响应这些刺激，并将信息传递到大脑，由大脑处理并产生相应的反应。那些将信号从感受器传递到大脑的神经被称为传入神经，那些将反应带回的神经则被称为传出神经。例如，触摸或疼痛（尖锐的或钝的）可以刺激皮肤或手上的机械感受器。接着，这个刺激在大脑中被解读，决定如何反应并传回指令。简而言之，一个带有传入连接并进入大脑的感受器（传感器）和一个传出回路用以产生反应，构成了所有基于传感器策略的核心。

某种物理刺激会激发相应的感受器，从而启动感官体验。这些感受器遍布全身，功能各有不同。机械感受器能感知触摸、压力或疼痛；化学感受器会因为化学刺激而被激活，例如血氧饱和度、电解质、pH 值、乳酸水平的变化等；温度感受器会对温度变化产生反应，而眼睛中的光感受器则会对光线产生反应。基础过程涉及将这些刺激转化为动作电位，然后通过电轴传递到大脑皮质进行处理、解释和响应。

触觉和温度感知能力能够帮助我们避开极端环境的挑战，保护自己免受伤害。就在 2021 年，戴维·朱利叶斯博士和阿登·帕塔普蒂安博士因发现了温度和机械力的分子感受器而获得了诺贝尔生理学或医学奖。[3] 这些对机械力敏感的感受器主要分布在皮肤和肌肉骨骼系统中，并能识别各种人类感官体验，从触觉到膀胱充盈时的拉伸感。这些感受器还可以引发许多感觉，包括愉悦、疼痛和不适。虽然刺激方式各不相同，神经途径也各具特点，但底层的反射弧原理保持不变。

嗅觉和味觉是由嗅觉系统和味觉系统中的化学感受器产生的，受化学刺激的触发。例如，气味分子（如咖啡、玫瑰或香水的气味）与鼻腔中的嗅觉神经元结合，引发了大脑中的识别和响应回路。视觉的复杂性令人惊叹，反映了自然界最高级的精密程度。视觉是我们感知可见光并在视网膜的光感受器上生成图像的能力，这些光感受器会产生不同图案、色调、颜色和亮度的电脉冲。任何通过化学反应来解释这个在日常生活中几乎每秒都能完美运作的系统的尝试似乎都显得不足。视觉传感器主要有三种类型的感受器：视杆细胞、视锥细胞和神经节细胞。视杆细胞对光的强度敏感，视锥细胞对颜色有反应，而神经节细胞位于视网膜中并参与中枢神经系统的自主反应。视杆细胞使我们能够在昏暗的光线下看到物体，而视杆细胞和视锥细胞的比例在某种程度上是动物昼行性或夜行性的决定因素或相关因素。在视网膜百万神经节细胞中，只有一小部分与视觉无关，但具有光敏性，并可能参与我们刚从睡眠中睁开眼睛时心率加快和血压升高的反应。有趣的是，人类在早晨心脏病发作和猝死的概率较高，这归因于早晨睁开眼睛时的交感神经反射。

听觉是一种感知声音的感觉，通过声音振动刺激内耳的毛细胞（类似于吉他弦）而产生。声音振动通过机械传导经由鼓膜传递，并产生电神经冲动，这些冲动通过听觉神经传输至大脑皮质的听觉区域。类似地，味觉是由舌头上味蕾中的感受器产生的。温度感受器对温度变化做出反应，有两种不同类型的感受器分别对热和冷做出反应。此外还有嗅觉感受器，它对气味进行感知。还有一类伤害感受器，它对疼痛或疼痛刺激，如热、冷或过度压力做出反应，并迅速被大脑处理，引起即时的适应性反应，如退缩。疼痛的主要目的是提醒我们注意危险并帮助我们避免它。除此之外，我们还拥有其他各种感觉，比如本体感知（也称为身体感觉）和平衡感，以及其他各种内部刺激，比如饥饿或口渴的感觉。另外一个独特的感觉是性刺激，它涉及多种感觉的相互作用，并与一系列化学触发器和激素刺激有关。

这些外围感受器将信号发送到大脑内的感觉皮层。每种感觉的中枢指挥区域是独立的，感觉皮层包括体感皮层、视觉皮层、听觉皮层、嗅觉皮层和味觉皮层。每个区域在大脑内有独立的表示，并负责处理传入信号（即刺激）和发送传出信号以进行适当的反应。所有信息在关联皮层中集成，实现更高层次的神经处理。有趣的是，我们自身的感觉系统为我们提供了未来护理服务的路线图。

　　未来的医院指挥中心类似于关联皮层，而大脑中不同感觉及其各自的表征则反映了医院内不同的服务区域。每个服务区域接收到感觉输入，这些输入被处理并发送到指挥中心，在那里，信息被解构，实现综合个体化护理的交付（参见第四部分，第18章）。

模拟数字界面

　　传感器基本上无处不在。简单地说，传感器是一种能够监测信号然后促进对信号做出反应的设备。这些信号可以是物理的、化学的或生物的，包括温度、压力、光线、触摸、重量、液位、磁场或电场等。我们的私家车、火车、公共汽车、住宅、商场、办公室、医院和工业设施都装有传感器，并将越来越多地嵌入传感器。

　　传感器本身并没有太多用途。要使传感器发挥作用，它必须是一个更大系统的一部分。传感器在人体或设备中的位置，可以是外在的，也可以是内在的。它位于入口处，接收来自外部的信号并向设备提供外部的环境信息，或者作为较大设备内部电路的一部分。例如，在汽车中，传感器监测汽车的功能和内部引擎的状态（如轮胎压力、油位和制动器）。传感器感知到变化的刺激，获取数据，然后作为较大系统的一个组成部分实现反馈。

　　人体就像汽车一样，也可以被数字化。[4] 每个器官系统都可以被分解为多个功能，并配备外部传感器监测每个功能。这可以为我们提供持续监测和积极干预以预防疾病的产生。计算能力的进步将使医疗保健专业人员能够根据病人在医生诊室之外的各种病程轨迹进行每分钟的决策。传感器将改变我们行医的方式，使医疗服务更加高效、客观、定量化、经济实惠和合理。

我们仍然生活在一个以模拟为主的世界中。来自人类世界的信号需要与数字世界进行通信。正是在这里，传感器构成了模拟信号（例如物理刺激）和下游电子电路之间的接口，通过产生电荷与其进行通信。传感器是任何使用数字信号处理器设备中的组件，处理器接收电信号并将其传输或生成响应。这些微处理器是所有计算机化设备的固有部分，无论是汽车、飞机、恒温器、微波炉还是咖啡机。这些信息是通过电子流传输的。传感器充当着一种翻译者的角色，帮助建立模拟刺激和接口设备之间的共同语言。在医学领域，传感器现在能够监测生命体征和疾病状态。随着技术进步，智能传感器不仅具有传感能力，还具有数据处理能力，能够做出智能响应。

这一切是如何工作的呢？

在人体外部，传感器被描述为用硅芯片代替人的眼睛、耳朵和鼻子。[5] 传感器将诸如热量、光线、声音或运动等刺激转化为电信号，这些信号被转换成二进制代码并向前发送，通常发送到集成在电子系统中的计算机处理器，从而引发反应或产生脉冲。从医学角度来看，传感器是一种复杂的设备，能够将温度、血压、心率、心音等物理参数转化为可测量的信号，然后通过电信号传输以引发反应。总的来说，工作中的传感器通常可以每秒发送 10G 数据，比传统的互联网速度快 400 倍。根据所需的功能，可以添加更多传感器并提高速度。

这些传感器可能很复杂，但可以集成在一起工作。我们知道，一些汽车现在具备感官系统，可以通过测量眼球运动、头部倾斜或对方向盘的握持来提醒驾驶员注意疲劳驾驶。这些传感器与紧急制动系统相连，旨在提高安全性或建议驾驶员采取规避措施。显然，如果没有执行系统来部署响应，那么拥有传感器就毫无意义。

在医学领域中，执行系统可以是患者、医疗服务提供者或独立单元，传感器接收信号并经过处理以提供所需的行动。在患者层面上，来自传感器的数据点，例如血糖水平或血压测量值，会提醒患者采取行动。另一方面，医疗服务提供者可能会接收到警报并采取适当的行动。这种关系的最高级形式是闭环系统，其中传感器本身会启动适当的响应，例如基于葡萄糖传感器的胰岛素释放系统，葡萄糖水平驱动胰岛素从输送设备中释放。另外，还有用于监测运动和跌倒的家庭传感器。这些传感器作为环境传感器，通过智能手机或无线调制解调器，不断向远程监测服务器提供信息，如果易摔倒人群的步态或稳定性发生变化，就可以提醒护理人员。

早期干预和预防措施

我一直认为，手术干预反映了我们无法通过微创的方法治愈疾病，或对分子水平上的调节作用缺乏理解，从而阻碍了无创性药理学方法的使用。人们总是在事情出问题后，或即将出问题时才去修复它。未来的方向应该是我们继续探索疾病的源头，任何侵入性的、需要切割皮肤的手段都将变得过时。[6]传感器将在这方面为我们提供更深入的了解，并辅助疾病前期诊疗措施的调整。

可穿戴设备提供了一种摆脱手术的方式，利用唾液、眼泪和汗液等易于获取的生物体液进行不间断的化学监测，类似于复杂的、有自动诊断功能的机油检查。[7] 同一患者可能需要多个可穿戴设备和植入设备来监测不同的器官。这些传感器阵列需要协同工作，当故障指示灯亮起时，我们才能知道应该从哪里着手。

开发良好运作的数字传感器是一个复杂的过程，需要临床医生、传感器工程师、数据科学家和临床研究人员的共同努力，以便确定临床需求并共同解决问题。传感器的开发是一个迭代的过程，需要持续的验证和改进，可能涉及传感器的生物力学和电路结构，以及支持其功能的反馈机制和算法。

像汽车保养一样

医疗费用继续呈指数级增长。现在，医疗预算中的 3/4 用于慢性病患者的护理。与此同时，以患者为中心的护理需求也在不断增长。医疗行业的逐渐数字化和电子健康记录成为常态，迫使我们超越传统的临床医疗模式进行思考。医疗领域正在大力推动将低复杂度的住院病人转移到门诊，并将简单的门诊患者的护理转移到自己家中。这些护理愿景依赖于可穿戴设备和植入式设备的日益普及，以及设备提供的数据流。[8]

同时，我们的临床实践亟须文化变革，从传统的偶发性和一次性医疗模式转变为持续性医疗模式。尽管我们按照特定的时间间隔回访患者，但疾病的状态并不完全按照诊疗模式发展——患者不会每隔 3 个月、6 个月或 12 个月就生病。通过数字世界的技术进步，在正确的时间、正确的地点为患者提供正确的护理，这似乎更有可能成为现实。

正如前面所述，人体可以与汽车进行类比，其中有许多传感器根据大量的数字数据生成、分析和做出决策。这些决策可以是逐秒的，涉及发动机的微调；也可以是长期的，周期性的维护需要进行定期检查。同样，每个器官系统都可以通过传感器进行监测，持续传输数据。作为一名心脏电生理学家，我过去几十年一直在为患者植入电子设备。这些设备，无论是除颤器还是起搏器，都内置了许多简单的传感器，从心率、呼吸、心音、身体活动和阻抗测量中获取信息（胸阻抗测量胸部内部电流与电压的阻抗，当胸腔积液时，阻抗可能会显著异常）。[9] 这些变量中，无论是单独使用还是结合使用，都可以监测和预测危及生命的事件。正如我在接下来的章节中所描述的，这些传感器正变得越来越复杂。就像在出现潜在故障或需要维修时发动机故障指示灯异常一样，传感器很快就能提供器官状态的检查信号。

可穿戴设备和传感器在医疗系统中扮演什么角色？

可穿戴设备和传感器是一个不断涌现新设备和新应用的复杂领域。全球已经有超过 50 万个健康应用程序和数百种类型的可穿戴设备。其中，活动监测器、手环和智能手表只占移动医疗监测设备中的一小部分。尽管大多数应用程序最初专注于健康管理，但监测疾病状态的应用程序也在增加。这些可穿戴设备和应用程序为我们提供了传感器方法，帮助监测心率、血压、体温、活动、水合状况、睡眠阶段、压力甚至血糖水平。虽然这些设备创造了广泛的可能性，但也带来了一些挑战，包括测量的可重复性和将其整合到临床实践的工作流程中。此外，在传感器激活和临床可操作数据的创建之间还存在许多步骤。

通过使用传感器数据，在患者出现明显症状之前监测微妙的变化，使患者能够管理自己的疾病状态，这是一个值得追求的目标。[10] 然而，实现这一目标将在很大程度上依赖于更好的传感器、更准确可靠的数据，以及医疗护理文化的转变。

第2章
掌上医生

蒂姆·库克
任何事情都可能改变，因为智能手机革命仍处于早期阶段。

如果让你想象一个103岁的老太太，贝弗利可能与你脑海中浮现的形象不同。单从她的生活方式来看，你永远也不会想到她是我最年长的病人。她仍然可以开车，每周两次去照看年幼的曾孙。她身材娇小，不到1.6米，体重约36千克，但她纤瘦的身材掩盖不住她的机智和永远准备好进行愉快交谈的精神。贝弗利找我看病已有10年。虽然她在许多方面都是健康人的典范，但由于大概20年前的一次脑卒中，她一直在吃稀释血液的药物，服用了抗凝药物之后，她一直担心万一摔倒会因为出血过多而丧命。

在过去的10年里，我不仅深入了解贝弗利的医疗担忧，还熟悉了她的家族。每次与贝弗利会面时，都会有一个分享照片环节。你可能会想，她会笨拙地从一个超大的购物袋里翻出一堆纸质照片。你如果这么想，那就完全误解了。贝弗利会迅速掏出她的苹果手机，手机壳是鲜艳的粉红色，上面印着花朵图案，这是她的一个重孙女艾丽卡送的。贝弗利熟练地使用这部手机，快速地翻过许多照片，如数家珍地介绍四代家庭成员的近况。她从第一次来我这里时就是这样：贝弗利有一部家人定期为她更新的智能手机，她非常珍视这部手机，认为这是她与日益壮大的家族保持联络的重要途径。

无独有偶，我的岳母帕德玛已经 90 岁，她住在印度德里，几乎每天早晨起床后都要拿起智能手机。只要她在房间走来走去，她的手机一定会形影不离。这是她的"命脉"，是她与三个疼爱她的女儿保持联系的方式。手机里保存着她最喜欢的音乐，并实时为她带来最新的宝莱坞新闻。手机已成为补充传统医疗保健的工具。在疫情防控期间，帕德玛多次使用她的智能手机与她的私人医生进行视频通话，这是非常有价值的。但也许不那么有益的是，她还学会了在网上查询药物及其副作用；巧合的是，可能由于心理作用，她似乎经历了所有副作用。尽管她已经使用智能手机多年，但我仍然很难真正理解帕德玛这位终身"科技恐惧症"患者是如何轻松地操作手持超级计算机的。

在全球范围内，拥有智能手机的成年人比例正在迅速上升，年龄和社会经济地位的障碍正在缩小。它的不断普及和广泛应用，已经导致其功能远远超出那些认为手机只是用来接打电话的人的想象。对于很多人来说，智能手机现在已经取代了照相机、闹钟和计算器。它们可以计算步数，引导我们到达目的地，使我们能够进行在线银行业务。想了解新闻吗？查看明天的天气预报？看到朋友的旅行照片了吗？日常生活中的许多方面几乎都与每个人手中拿着的智能手机直接相关。

考虑到这种迅猛发展的趋势，强大且越来越普及的智能手机成为患者医疗护理的重要组成部分，这并不奇怪。新冠肺炎疫情时期采取的广泛社交隔离，也加剧了已经形成的趋势；像帕德玛一样，世界各地的人依靠视频电话与他们的医生进行远程互动。需求的增加导致视频聊天功能及其可用性以前所未有的速度演变和改进。

然而，尽管贝弗利或帕德玛在年轻时很难梦想到这一点，但预约视频诊断仅仅是开始。由于几乎所有型号的智能手机都内置了一系列传感器，因此现在这些强大而普遍的设备能够监测、预测和预防疾病。这些传感器可以应用的领域已经非常广泛，尽管它们在实现上还处于黎明前的黑暗；它们通过先进的云服务器生成、收集和共享数据，与此同时，高科技算法能够实时生成个体化的护理方案。智能手机可以帮助人们诊断疾病、管理健康并找到进一步护理保健的可行方向。它们将成为真正的"掌上医生"，从根本上改变治疗疾病的方式，无论疾病是急性还是慢性的，是轻度还是重度的。

智能手机传感器

　　也许你对这个想法感到兴奋，也许你还有些怀疑。但无论如何，了解智能手机惊人的医疗潜力需要更好地理解内置传感器的工作原理。内置传感器的数据收集主要由三个传感器进行，它们分别独立测量运动、旋转和磁漂移。每个传感器都能感知和测量反映用户健康状况的各种临床数据点，包括心率、身体轮廓、能量消耗，甚至睡眠状况。当我们将这三个传感器收集的数据整合到一起时，就可以得到携带者的生命体征、身体活动、能量消耗，甚至可能器官功能的全面记录。[1]

　　尽管我们很容易对即将实现的技术广度感到兴奋，但目前手机在医疗健康方面的应用已经相当广泛，足以令我们感到惊叹。以光学体积描记［术］（PPG）为例，这种技术几乎已经嵌入每一部设备中。利用光的吸收和反射原理，通过与指尖、耳朵或面部的裸露皮肤接触，能够收集关于心率和心律的关键数据。[2] 经证明，通过这种方法收集到的心率变异性数据可以与商业心电图监测策略相结合。PPG 还可以测量大脑与心脏的连接、血压以及血氧饱和度，并协助读取对唾液、汗液和尿液等体液进行的色度测量结果。

有无数种方式可以利用这些传感器制作不同的诊断工具。麦克风可以用作肺功能检查，用于测量呼吸功能或跟踪声音变化以诊断心力衰竭或呼吸窘迫。智能手机的前后摄像头可以用于协调心率信息并通过检查胸部和腹部来测量用户的呼吸率。[3] 现在甚至有无接触式 PPG 算法，可以通过监测用户的面部来估计心率并推断其他计算。[4] 一款名为 FaceBeat 的应用程序使用从面部反射的光来评估血流模式，从而深入了解血流量或血容量的变化。虽然这项技术听起来令人惊叹，但必须承认它也带来了一些挑战。在现实生活中，收集数据的环境可能不像临床环境那样是精心设计过的，因此，读取的数据可能不完全准确。为了说明这一点，我们必须考虑到许多外部因素可能会干扰 FaceBeat 的结论，例如遮挡面部的发型、不均匀或者昏暗的光线、不同的肤色、凌乱的面部毛发、形状奇特的帽子等，类似的因素还有很多。

除了已经内置在智能手机中的传感器，还有其他可以佩戴或植入的传感器来补充手持设备已经高度收集的数据。通常，这些额外的传感器专门用于测量单个变量，并借助智能手机上的相关应用程序跟踪和提供更详细的信息。一个典型的例子是连续血糖传感器，它可以让糖尿病患者更好地追踪病情并给予治疗。可穿戴设备还提供手机可能无法持续提供的信息。例如，像手表这样的可穿戴设备具有 PPG 传感器，这种传感器可以实时提供外部信息到智能手机的中央控制站。我们已经习以为常的微小设备，它们的处理能力令人惊叹。

追踪和治疗疾病

因此，智能手机可以详细记录人类的几乎每一个功能。那么，我们如何处理这些信息呢？你可能已经预料到，这个问题的答案很广泛，但归根结底就是这样：智能手机传感器为高度个体化和积极的护理提供了机会，这通常被称为精准医疗。

传统的医疗保健服务通常是按照一定的节奏进行的，需要多次访问才能完成初始测试、诊断、治疗计划和随后的药物调整，这可能需要数周甚至数月的时间。相比之下，通过智能手机或其他可穿戴设备提供的连续数据流，可以大大缩短识别异常读数并根据需要做出反应的时间。不久的将来，我们就能在几天、几个小时、最终几分钟内测量治疗的各个步骤。通过人工智能算法将加快医疗决策。此外，许多治疗将通过为患者提供知情的自我管理方法自动进行，并且在其他情况下，可植入设备本身也会通过闭环系统提供治疗。[5]

虽然我们已经确定智能手机能够收集有关用户健康的关键信息、量化风险、检查问题并为量身定制的治疗计划做出贡献，但如果我告诉你智能手机可以帮助我们预测从猝死到肺部疾病再到严重的精神健康问题，你会相信吗？研究表明，智能手机可以传输和处理体表心电图信号，有助于从表面上看似健康的患者中识别恶性心律失常，从而在严重的心脏性猝死事件发生之前采取预防措施。[6]

如果这还不足以让你惊叹，那么我们再来举一个肺部疾病的例子。空气污染是全球重大的危及健康的问题，会导致一系列疾病：慢性阻塞性肺疾病、肺气肿、支气管炎、肺炎甚至肺癌。肺部健康的恶化通常伴随着功能逐渐下降、生活质量降低以及死亡率上升。这种肺功能的波动，结合某些行为模式，可以通过智能手机的传感器监测到。[7] 如前所述，智能手机上的麦克风可用作低成本的肺功能检查。某些易于下载的应用程序可以记录呼气的音频，并随着时间的推移构建用户的日常呼吸模式并存储在远程服务器上，然后可以分析呼吸速率，并将其与患者以前记录的基线进行比较。[8] 加上血氧饱和度、咳嗽或呼气模式的音频记录，以及基于人工智能的呼吸特征识别，这项技术可能会在肺部疾病发作的初期就捕捉到它。

深度接触技术通过智能手机使跟踪并治疗疾病变得更加容易，也许没有哪个医疗保健领域比心理健康领域更清楚地说明了这一点。寻求心理健康帮助的社会污名已经成为一个不幸的事实，让许多本来会从治疗中获益的人陷入了孤立。现在，经过几代人的悄然挣扎，通过智能手机广泛提供的虚拟护理，人们已经消除了羞耻感等障碍。在世界上的任何地方，都可以用智能手机谨慎地获取专业帮助。

还可以延伸一点的是，生活在美国乡村的老兵使用平板电脑，通过视频咨询，增加了获取心理治疗的机会，从而减少自杀行为和急诊访问。

值得注意的是，智能手机对心理健康的影响不止于此，它们还有助于客观评估寻求心理健康支持的患者。[9] 手机内置的传感器可以提供关于身体活动、手机使用情况和睡眠状况的信息，这些数据可以主动和被动地收集，从而揭示用户的心理状态。智能手机甚至可以实现对抑郁行为中的行为模式进行数字化定型或描述，并监测与正常情况的差别。日常信息中的突然偏差可能反映出焦虑水平的波动，这已被证明对于诊断和监测抑郁症、双相障碍、孤独症和精神分裂症特别有用。像 CrossCheck 这样的系统可以使用手机传感器、通话记录和手机使用情况的数据，来识别或预测精神分裂症患者心理健康变化的模式。[10] 研究者最近推出了一个名为"孤独症和更多"（Autism & Beyond）的应用程序，它通过算法来分析被智能手机摄像头捕捉到的面部表情，帮助用户进行情绪分类。[11] 独立运行的外部传感器，已被证明非常适合年幼的孤独症儿童，例如一款智能手表，可以根据心率或呼吸率的变化监测到孩子的不安情绪，从而改变颜色。

当我最近和一位精神病学同事讨论时，他让我再次想起了智能手机所提供的数据的价值。他说："手机不会撒谎。"虽然它可能没有给你所有你想要的信息，但它提供的是用户身体和心理状态的真实表现。如何最好地解释原始数据尚没有定论，目前，广泛接受的做法是将不健康患者的数据与他们自己所谓的正常数据进行比较。[12] 这种基于智能手机中不同传感器汇总的数据的表征似乎比自我报告更精确。

可穿戴设备是新奇事物还是生活必需品？

每当提到可穿戴设备时，我就会想到露易丝。63 岁的露易丝有着 1/3 的爱尔兰血统，她是一名医疗助理，身材微胖。她热爱工作，也热爱她的孙子、孙女，更热爱她的Fitbit——一款活动跟踪设备，它有很多功能，最为人们所知的是计步功能。作为医疗助理，露易丝的职责是把病人从候诊室带到诊疗室，然后测量他们的生命体征，记录心电图，并确保测量结束时，为下一个病人准备好诊疗空间。每天有超过300名病人来看病，露易丝总是忙个不停，她痴迷于增加她的步数。有些日子，我们会比赛看谁步数更多。她每次都赢过我，通常领先我4 000步甚至更多。当我忙于与病人交谈时，她在做着繁重的工作。我知道对露易丝来说，这不仅是一个游戏。她致力于保持健康，遗憾的是，尽管她的步数很高，但仍然无法抵抗夺走她生命的癌症。

我想要明确的是，高步数是好的，测量身体活动是重要的，但是当有数十个变量一起指示健康状况的好坏时，我们需要谨慎依赖单一变量来评估我们的身体状况。单从步数来看，除了确定用户是否久坐或积极活动外，它并没有透露太多信息。为了让外部可穿戴设备发挥最全面和准确的作用，用户必须退一步，考虑全局。

步数可以从多个角度进行分析。仅从空间角度来看，我们可以获得深入的信息，而这些信息通常被忽视。时间变量如步幅、步宽、速度和加速度，可以用于监测平均活动量、关节健康和跌倒风险。用时间作为度量标准，我们可以评估静止时间、站立时间、步幅时间和步频以监测特定疾病状态。例如，帕金森病是一种神经肌肉疾病，可以通过非常典型的步态变化进行诊断，然后进行严重程度分层——帕金森病患者的步态会从小而快的步伐，逐渐转变为拖沓的步态和缓慢的运动。[13] 此外，患者的活动水平还可以作为虚弱或疾病的决定因素，并标志着影响步态和稳定性的神经病变和肌肉营养不良的存在。然而，需要注意的是，缺乏活动与记录活动一样重要。抑郁症患者往往会出现明显的活动量下降甚至完全停止，显著增加的活动可能是患者处于其精神障碍躁狂期的一个迹象。[14]

可穿戴设备已经被用于识别其他常见疾病，例如高血压和糖尿病。[15] 早期发现并及时治疗可以避免可怕的后果。可穿戴设备已经被用来促进和完善许多基础指标；心率可以通过手指、手腕、手臂、耳朵、颈部或胸部的可穿戴设备准确测量；血氧饱和度是一种用于在家中监测患者以确定何时以及是否需要将他们送入医院的指标，可以从指尖或耳垂进行无创检查。患者的呼吸率、血压和体温都可以通过可穿戴设备轻松、规律和准确地确定，为他们的实际病情提供及时且不断更新的监测。该领域的进展非常迅速，越来越多的传感器意味着癌症、肺部疾病、神经系统疾病等正在逐步进入可穿戴设备可以监测的疾病清单。

我们仍处于可穿戴技术的早期阶段。虽然它已经在某些消费群体中找到了市场，但采用率主要集中在健身爱好者和注重健康生活的群体中。那些推动技术向前发展的人希望可穿戴设备在消费者中变得更加普及，并且与智能手机收集的数据相结合，与植入式设备收集的数据集成，共同构建电子病历。希望未来随着这项技术的不断采用，它将成为医疗保健系统的正式组成部分，不仅为医生提供实时的患者信息，而且将自由流动的连续数据通过人工智能算法进行整合，从而彻底改变我们实践医学的方式。

展现时尚态度

可以毫不夸张地说，可穿戴设备的穿戴方式几乎没有限制，尤其是考虑到这个领域的创新速度，每天都有新产品进入市场。它们可以固定在头部、颈部、躯干、耳朵、手臂和腿部，也可以直接贴在皮肤上，还可以固定在衣物上，但主要设计成常用的服饰，例如眼镜、帽子、耳环、耳塞、项链或发带。

别致的耳饰可以监测体温、血氧饱和度和身体活动。耳塞中的微芯片可以通过充盈的毛细血管测量心率、呼吸率，从耳道内部测量血压和核心体温。用于运动或睡眠问题的护齿器可以利用传感器从唾液中提取酶数据。智能帽子可以监测大多数生理参数，甚至可以测量脑部活动，帮助提供对用户生活有益的行动建议。举个例子，智能帽子能够监测无意识睡眠中发生的脑部活动，这些活动会影响工作表现并导致意外。

通过语音命令操控的智能眼镜可以测量心率、身体活动和体温，它们看起来就像时尚的玳瑁框架眼镜。这种眼镜可能包含了许多传感器，如加速度计和麦克风，甚至能够帮助读取来自唾液、汗液、血液或尿液等体液的色度测量结果，但这项技术小巧而隐蔽。[16]如果眼镜不适合某人的风格，也不用担心。紧贴眼睛的智能隐形眼镜仍然可以包含温度和压力传感器，帮助监测青光眼等眼部疾病。可以监测泪液中葡萄糖水平的隐形眼镜目前正在测试中，这项技术的开发将对糖尿病的控制大有帮助。

可穿戴市场正在将大部分精力放在类似的非侵入式技术中。智能纺织品将是未来的趋势。[17]随着嵌入微小电子传感器的纺织品不断普及，你所穿戴的一切都可能为实时读取你的个人健康状况做出贡献。由于可伸缩的电子元件能够适应身体，随着人体的自然动作弯曲、扭曲和展开，它们能够保持与皮肤的接触，并传输高保真信号，准确捕捉心率、呼吸率和心电图信号。智能纺织品可以测量力量、压力、湿度和体温的变化，同时还可以跟踪肌肉的活动和姿势。再次强调，其用途远不止于测量性能。例如，射频传感器可以帮助监测肺部是否有积水，这对于有心力衰竭风险或患有肺病的患者非常有价值。如果用户穿戴智能衬衫、鞋子、内衣、背心、泳衣……甚至衣橱中最不起眼的袜子，那么无论是工作、吃饭、锻炼还是睡觉，都可以获得身体器官所有的特定信息。智能袜子可以提供走路时压力分布的三维图像，生成反馈信息，以了解骨骼问题，这对于患有压疮或糖尿病足综合征的患者尤其有用。[18] 鞋垫中的传感器将每次脚跟着地的信息传递给手表，帮助运动员了解他们的步态，预防应力损伤和骨折。许多糖尿病患者的血管会变窄，四肢供血减少，导致足部溃疡。他们也容易患上神经疾病，导致下肢失去知觉。智能袜子可以帮助患者及其护理者进行个体化护理，以预防这些后果并最大程度减少进一步的伤害。

智能织物也非常适合充分利用体液提供丰富的信息，这是一种常常被忽视的信息来源，因为处理汗液、泪液和尿液等体液可能具有挑战性，尤其是在疫情防控期间。然而，这些体液可以在诊断和治疗几种常见慢性疾病方面起到关键作用。仅凭汗液，人们就可以诊断糖尿病、电解质紊乱，甚至在某些情况下诊断自主神经系统疾病。

囊性纤维化是一种可以监测到的疾病，这是一种渐进的遗传性疾病，会影响产生黏液、汗液和消化液的细胞，导致黏液在肺部大量累积，甚至出现阻塞、感染，最终导致过早死亡。通过智能纺织品，我们可以轻松测量用户汗液的酸碱度。健康的汗液酸碱度通常介于4.5到6.5，而囊性纤维化患者的汗液酸碱度可能高达9.0。[19]新型可伸展酸碱度传感器能够测量这个值，并直接将其传输到用户的智能手机上，从而实时调整所需的药物治疗。但用户汗液的酸碱度能告诉我们的不止于此。它可以帮助运动员了解他们的水合状态和生理状况，从而提高他们的运动表现；它对于监测慢性伤口也很有用，因为酸碱度水平有助于确定用户对特定治疗的反应。此外，它在治疗和监测如皮炎和真菌感染等皮肤疾病中也起到了作用。

所有这些都是有可能实现的，而我们只是介绍了一种体液的一个方面，而且还不是纤悉无遗的。我甚至没有提到文身传感器，这种传感器可以绘制在纸上并粘贴在皮肤上，对一系列重要的生物物理和生化信号进行高度精确的监测。[20] 还有与低成本移动手机兼容的无线、柔性的生物集成皮肤传感器，或者是可以监测生命体征并追踪心力衰竭、肺炎、肺部疾病、尿路感染和其他感染的传感器贴片与徽章，使患者在家中进行监测。这些价格低廉、高度可定制的产品都将有助于在资源和人员有限的中低收入国家大力部署可穿戴设备。[21]

成本、可定制性、时尚程度，以及它们与患者整体护理的契合程度，将决定哪些技术最为普及。最终，那些舒适、可清洗、可重复使用、可充电，最重要的是可扩展的产品将胜出。

明日的可穿戴世界

可穿戴设备的世界是全新且具有实验性的，几乎每个供应商都在采用不同的技术和独特的策略来使用传感器，这使得将可用的数据整合到一个连贯、易于理解的患者档案中变得复杂，将多种方法整合到一个精简的电子病历系统也需要时间。

关于何时应将可穿戴设备归类为医疗设备也一直存在争论。健身或健康应用程序与医疗应用程序之间的界限变得越来越不清晰，而且自我监测尚未被视为传统护理路径的一部分，这更加混淆了界限。人们担心，要使传感器真正有效和有益，需要用户具备相当程度的意识和自觉性。不一致的使用和意外的环境变量可能导致对不准确测量的过度依赖，最终对用户造成伤害。如果可穿戴设备提供的数据不准确，用户可能会错误地对自己的药物进行调整或改变自己的活动。这可能导致不必要的药物更改或不正确的行为决策，从而对用户的健康产生负面影响。

我们如何为不同体型的人提供个体化的设备校准，并使用有效的临床工具作为黄金标准？如何量化和考虑由外部影响触发的误读？如何最大程度地减少不可预测的变量？为了使可穿戴传感器提供的数据具有价值，我们必须能够回答这些关于信号可靠性和方法可重复性的问题。

除了传感器本身的科学问题，还存在更大、更重要的问题。当然，它们需要经过测试，但它们也需要价格实惠。在理想情况下，它们将被整合到所有处理系统中。即使科学是可靠的，可穿戴设备也必须足够舒适，应用程序必须足够用户友好，以吸引人们的兴趣。除了需要市场营销、推动采用和保留用户，关于隐私和安全的重大问题也待解答。毫无疑问，还有许多开放性问题有待解决。

逐个解决这些障碍可能令人望而生畏，甚至看起来是不可能实现的。但请想象一下，如果我们能够回到 1938 年，坐下来对 20 岁的贝弗利说："在你的一生中，你将拥有不止一台，而是许多台'超级计算机'。这些设备小巧到你可以握在手里，直到把它扔掉，换成更新、更快、更好的型号。这台计算机将全面了解你的一切。

它将与你身上、家中和世界各地的其他技术交互。它将成为你的私人医生伙伴，也能成为你管理生活的指挥中心。"贝弗利会笑着把你赶出房间。

那么，我们还有什么理由怀疑，在掌上超级计算机的支持下，人类智慧将开创出个体化医疗的新时代呢？

第3章
衰弱的心脏、垂死的病人和植入式传感器

诺曼·霍尔特

采矿工程师不会通过一块岩石,来评估一整座山的矿产储量。

    劳拉发现自己在轻微运动后喘不过气来。她的呼吸越来越困难,甚至下床也是一个挑战。为了能够呼吸得更顺畅,她不得不在床上垫几个枕头,这有助于减轻肺部的压力,让她能够做更深的呼吸。身体前倾有助于她的肺部更好地扩张,一下午大部分时间她都坐在躺椅上,她开始担心自己可能整晚都要保持这样。

    患者劳拉今年 42 岁,有心力衰竭病史,原因是六年前感染了病毒,导致心肌收缩力减弱。医生从来没有向她清楚地解释过,为什么会发生这种情况,或者为什么她的心脏功能在过去几年中持续下降。尽管他们确实告诉她,像她这样心脏虚弱的人病情可能会迅速恶化,通常无法幸存。他们将其称为巨细胞性心肌炎,这是一种急性心肌炎,会导致心力衰竭。四年前,她被植入除颤器,这是一种植入胸壁的小型金属装置,可以保护她免于恶性心律失常。该设备可以自动监测恶性心律,然后通过电击将她的心脏恢复到正常状态。她被告知,如果情况没有好转,她将死于恶性心律失常或进行性心力衰竭,或者可能同时出现两种情况。

    她觉得自己能活着已经很幸运了,然而此刻她不再这么想。

尽管按时服药并按照帕克斯医生的要求做了所有事情，但她的呼吸越来越困难。她觉得自己对目前的处境负有责任，几乎像个抑郁症患者。她不明白为什么自己感觉如此不适，因为她上周才刚刚见过护士。她接受了仔细的检查，也调整了药物剂量。劳拉说服自己会没事的。她仍然可以自己走到同一楼层的浴室和厨房，她可以照顾自己。她不想打扰邻居，而且明显觉得自己还没有病到拨打急救电话的地步。所以劳拉做了她认为最好的事情。她休息了，希望一切都会过去，就像重感冒一样。

24个小时以后，劳拉已经喘不过气来。她的呼吸浅而急促，说话断断续续。她无法说出完整的句子，每说一个词都要大喘气。当劳拉拨打急救电话时，急救人员没过几秒钟就意识到她出现了严重的心力衰竭。当他们到达时，她正在咳出红色的泡沫样痰，肺部充满液体。她喘着气，医护人员给她戴上了100%氧气的面罩，同时静脉注射利尿药物。他们的目的是迅速减轻呼吸困难的症状，同时尽快将她送往医院。劳拉现在满头大汗，呼吸越来越浅，越来越急促。她的血氧饱和度下降到了78%。

劳拉不记得她在到达医院之前晕倒了，也不记得医生和护理团队围着她在急诊室里急救的情景。她就像一台机器，人们将气管导管插入她的喉咙，并将其连接到呼吸机上。她躺在急诊室的病床上，被镇静剂催眠，有好多根塑料管从她的手臂延伸到两侧的输液支架。那是她距离死亡最近的时刻，可能只有短短几分钟。这中间存在很多问题，比如逐渐恶化的情况本可以提早发现并得到缓解。虽然这种临床情况是可以避免的，但每天仍有成千上万的患者陷入相同的境地。

问题

　　心力衰竭给临床和经济都造成巨大的负担。它影响了超过 650 万美国人，并且是 65 岁以上患者住院的主要原因。[1] 值得注意的是，如今心肌功能减弱已成为一个主要的公共卫生问题，每天因为数千名急性失代偿性心力衰竭患者而导致的住院费用，给医疗保健系统带来了巨大的财务负担。当患者住院时，通常需要在重症监护室或具备心律失常监测功能的高级病房接受数天的监测。医疗资源的使用非常密集。每年新增的心力衰竭患者超过 50 万例，每年累计超过 700 万"住院天数"。

　　这种疾病每年消耗超过 400 亿美元的财政资金，预计到 2030 年，医疗保健系统的支出总额将达到 700 亿美元。[2] 每次住院后，患者很难完全恢复到之前的临床状态。他们总是比之前更虚弱一些，临床表现开始走下坡路。值得注意的是，医疗系统和医护人员熟知大多数患者因为急性失代偿性心力衰竭而住院，这给上游策略创造了机会，这些策略能够在早期监测到心力衰竭并实施治疗以稳定患者病情并避免住院。当采取这样的主动护理时，可以阻止心力衰竭的发展，改善长期临床结果，并降低死亡率。

　　为早期发现和治疗恶化的心脏功能而进行门诊远程监测的概念并不新鲜；然而，在过去 10 年甚至更长时间里，对于应该监测哪些参数以及如何使用它们来预防住院治疗，一直困扰着医疗保健系统。通常情况下，就像劳拉的案例一样，当患者出现临床症状和明显的心力衰竭体征时，往往已经太迟了。损害可能已经发生，永远没有完全恢复的可能。

　　奇怪的是，尽管在过去的 30 年里，医疗水平和医疗设备取得了很大进步，但治疗和稳定衰弱的心脏仍然是医学难题。我们知道心力衰竭可能是大多数心脏疾病患者最常见的最终结局。在任何时候，至少有10%或更多的患者都被诊断为心力衰竭而住院。值得注意的是，如果一个人足够幸运，在年老时没有患上癌症，那么在他的一生中很可能会出现某种形式的心力衰竭。心力衰竭有多种形式，轻度表现为气短，极端情况（如劳拉）严重到需要插管和呼吸机支持。医学界并非对此置若罔闻，而是迄今为止无法构建一个运转良好、被广泛接受的疾病管理平台来治疗这类患者。虚拟医疗的出现以及传感器辅助临床评估的客观性，似乎能够带来希望。

传感器提供的解决方案

治疗心力衰竭的一大挑战在于，诊断心力衰竭的典型临床体征和症状并不总是那么容易。尽管临床评估有一个规范的方案，包括测量心率、呼吸频率和血压，检查腿部是否因为液体滞留而出现肿胀，观察颈静脉以评估静脉怒张，听诊胸部是否有杂音和心音强度等，但这种评估存在相当大的主观性。常规的检查尽管非常重要，但也有许多局限性。

其他客观测量方法包括通过超声心动图直接观察心脏的收缩功能，或通过血液检测来测量生物标志物，如脑利尿钠肽（BNP），这可以提供评估心脏功能的其他客观测量方法。然而，许多临床试验和对大量患者进行的研究一次又一次地向我们表明，血液检测只能代表当时的风险或临床状态。同样，超声心动图也只是在某一时刻对心脏功能的测量，它无法提供连续的风险评估模型，从而无法指导易感患者在不可预测的临床过程中进行治疗。

那么接下来该怎么办呢？

如果我们能在心脏或体内植入一个传感器，帮助我们快速判断患者是否会出现生命危险，那岂不是一件非常了不起的事情？如果体内的传感器可以帮助我们提前一个月就预测心力衰竭的发生，这样的设想是不可思议的吗？想象我们能够主动预防因心脏功能恶化而导致的住院，这是否不合时宜？

不管怎样，这方面的一些技术已经出现了。[3] 大多数心力衰竭和心脏功能低下的患者容易出现恶性心律失常，这些患者经常被植入起搏器和除颤器。劳拉的心脏就装有这样一个除颤器，我通过手术将它植入她的胸壁皮下，并通过绝缘电线连接到她的心脏，以根据需要进行心脏电刺激，并在必要时将她从恶性心律失常中抢救回来。

临床医学界深知，如果将某种东西植入心脏，那么它应该能够为我们提供信息，以便对病人进行持续监测，而这正是大多数植入式起搏器和除颤器能够实现的。这些设备内嵌传感器，可以测量心率、身体活动、呼吸频率和肺部情况。心率的逐次变化称为心率变异性[4]，是自主神经的代名词，反映了大脑与心脏的联系。[5] 心率变异性是一种被广泛认可的、传感器可获取的健康指标和疾病预测因子。[6] 除此之外，这些植入式设备中的许多高科技传感器还可以测量心音的强度，作为心脏收缩能力的替代指标，并在其他情况下直接测量心脏内的肺动脉压或左心室压。正如你所想象的，这些测量提供的信息比简单的临床检查更客观。

心力衰竭患者遭遇挫折的最常见原因包括无法坚持用药、对疾病的理解不足，以及无法获得适当的护理和复诊。有趣的是，医院管理者一直专注于人员的招聘和设立过渡门诊*，以确保患者在出院后两周内完成过渡，防止他们因疏忽大意再次病情恶化而返回急诊室。然而，对于建立远程监测，医院管理者却几乎没有投入精力或关注。远程监测允许将这些传感器测量的数据通过无线方式直接传输到医生办公室。针对每项参数的持续或间歇性监测，再加上虚拟诊疗，可以避免体弱、心力衰竭的老年患者长途跋涉进行短暂的面对面诊疗。我们不难想象，在某些情况下，患者可能由于旅途劳顿、停车困难以及在迷宫般的大医院中穿行而导致临床症状恶化。劳拉之所以犹豫不前，部分原因是被前往医院这个烦琐的过程吓到，还要穿过迷宫般的走廊和通道，才能找到医生的办公室。除此之外，对住院的担忧也让她拖延就医。因此，她选择留在家里，祈祷一切都能好起来。

远程监测

一些心力衰竭患者使用植入装置后，可以通过远程监测进行主动监测。临床医生和一些远程监测中心能够根据需要，跟踪设备内部传输的数据。如果能对劳拉的传感器进行积极的远程监测，急剧下降的临床症状本来是可以避免的。心率和呼吸频率增加、体力

---

* 过渡门诊（Transition clinics）旨在提供医疗服务和支持，帮助患者从住院治疗过渡到出院后的自我管理。——译者注

活动减少、心音强度改变，以及植入式除颤器中传感器测量到的肺部积液，都能在她出现危急状态前几天甚至几周内被监测到。如果能提前主动调整她的药物，这一切就不会发生。

大多数医生、心力衰竭专家和医疗机构都在尽最大努力保持患者的健康，避免他们因心力衰竭而住院。此外，也努力避免因再次入院而被联邦政府处罚。这些机构正在根据种族、年龄、性别和并发症等临床参数，来制定自己的风险评分策略。使用这类风险评分的基于人群的计算方法，很少能在个人层面取得良好效果。当我们开始考察基因组、种族、社会、环境、文化、心理和医学因素对内部环境的影响以及身体出现的疾病信号时，每个人都与其他人有很大的不同。对一系列临床变量进行连续测量，就有机会将患者作为一种对照。这就是单病例随机对照试验（"N of 1 Trials"），在这种方法中，患者不是与一般人群的某些标准值进行比较，而是与健康时的自己进行比较。这是前进的唯一途径。

任何一个或多个临床变量（如心率、体温、呼吸率、血压或血氧饱和度）与正常值的偏差，都能让我们早期识别临床状态的改变，从而及时进行干预。植入式设备可以单独提供每个变量的这些信息，甚至可以提供多个变量的综合测量结果，向医疗服务提供者发出警报。近期亚马逊健身智能手表 Amazon Halo 和苹果手表 Apple Watch 等可穿戴设备也可以追踪许多指标。可穿戴设备的数据目前还不具备与植入式设备相同的准确性和连续性，但在虚拟渠道上，它有潜力成为临床评估的有用辅助工具。这就是医学发展的方向。

近年来，心力衰竭入院患者的出院率增加了 4 倍。更重要的是，其中 50% 的患者会再次入院，而当他们离开医院时，其健康状况会恶化，更容易再次入院。每一次入院都在损耗患者的生存曲线。这些入院病人中的大多数（或者至少有一半），是可以预防的。劳拉就是这些统计数据中的一个。

很明显，在她的护理过程中使用传感器本可以遏制病情恶化。通过远程及时干预并调整药物，本可以避免为她插管和使用呼吸机。劳拉已经有了一个带有传感器的植入设备，该设备可以预先警告临床医生或患者需要进行干预，以避免不幸的发生。现在，她正躺在医院的病床上用着呼吸机，如果早几天调整利尿剂的剂量，她的痛苦是可以避免的。

将可植入传感器整合起来是不是解决方案？

作为一名心脏电生理学家，20 多年来，我一直在研究植入式传感器。我对这个领域的兴趣大约在 18 年前麻省理工学院的一场研究会议上被激发出来。当时讨论的提案是在士兵皮下植入循环记录器或传感器，以便当他们进入敌方领地时可以轻松追踪他们。传感器将提供有关心率和生命其他重要指标的信息，有助于更准确地确定士兵的身体状态。这不仅有助于确定他们的位置，还有助于确定被俘士兵是否需要救援。如果传感器可以监测到远在千里之外的士兵的健康状况，为什么我们不能利用它们来照顾近在身边的患者呢？可植入传感器提供了在多种疾病状态下监测临床参数的机会。

然而，如果使用可穿戴设备就能获得和传感器相同的信息，那么为什么还有人想要在皮下植入东西呢？愿意在皮下植入传感器的人们最大的问题之一是坚持使用。患者往往在开始时过度使用设备，然后失去兴趣。部分原因可能是忘记了，或者只是对收集没有立即相关性的信息缺乏热情。有些传感器需要与身体保持接触，而其他传感器则不需要。有些传感器可以从远处被动地收集信息，例如安装在周围环境中的传感器可以收集步态稳定性、步数、运动等信息。还有一些传感器可以基于人工智能，从面部图像监测心脏问题和疾病状态。只要肤色或者面部血流模式发生变化，计算机或手机就可以被动地获取信息来辅助诊断，无须佩戴设备。[7]这些方法，无论是主动还是被动，是可植入的还是可穿戴的，彼此并非相互排斥，而是可以互相补充。那么我们该如何应对这个问题呢？

可植入设备内置的传感器，能够监测离散参数的变化，并向执行器发出启动响应的信号。执行器可以向医生或患者发出警报，根据传感器获取的数据进行干预。例如，葡萄糖监测传感器捕捉血糖水平的变化，提醒医生或患者自动调整胰岛素的剂量。正如本书第三部分"人工智能"所描述的，一些可植入设备可以处理信号并自行启动响应，释放药物或提供替代疗法。

在多种独立传感器中，有一种可以直接植入肺动脉。这可以提前监测左心衰竭的迹象，即肺动脉压力在肺部积液之前开始上升。但是，这种传感器只能在心脏开始衰弱之后才能捕捉到信号。是否有更灵敏、更上游的传感器措施，可以根据心脏功能的轻微变化，及早发现心力衰竭。就在几年前，我参与主持了一项研究，研究人员直接将压力传感器植入左心房，以测量左心房压的微小变化。压力变化是心脏功能下降的早期信号。当时，这是一项复杂的手术，我们需要从右上肩和右腹股沟区域获得体内静脉循环的通路。此外，我们还在超声心动图的引导下，用一根针，在心脏内部的左心房和右心房之间开了一个孔，以便将传感器夹片穿过左心房，并在心房间隔壁压住它展开，这样就可以直接测量左心房压。[8] 然而，这个复杂的手术会导致心脏穿孔，出于安全原因，研究不得不提前停止。尽管如此，在成百上千例成功植入传感器的患者体内，该装置被证明是预测心力衰竭的良好指标，实现了更加积极的个体化监测和早期干预。我们能够将再入院率降低 30%。该系统可以实现对左心房压的连续无线监测。传感器通过皮下天线与手持式患者顾问模块（类似手机）连接，该模块包含了一系列患者警报，提醒他们服药或进行额外的左心房压记录。此外，患者顾问模块能够生成定制的患者处方，包括药物剂量、活动水平、钠和液体摄入量，还能与医生联系。这份处方是医生指导的患者自我管理计划的一部分，这是一项领先时代数年的技术。

关于误报的故事

传统的植入式起搏器或除颤器设备具有简单的传感器，可以提供心率、呼吸频率、心音强度、身体活动和经胸阻抗等信息。经胸阻抗是一种测量胸壁电阻的方法，可以监测肺部积液，这与心力衰竭恶化密切相关。由于其使用简单，测量经胸阻抗被认为是监测心力衰竭的早期突破。然而，这种方法存在两个问题。首先，它在左心房或肺动脉压力变化之后才能捕捉到；其次，在某些情况下容易出现误差。这一点尤为重要，因为错误的传感器警报可能会增加患者的焦虑和医疗费用。这正是实际发生的情况。

近期，一项名为"心力衰竭诊断结果试验"（DOT-HF）的临床试验开始启动，目的是了解患者参与传感器方法是否有助于主动向患者发出警报，避免患者到医院就诊。[9] 根据临床研究方案，经胸阻抗传感器测量肺部积液的程度，当结果超出预定变化时会发出蜂鸣声提醒病人，这样病人就可以打电话到医生办公室寻求建议，防止心衰加重。这次试验的结果出人意料。

在收到设备警报的患者中，门诊就诊和住院人数显著增加。为什么会出现这种情况呢？其实，解释起来很简单：警报非常敏感但不够具体，因此患者经常被设备发出的"哔哔声"误导。结果许多患者以为他们一定是处于心力衰竭状态，即使他们没有任何症状，感觉也良好。当被问及此事时，患者表示，对他们来说，"哔哔声"意味着迫在眉睫的灾难。这加剧了他们的焦虑，于是打电话给医生或前往急诊室，最终导致不必要的住院治疗。

显然，医护人员对这种传感器警报的陌生，也导致了医疗资源被过度使用。[10] 许多临床医生对假阳性率了解不够，为了安全起见，选择将患者送入医院。此外，许多接受过适当教育的医生也参与了这一护理过程，但他们最终对自己产生了怀疑。他们不确定传感器是否掌握了比他们更多的信息，担心把病人送回家后，病人可能会病得更重。这变成了一种防御性医疗。与其说患者得到更好的远程管理，不如说他们最终使用了更多的医院资源，这与临床研究的目的相悖。这一令人尴尬的经历说明在传感器植入过程中，除了确保患者安全之外，还有一些关键问题有待解决。基于传感器的方法能否真正取得成功，取决于精心设计的护理路径和临床医生对患者的充分了解。

整合传感器的需求

在"心力衰竭诊断结果试验"之后，传感器领域的大部分研究人员迅速意识到，要消除来自单一传感器的假阳性警报，唯一的方法就是使用多个传感器（测量不同但相关的变量）来显示同一方向的集体趋势。多传感器集成策略可以减少假阳性警报，并提高临床医生对警报方向性的信任。我有幸作为顾问，参与了多传感器方法的验证和构建，这种方法将被集成到植入式设备中，以帮助识别并预防心力衰竭发作。我们的思路是，如果使用传感器集成策略，也许就能取得成功。传统上，当检查心力衰竭患者时，除了症状外，他们在体格检查中还会表现出一系列有助于确认诊断的临床体征。这些体征包括心率加快、颈静脉压升高（前向血流不畅导致血液循环倒流）以及心音强度的变化。此外，这些患者会因肺部积液而呼吸急促，因此呼吸频率高于正常水平，体力活动也会减少。现在，如果能够在单个设备中使用一系列传感器来测量患者的临床变化，那么也许就能预测并预防这些患者的心力衰竭风险。事实正是如此。

一种专有算法被开发出来，将测量心音强度、呼吸频率、体力活动、心率趋势和横向胸壁阻抗的传感器集成到一个"综合指数"中。如果该指数超过某个阈值，就预示着入院风险很高。现在，假阳性率显著降低，对心力衰竭事件的预测几乎准确无误。需要注意的是，大多数患者的心力衰竭是逐渐发展的，很少是急性事件（尽管这有可能发生），通常在几天到几周内逐渐加重，直到发展为严重事件而导致住院，有时还会变成紧急情况，就像劳拉一样。

监测病情恶化并预防住院

像劳拉这样需要住院的患者，被医生关注到时通常已经非常严重，需要直接转入重症监护室。在那里，医生会给患者静脉注射利尿剂以排出体内的积水，并用药来改善心泵功能，同时进一步优化家庭药物治疗方案。此外，患者还需要前往导管室，在那里将导管插入心脏，以测量心内压和检查整体循环状态。这通常需要住院一周左右，进行多次血液采样，有时还需要其他形式的急性侵入性治疗来挽救不断恶化的病情。

但如果所有这些都可以预防呢？如果我们能在患者住院的几周前就发现病情逐渐恶化呢？实际上，这是有可能的。综合指数可以帮助预测心力衰竭发生前一个月的情况。不仅如此，它还有能力识别患者心力衰竭恶化风险增加 10 倍的时间窗口。有一些血液生物标志物检测有助于对心衰患者进行风险分层。其中之一是 N 末端脑利尿钠肽（NT-pro-BNP），它是由心脏内压力上升而从心房肌肉释放的一种激素，目前是基准指标。[11] 我们的一些研究工作显示，使用这种综合传感器指数结合 NT-pro-BNP 可以确定心力衰竭事件风险增加 50 倍的时间窗口。这在预测科学中是相当大的进步！

另外，通过无创或可穿戴的方式构建综合信号策略，也能为我们提供"真实"临床状态的衡量标准。通过智能手表的传感器进行每日自动评估，可以展示与患者自身基线相比较的趋势，提供更加优雅和个体化的风险分层方法。许多临床研究正开始研究这种方法的后勤保障和附加价值，而不是传统的随访。在医学领域，有些事情是明确且合理的，而这就是其中一种情况。并不是所有的事情都需要一项复杂、代价高昂、涉及成千上万名患者的随机临床试验。

与其等待，我个人已经开始使用智能手表的数据来管理一些患有心力衰竭并且出现其他临床症状的患者。在这个阶段，这是非常个体化的做法。

有好几次，这种做法使我们能够及时采取干预措施，缓解临床症状的恶化或避免急诊室急救。浮现在我脑海中的例子是迈克尔，他是马萨诸塞州剑桥市一家软件初创公司的首席执行官，年龄48岁。大约10年前，迈克尔被诊断出患有一种名为核纤层蛋白A/C心肌病的遗传性疾病，这使他更容易患上心力衰竭并猝死。迈克尔给我留下最深刻印象的是他如何坦然面对这一切，并且从未动摇过个人抱负、生活方式甚至是锻炼习惯。他继续管理着拥有45名员工的公司，并尽可能多地陪伴两个十几岁的女儿。他每天锻炼一个小时，其中40分钟是在室内骑单车。最近他注意到，即使耐力程度和以往相同，但开始感到呼吸有点困难。他对此并没有多说什么，我也很难对其进行客观量化。然而，最有洞察力的是他对自己静息心率的感知；他的静息心率通常在每分钟50~55次，但现在一直保持在70~75次。这是一个新情况，虽然仍然可以被视为正常的心率，但与他过去几年的基线有所不同。这不太可能与年龄有关，因为随着年龄的增长，心率通常会减慢。静息心率的持续增加是迈克尔心力衰竭有可能在恶化的一个微妙信号。超声心动图证实了我们的怀疑。他的心脏功能在明显下降，我们需要加强对他的药物治疗。我们只需要通过智能手表对他的基准心率进行简单而客观的分类，就能调整他的治疗计划，以防止进一步恶化。目前，迈克尔继续保持良好的状态，每次我在门诊见到他时，他都会给我（以及他身边的其他人）带来启发。

闭环

到目前为止，大多数传感器策略都是将临床信息传输给医疗服务提供者，由后者负责"闭环"，即实施适当的治疗干预措施。然而，这种策略存在一些限制，比如从感知事件发生到实施适当的干预可能存在时间延迟。此外，我们仍需要医疗服务提供者来解读数据并做出适当的临床决策，这可能需要大量资源。另一种选择是将植入式传感器的信息直接传输给患者，由患者作为主要的执行者；然而，患者驱动策略存在着能力、文化程度和依从性方面的差异。此外，患者也需要简单的决策算法，以实现自我管理。患者需要解读传感器的信息，并根据需要服用额外的药物或调整生活方式。这仍然需要具体的处方和个体化的方法。也许，植入式设备与传感器的最大潜力，在于能够在设备内部同时实现传感器和执行器的功能。

这种策略消除了对人为因素的依赖，将实现一个真正的闭环。此外，传感器—执行器单元可以迭代，传感器能够测量对特定干预的反应，然后根据疾病的动态特性进行进一步调整。例如，人们对能够通过植入式设备控制药物输送的微机电系统（MEMS）[12] 非常感兴趣。[13] 可以想象，各种药物（如利尿剂、类固醇、化疗药物或抗糖尿病药物）的及时和局部输送可以作为一种有用的个体化治疗方式，并带有反馈回路。植入式传感器将成为常规临床护理的一部分，并且与远程监测相结合，实现更加个体化的医学实践。在控制血压、血糖水平和肺动脉压的药物管理方面，一些初步工作已经在进行中。治疗会持续调节，以适应不断变化的压力或代谢参数。未来已经到来。

拥抱患者的生命周期

2003 年 11 月，我的一位同事请我为 72 岁的吉姆提供第二医疗意见。吉姆在缅因州东部长大，最近搬到波士顿寻求医疗护理。之前的 7 年里他一直患有肾衰竭，但是最近情况发生得相当突然，他患上了一种肾感染，不幸的是，这种感染迅速恶化，导致两个肾脏失去功能。吉姆遭受了我们所说的"双重打击"，即严重的心脏和肾衰竭，医生认为他已经毫无治愈希望。他转诊到我这里是因为猝死的风险很高，可能需要植入一个装置，通过电击使心脏从恶性心律失常中恢复。吉姆的心脏功能不到正常功能的 1/4。他的左室射血分数为 11%，而正常的射血分数应该在 50% 以上。他正在接受血液透析治疗，以应对肾脏功能减弱。他反复出现失代偿性心力衰竭，因此多次被送进医院。有时，他出院后仅仅三天就会再次入院。这是一个毫无胜算的局面。在这种情况下，管理患者尤为困难，因为肾衰竭和尿液生成障碍，往往会潴留液体，导致心力衰竭。有时，在透析过程中过度去除多余液体可能会显著降低血压，使患者出现严重症状。由于心脏功能极差，吉姆不适合接受肾脏移植手术，且大家一致认为，如果医生试图进行任何侵入性治疗，他可能会在手术台上死亡。当我见到他时，他瘦弱不堪，1.8 米的身高，体重仅 60 千克。他正走在一条毫无出路的下坡路上。

我注意到他的心脏有一些电传导异常，这可能是导致心脏收缩力减弱的原因。这种不协调或非同步收缩，有时可以通过在心脏中放置 3 根导线以对上腔（右心房）和下腔（左心室和右心室）进行电刺激来重新同步。20 年前，这种心脏再同步化疗法还处于起步阶段，我们仍在试图弄清楚谁会对这些植入式设备产生反应。我决定冒险一试。有什么损失呢？他的临床轨迹并不乐观，预计最多还能再活 3～6 个月。我不顾一些资深同事的劝阻，还是决定为他进行手术。虽然时间尚早，技术也不够完善和强大，但经过 6 个小时的手术，我成功地将 3 根导线放置在他心脏中适当的位置。在植入后的头几个月，他的心脏继续经历着相当动荡的过程，因为正在适应一种新的收缩方式。就是在这个阶段，我萌生了为这些植入设备的心力衰竭患者建立一个多学科诊所的想法。这些病人非常虚弱，他们需要心脏电生理学家、心力衰竭专家和影像科专家的帮助。多学科的会诊将为这些患者提供一站式服务，而不是让患者必须在不同的日期去看每一位专家。[14] 多次往返医院就诊常常会使这些患者走向错误的方向。对于吉姆来说，同步综合就诊似乎是理所当然的事，因为他非常虚弱，无法前往医院按照各个顾问的特定时间就诊。他几乎走不了 10 步就会喘不过气来，每次就诊——等待的时间加上开车往返城市——足以引发心力衰竭。

此外，我还认为，通过协调护理路径，即我们现在所说的使用连续数据采集的疾病管理平台，在病人住院和门诊阶段对他们的整个生命周期进行护理，将带来一场变革。设备公司已经领先一步，开始向我们提供存储数据，这些数据记录了患者在就诊之前几个星期的情况。数据令人惊叹，让我们能够了解患者在就诊期间的表现。这个多学科诊所以及远程监测策略的实施都是超前的。通过远程监测和诊所就诊的数据，我们能够提供个体化的护理。

吉姆的情况如何呢？他表现得非常好。在接下来的几个月里，他的心脏功能得到了改善。年底时，他的左室射血分数为 64%，已达到正常的心脏功能。我和他同样感到惊讶。有趣的是，当他 73 岁时，他有资格进行肾脏移植手术——一位 23 岁的邻居为他捐献了肾脏。又过了 6 个月，吉姆完全摆脱了心脏病和肾衰竭的困扰。他焕然一新，拥有了全新的生活。他成为一家老年中心的舞蹈教练，在那里遇到了 58 岁的唐娜并结了婚。在过去的 14 年里，他们一直在一起。大约 8 年前，他们搬到了佛罗里达州，吉姆重新投身于古董业务。最近他度过了 90 岁生日，状况良好。再也没有心脏病或肾衰竭的问题，不过他还是无法摆脱年老带来的其他健康问题，比如多次进行皮肤癌手术、渐进性耳聋和部分视力下降。不过，这些都不影响他继续享受生活。吉姆从未忘记，18 年前，他的生命只有 3 个月了。

第 4 章
智能手表时代

果尔达·梅厄
我必须掌管时间，而不是被时间掌管。

几个月前，我应尼德主治医师的紧急请求第一次见到了他。尼德是一位在当地初创企业取得成功的软件工程师，他对自己反复出现的大约 15 秒的快速心跳感到担心。每次发作时，他都会出现短暂的头晕。这让他回忆起过去的经历，担心自己可能再次脑卒中。尼德今年 39 岁，6 年前他曾经脑卒中过一次。他从未有过任何的医疗问题，当然也没有与心脏相关的严重的问题。家族中没有脑卒中病史，唯一相关的病史是他的父亲有轻度高血压和糖尿病前期症状，他正在服用药物并改变生活方式。他有两个兄弟姐妹，一个是年长的姐姐，一个是年幼的弟弟，根据他的说法，两人都非常健康，甚至未曾看过初级保健医生。

他向我回忆说，6 年前的一个周末早晨，他像往常一样为孩子们做早餐。他的妻子通常会在周末的早晨睡懒觉，而他也乐于尽自己的一份责任，照看他们 3 岁和 5 岁的孩子，尤其是因为这让他有时间陪孩子们看动画片。他清晰地记得，当他伸手拿早餐麦片的时候，他感到不舒服，左侧身体突然无力，麦片包装盒从他手中滑落，他瘫倒在厨房地板上，发出一声闷响。他的妻子听到他摔倒的声音后立即冲向厨房，发现他凝视着一个方向，口齿不清，左侧身体瘫软。他记得急救人员赶到后把他紧急送往医院，在不到一个小时内，他完全恢复了语言能力和手臂的力量。

在医院进行的后续检查包括脑部核磁共振成像、心电图监测和超声心动图，以检查心脏功能是否存在异常。脑部核磁共振成像显示他有轻微脑卒中，而心电图监测没有发现任何问题，超声心动图也显示心脏正常。当时，心脏病专家要求进行经食管超声心动图检查，该检查需要将超声探头从喉咙探入食道，以便更仔细地观察心脏。这种方法可以更直接地接触心脏，让心脏病专家能够更好地观察左心房、附属物和心房间隔，相比于将超声探头按压在胸部外侧进行的常规超声心动图效果更好。

在超声心动图检查过程中，影像专家注射了造影剂，以观察心脏是否存在孔隙。令人惊讶的是，尼德有一个未闭合的卵圆孔。这是左右心房之间的一个通道，代表着我们在出生前心脏中就存在天然的孔隙，以便血液在两个心房之间流动。随着心脏在胚胎发育过程中的演变，这个孔隙会关闭。但是，在大约20%的患者身上，这个孔隙没有完全关闭。这种情况的风险在于，少部分患者可能会出现血块从心脏的右侧直接移动到左侧，而不经过肺部过滤。在某些情况下，这可能导致脑卒中，就像尼德所经历的那样。专家们对于未闭合的卵圆孔是不是导致尼德出现症状及其脑卒中的真正原因存在意见分歧，经过顶尖学术中心的多方会诊后，尼德接受了简单的介入性手术，使用一个双侧夹壳放置在房间隔上，将其封闭，防止体内静脉系统中的任何血块从孔隙穿过并进入大脑。然而，这样就能解决问题吗？

在我见到他的那天，他说感到心慌，进一步询问后，他说他从十几岁开始就一直有心悸和心律不齐的症状。他在进行卵圆孔闭合手术时也有过这种症状，现在又出现了。尤其值得注意的是，在进行卵圆孔封堵手术后，他出现了一些长时间的心慌。经过诊断，这被确认为房颤，需要电击来使心律恢复正常。此时，他还服用了抗凝药物，以防止形成血块导致脑卒中。当我问起童年时期的症状时，尼德提到他认为心悸是正常的，他的母亲甚至一度带他去看学校的心理医生，以为他只是焦虑而已。但从来没有人告诉他，他患有可能导致脑卒中的心律失常，他也从未被告知自己患有房颤。

会不会卵圆孔未闭合只是一个误导，他的主要问题实际上是房颤呢？房颤是最常见的心律失常之一，也会导致脑卒中。医学总是扑朔迷离的。如果能有一种清晰的方法，通过传感器将脑卒中与心律失常明确地联系起来，我们就能更接近真相，而不是像现在这样依赖推断。如果有一种办法，能够让我们一生的心跳被数字化跟踪并记录下来，从而主动监测房颤或任何其他心律失常，我们就能避免危及生命的情况发生。现在，我们能做到这一点，只是我们需要做得更好。

手表和房颤

智能手表种类繁多，无法一一列举，在美国常见的有 Apple Watch、Garmin、Suunto 7 和 Fitbit。尽管存在一些差异，但它们都致力于测量相同的生理信号。[1] 它们共同关注的一个重点是识别房颤，这是最常见的心律失常之一，美国有 500 多万人患有房颤。房颤使脑卒中的风险增加 5 倍。房颤还会使心率加快，从而导致很大一部分患者出现心力衰竭。令人担忧的是，房颤可能是亚临床和轻度的，会被忽视，直到病情严重到表现出临床症状，而此时可能已经无法挽回。值得注意的是，无症状的房颤患者，死亡、心血管并发症或脑卒中的风险与最初出现症状的患者相似。没有症状并不意味着没有问题，事实上，恰恰相反，这可能导致未被察觉的病情恶化。智能手表和其他可穿戴设备可以通过腕部被动地测量脉搏。可穿戴技术有潜力主动监测健康问题，确保及时干预。大多数智能手表都使用PPG，通过光学传感器测量腕部血流的间歇性或脉动性，然后生成心电图，并通过算法评估这些信号的规律性或不规律性，以帮助诊断房颤。心电图应用程序与Fitbit Sense智能手表结合使用，允许患者随时进行心电图检查。最近，我采访了哈佛大学医学院教授、Fitbit心脏研究国家首席研究员史蒂夫·卢比茨博士，该研究测试了Fitbit手表发出的PPG信号对45.5万名房颤患者的诊断效果。[2] 虽然手表在诊断房颤方面表现良好，诊断房颤的阳性预测值达到98%，但史蒂夫表示手表并非完美无缺。他说，这些手表在患者静止不动时效果最好，可以最大限度地减少运动和手部动作对记录的干扰。这在诊断心律失常时有一定的局限性，因为心律失常可能很短暂，而且只在活动时发生，而这在某些患者身上很常见。

最近，由苹果公司赞助的"苹果心脏研究"[3] 在许多方面产生了颠覆性的影响。首先，苹果绕过了传统的临床试验招募患者方式，设置了一个应用程序。所有患者只需要一块苹果手表、一部苹果手机和一个应用程序。"苹果心脏研究"作为一项观察性试验，共有419 297名患者参与，旨在测试手表在诊断房颤方面的功效。当6次心率测量中有5次显示不规则脉搏时，它会通过应用程序向患者发送通知。结果显示，手表在诊断房颤方面表现良好，但并不完美。

阳性预测值低于 Fitbit 手表，是 84%，这让临床医生感到不安，他们担心会收到来自那些身体健康但手表显示房颤，也就是假阳性患者的咨询。这可能会让医院系统过载，并在患者中引起恐慌。能够监测心律失常的手表是一把双刃剑：一方面它可以将诊断工具传播到人群中，但智能手表的准确性不如传统的短时非侵入性诊断工具，如心电图、贴片监测器、动态心电图监测仪或者植入式环形记录仪。

准确监测房颤非常重要，特别是因为这种疾病的患病率高且发病率不断增加。预测显示，随着人口老龄化，到 2050 年，美国人口结构变化将使房颤患者的数量增加至 1 200 万。因此，即使仅有一小部分患者被手表误诊为假阳性，这也将给执业医师带来可怕和沉重的工作负担。另一方面，我相信随着时间的推移，监测的准确性将会提高，同时也会进一步提高阳性预测值的算法。许多人工智能领域的公司，如 Cardiologs，正在开发基于云的方法，以改进算法，使策略变得自动化、可靠、可部署和可扩展。[4] 还有相当多的工作正在进行中，涉及神经网络模型* 在预测心脏功能、死亡率和心律失常方面的作用，模型通过分析一个简单的智能手表心电图进行预测。想象一下，有一种像手表一样的工具，不仅可以实时准确定位心脏节律的异常，还能在不久的将来预警可能发生的潜在危险事件。[5] 一个新时代已经来临。

---

* 神经网络模型是一种模拟人脑神经思维方式的数据模型，用于处理和分析复杂的数据。——译者注

矛盾和争议

并非每个人都支持智能手表在诊断房颤方面的作用。[6] 事实上，美国知名心脏病专家米尔顿·帕克称其为有史以来最糟糕的心脏设备之一。在他的博客中，他指出这可能让普通大众过度警觉，使他们比必要时更加焦虑。在苹果公司赞助的心脏研究项目中，大多数参与者年龄在 40 岁以下，约有 22 万人。在这些人中，只有 341 人被告知心律不齐，其中只有 9 人确实患有房颤。他还说："总体而言，根据这项研究，苹果手表监测出未确诊的房颤的概率，比一个人一生中被闪电击中的概率还要低。"

智能手表确实缺乏即时的临床应用性。在当前阶段，它只是一个概念，仍然有许多关于房颤的问题没有得到解答，这使得使用这项技术来诊断和监测房颤变得相当复杂。我们对智能手表首次监测到房颤患者死亡、脑卒中或心血管问题的风险一无所知。那么我们能够预防死亡或脑卒中吗？在智能手表监测到房颤的情况下，抗凝药物是否有助于预防脑卒中？这种设备始终有可能向健康人发出错误警报并造成焦虑。在鼓励广泛应用之前，我们需要更好地理解从 PPG 引导下的心动图中获得的提示。

苹果公司高层对于苹果手表的作用过于乐观，苹果首席运营官杰夫·威廉姆斯表示，苹果手表将成为用户健康的最终守护者。[7]然而，这一目标距离实现还有很长的路要走。最近，苹果手表上增加了血氧饱和度传感器，这是朝着正确方向迈出的一步。对于许多问题，其答案部分在于执行一个明确的试验来证明这种监测系统的价值。这项试验需要随机进行，并有临床医生可以依赖的临床终点。研究需要涵盖所有年龄组的大量个体，其中每个参与者都将获得一块手表，但只有一半的参与者将从手表中获取信息。当然，这项研究还需要有足够多的患者参与，以观察干预措施能否降低脑卒中和死亡的风险。

美国心脏病学会网站主编金·伊格尔表示："这款手表的准确性仍然不及目前使用的更传统的技术。这只是未来的一个预览，但我们还有很长的路要走。"[8]

随着房颤发病率的增加，患者的发病风险也在增加。房颤会使脑卒中的风险增加 5 倍，而且许多患者可能没有症状，处于亚临床状态。在我接诊的房颤患者中，近 1/4 没有症状。它通常是在例行检查中意外发现的，或者患者首次出现的症状不是心悸，而是心力衰竭引起的呼吸困难。长时间未被监测到的房颤，会引起心率过快，从而导致心肌缺血、心力衰竭。在很多房颤患者中，脑卒中可能是首次出现的症状。值得注意的是，所有与房颤相关的脑卒中中，1/5 可能是房颤的最初表现。[9]

制定以人群为基础的筛查策略是有道理的，因为我们知道 4/5 的人口拥有智能手机，其中近 15% 的人佩戴智能手表。基于技术成熟度方面的一些担忧，智能手表在监测房颤方面的作用尚不确定。在预先筛选的已经确诊房颤的人群中，它可能有更好的作用，我们可以通过监测房颤的复发情况来决定治疗方案。此外，对心力衰竭患者进行监测可能也是有益的，因为当他们发展为房颤时，他们的预后可能会显著恶化。

对于低风险的年轻患者（他们存在短暂且无症状的房颤），这种可穿戴技术的作用或影响尚不清楚。关于这种亚临床疾病是否具有临床意义还存在争议。一些关键意见领袖认为，在没有其他风险因素（如糖尿病、高血压、65 岁以上或血管疾病）的情况下无须担心。有趣的是，在 65 岁以上的人口中，有 3% 的人患有无症状的房颤，这可能对公共健康产生重要影响。另一方面，其他人（包括我在内）认为，亚临床短暂性房颤可能是真正房颤的前兆。这类似于糖尿病前期，大多数患者会发展成全面的糖尿病。如果采取适当的措施调整生活方式，那么就像成年糖尿病一样，房颤是完全有可能预防的。

但是，智能手表的魅力并不仅限于此。它确实可以改变我们对于常规护理和紧急护理的看法。我想起了《波士顿环球报》关于丹·普福广为人知的报道。[10] 丹是一位 70 岁的退休管理顾问。丹在玛莎葡萄园骑自行车时偏离了车道，进入一条人迹罕至、未铺设路面的小径。他撞到了一个凸起物，从自行车上摔了下来，接下来他只记得自己被送上了救护车。他不记得自己曾打电话求助，但手表自动发出了呼叫。苹果手表的传感器可以监测跌倒，如果用户在 60 秒内没有移动，手表会自动拨出求助电话。在急诊室，丹被发现有脑出血，因此他被直升机送往波士顿的麻省总医院接受进一步治疗。苹果手表介入的速度之快，无疑有助于避免可能发生的意外。正如我在讲座中经常说的那样，我们需要"关注智能手表，因为很快手表也会关注我们"。

智能手表、应用程序和研究项目

苹果心脏研究和 Fitbit 心脏研究已经彻底改变了我们进行临床试验的方式。这两项研究都采用了远程策略来招募、签署知情同意书、随访和管理研究参与者。虽然这两项研究都可能因为缺乏结果或存在一定数量的假阳性而受到批评，但这取决于你在解读这些研究时戴的是什么眼镜。两项研究都是规模庞大、雄心勃勃的，表明手表可以用于监测房颤；然而仍然需要进一步的改进。

使用应用程序进行研究招募是我们讨论已久的话题，我们非常高兴看到它在大规模人群中得以实施。这将显著推动科学研究，并促使大规模数据集的生成，从而改变研究领域的格局。今后如何将大规模数据集与电子病历进行整合是一件有趣的事，因为这才是真正决定电子病历临床价值和实用性的因素。可穿戴设备将使行为改变成为可能，而行为改变可能对疾病状态和结果产生积极影响。[11]对个体在运动方面的能力、活动水平和习惯进行评估和分析，将在很多方面具有意义，通过简化的生活方式不仅可以降低成本，还可以促进整体健康。用于监测、风险分层、诊断特定疾病状态以及促进生活方式的智能手表，将成为我们对抗疾病重要的武器之一。

智能手表、新冠肺炎疫情和未来的流行病？

新冠肺炎疫情无疑凸显了数字基础设施和远程患者监测服务的需求。[12] 根据我的经验，在跟踪 9 名使用植入式设备的新冠病毒感染者时，基于传感器的数据可以在感染者出现症状之前捕捉到变化，我们能够从他们的植入装置中下载数周的数据，既包括他们感染新冠病毒前的数据，也包括他们康复期间和康复后数周的数据。心率升高、体力活动减少以及肺阻抗变化（由新冠病毒感染引起）与感染者的症状密切相关，并且发生在住院之前，这些指标在出院后几天内就能恢复正常。可穿戴技术和智能手表可以提供相同甚至更多的信息。

许多源自手表的指标，如心率、心率变异性、呼吸频率、活动量、睡眠和血氧饱和度，现在可以用于监测心脏病患者和心力衰竭患者，也可以用于发现早期感染并在整个病程中监测患者。[13] 心率升高是发热的直接后果，这是人体对病毒产生的防御反应。如前所述，心率变异性反映了整体健康和压力水平。心率变异性越低，预后越差，对于心脏病患者来说，心率变异性越低，死亡率越高。新冠病毒感染者体内释放肾上腺素来对心血管系统施加压力，从而提高静息心率和平均整体心率，并影响血压。睡眠可通过测量心率和加速度计数据来量化睡眠的持续时间和质量。事实证明，感染者的睡眠时间延长且睡眠质量下降。

这些可穿戴设备的美妙之处在于使用简单。它们在群体和个体层面都能发挥作用。在群体层面，它们可以帮助识别风险社区、监测疾病传播，并客观量化公共卫生干预措施在大范围内的影响。利用机器学习，人们可以可靠地监测和衡量人群的健康状况，这有助于避免病例激增和其他灾害。在个体层面，智能手表已经在新冠病毒的实时监测中占据一席之地。[14] 它们可以在出现症状之前监测生理变化。智能手表可以通过多种方式（心率、身体活动、血氧饱和度等变化）识别与基准值的偏差，并采用多级报警策略防止误报。这使得患者可以在临床确诊之前主动自我隔离，也方便了在家中或者医院监测疾病的进展。通过对这类设备进行远程监测，可以及早发现疾病，并在家中适当升级护理。此外，迅速而客观地确定是否需要转移到医院进行更密切的监测和护理也至关重要。

几乎 20% 的人使用智能手表，而从云端获取并根据邮政编码和社区进行定位的匿名数据，可以为公共卫生人员和研究人员提供宝贵的信息，以确定感染和传播风险增加的地区。[15] 然而，许多问题需要解决：数据隐私和数据共享、监测的依从性、社会差距的影响以及医疗公平性方面的差距。智能手表可以同时用于普通健康监测和疾病监测，为早期疾病监测和预防提供了巨大的机会。这项工作才刚刚开始。

第 5 章
延续护理和新型传感器：健康的秘诀

托马斯·富勒

直到疾病来临，人们才意识到健康的价值。

　　我清楚地记得那一天。2019 年 1 月 29 日，我接到了家庭医生的电话。曹医生用非常关切的语气告诉我，我的糖化血红蛋白指数为 10.5。多年来，我了解到糖化血红蛋白监测相较于偶尔进行的空腹血糖监测，能够更有效地评估糖尿病的情况。作为一种血液检查方法，它测量了身体在 6 周内暴露于高血糖水平的累积程度。它能告诉你血糖水平是否一直处于高位，而不仅仅是一过性升高。正常的糖化血红蛋白水平应该低于 6.0，超过这个水平意味着是时候关注自己的饮食和运动量了，因为你的身体已经无法有效地代谢葡萄糖了。

　　显然，我的状况并不理想，糖化血红蛋白升高到让我觉得可能需要注射胰岛素的水平。我感到非常震惊，因为我一直关注自己的身体，也认为自己很健康。但是回想起来，我们刚刚搬了新家（听说搬家所耗的体力，相当于女性分娩所耗的体力），我停止了锻炼，一天中的大部分时间都忙碌于临床和行政工作。午餐时间不稳定，有时候就靠饼干和自动贩卖机解决。很明显，这是一种可能的解释。尽管如此，我还是感到震惊。特别是因为不到一年前，我的糖化血红蛋白值为 6.2。我立即寻求所在医院内分泌专家的指导，很快得出结论，我需要改变饮食习惯、开始锻炼、减轻体重，并且服用二甲双胍。

我准备了血糖试纸，每天监测血糖。我需要定期扎手指来监测血糖水平，尽管不太方便，但总比不做任何监测好。每次想知道血糖水平时，都需要用细针扎手指，并用传感器设备分析滴在试纸上的血液。这有点痛苦，特别是我容易淤血，并且出于工作要求，我得用手进行侵入性操作和手术。除此以外，监测不能告诉我哪些食物以何种方式影响我，以便我可以相应地修改和调整日常行为。那时，我了解到使用雅培瞬感动态血糖仪传感器进行连续血糖监测的方法。这是一种可穿戴设备，将一个微型传感器放置在手臂内侧，也可以称它为半植入式，因为传感器的一部分会刺穿皮肤，并以无痛和用户友好的方式植入皮下组织。接着，使用手机应用程序，可以随时扫描传感器以实时了解血糖水平。该传感器可以测量血糖并储存每天的读数。对我来说，每一天都在学习——了解血糖水平如何随着时间、咖啡、锻炼、美酒和进食而波动。我可以找出哪些食物导致血糖水平波动。与传统观念相反，我认为有益的食物，比如燕麦片，反而会导致高血糖水平。我知道这种方式并不适用于每个人，无论他是否患有糖尿病。但是反馈效果非常好，使我能够调整生活方式，在不到 4 个月的时间就恢复到正常范围。一年后，在最低剂量二甲双胍的药物治疗下，我的糖化血红蛋白水平降至 5.9，两年后，我完全停药了。

新型传感器实现延续护理

糖尿病是一种慢性疾病，仅在美国就影响着 3 000 多万人。[1]这种疾病与血糖的异常代谢有关，当胰腺无法调节胰岛素水平以帮助控制血糖时，糖尿病就会发生。在 2 型糖尿病中，就像我一样，问题通常是胰岛素抵抗，胰腺无法跟上需求，导致血糖升高并长时间保持高水平。高血糖水平会对身体的几乎任何器官造成严重影响，包括肾脏、大脑、心脏和神经，甚至会损害身体任何部位的血管。肾衰竭、心脏病发作、猝死和失明是未控制的糖尿病的常见长期并发症。[2]当你与一些糖尿病患者交谈时，你会感受到他们对于每天努力应对疾病的巨大挫败感。很多护理措施都是被动的，正如前面所提到的，血糖水平经常不可预测地波动。有足够的证据表明，更频繁的测试与更好的控制和预后相关。你进行的测试越多，就越能够以明智的方式调整生活方式和药物治疗。

为了监测血糖水平，多年来出现了各种类型的传感器。这些传感器可以提供超出传统的、多次日常采血的方法。它们可以是植入皮下的传感器，如雅培瞬感或德康 G6；也可以是眼部传感器（例如谷歌或真地生命科学研发的眼部传感器），采用隐形眼镜的形式监测眼泪中的血糖水平；它们通过手持设备或智能手机提供读数。还有一种手表传感器，通过微小电击来打开毛孔并提取体液以监测组织中的血糖浓度。装有传感器的马桶可以提供尿液中血糖水平的读数，并通过无线方式自动传输给医疗服务提供者。可以推测，在未来，疾病特定的智能传感器将与植入式药物储液器相连接——这可能是给糖尿病患者使用的胰岛素，或者是给艾滋病患者用于控制病毒载量的传感器，又或是用于持续升高血压的降压药物。最近，移动医疗 Welldoc 获得了美国食品药品管理局对 1 型糖尿病管理解决方案的批准。[3] 蓝星的胰岛素调整计划使患者能够根据需要进行护理，这样医生就无须花时间研究剂量调整等细枝末节，从而可以集中精力处理其他更具实质性和挑战性的患者护理事项。[4]

目前大多数可穿戴设备和传感器主要用于一般的健身和健康目的。然而，许多其他日常活动也会对健康产生影响，其中之一就是睡眠。我们一生中将 1/3 的时间用于睡眠，睡眠异常可能引发心脏疾病，反之亦然。弄清楚鸡生蛋还是蛋生鸡的关系，有时对于决定如何治疗非常重要——是处理睡眠问题，还是治疗心脏疾病，或者二者兼顾。有几种传感器可以帮助我们监测睡眠节律和血氧饱和度。睡眠呼吸暂停是一种常见的临床障碍，患者会出现呼吸暂停几秒钟的情况，然后紧接着出现过度换气。[5] 这个问题会带来许多不良的次生影响，例如心律失常和嗜睡症，嗜睡症表现为白天过度嗜睡和缺乏精力。值得注意的是，睡眠呼吸暂停通常与较高的体重指数有关。美国食品药品管理局批准了一些口腔设备，如 DentiTrac，用于治疗睡眠呼吸暂停。该设备包含传感器，可以监测温度、头部位置和运动。此外，智能手机本身和可佩戴的手部设备也可以监测血氧饱和度、睡眠模式，并协助诊断睡眠呼吸暂停。这种持续监测不仅是一次快照，数据趋势也反映了良好的情况和糟糕的情况。因此，护理是根据个体化需求进行的，并且随着时间的推移持续进行。

其他形式的可穿戴持续监测设备包括全球定位系统追踪器 Vega GPS，这是一种确保阿尔茨海默病患者安全的可穿戴设备，它使用全球定位系统来监测患者的位置。健康监测平台 Empatica 生产的适用于癫痫患者的手腕带，可以实时监测癫痫患者的生理信号，并向家人发出警报以提醒癫痫即将发作。在疟疾肆虐地区使用的传感器包括用于监测儿童体温和汗液模式的手环，当数据提示可能患有疟疾时，警报将发送到父母的智能手机上。可穿戴紫外线传感器（手环、臂带或腕带）可以警示我们是否过度暴露于有害的紫外线——可能导致皮肤老化、灼伤和皮肤癌。[6] 压力是导致疾病的常见触发因素。测量心率、心率变异性和汗液模式的传感器可以评估自主神经张力水平和随之而来的压力。传感器对触发因素发出警报以此打断恶性循环，将成为保持健康的绝佳方法。床垫内的光纤传感器可以在用户睡眠期间提供非接触式呼吸频率和心率监测，这是一种低成本、日常使用的长期家庭监测解决方案，适用于患有呼吸暂停综合征、肺部或心脏疾病的患者。这些传感器及其信号仍在不断改进中，逐渐成为日常监测工作流程的一部分。

新型传感器实现跨越边界的护理

几年前我有一个患者名叫道格，他是一名美国联邦特工，被派往欧洲东部地区。他每年至少有 9 个月在国外，回到美国后会来看望我。道格在他 34 岁时诊断出房颤。这是偶然发现的，由于房颤导致心动过速，当时他出现了呼吸急促的症状。值得一提的是，大约 1/4 的房颤患者可能没有任何感觉，他们没有注意到心动过速的症状。事实上，他们通常在出现明显的心力衰竭或突发脑卒中导致瘫痪时才注意到。心脏在高速跳动数天甚至数周的压力下逐渐衰竭，患者却毫不知情。另一方面，房颤可能导致左心房形成血块，它会脱落并阻塞大脑的血液循环，进而引发脑卒中。

在道格被诊断为房颤后，我对他进行了心脏电复律，使他的心跳恢复到正常的节律。过程中需要电击胸部，帮助心脏重新启动，这对于许多初次出现持续性房颤且无法自动恢复的患者来说是常规程序。然后，我开始给他使用一种抗心律失常药物氟卡尼，它可以改变心肌的电生理特性，帮助患者保持正常的窦性心律。尽管这些药物效果很好，但并非百分之百可靠。事实上，在一年的时间内，这些药物让患者保持正常心律的比例约为 60% 。显然，道格很担心。一方面，他住在数千里之外，另一方面，他并没有感觉到房颤，也不确定房颤何时出现以及何时消除。他担心复发时未被察觉，导致再次出现心力衰竭。他很年轻，不应该出现心力衰竭复发。这时，我们开始尝试使用传感器远程监测他的情况。我们决定使用健康技术公司 AliveCor 的 Kardia 应用程序，这是一种可以连接到智能手机上的传感器的应用。患者只需要下载该应用程序，然后将拇指放在传感器电极上，就能生成心电图。心电图可以生成便携文件格式的 PDF 文档并传输给医生，或者经过患者的授权，通过个人门户进行访问。在写完本书时，尚没有明确、统一的方法将这种方案与电子病历系统整合在一起，但这应该很快就会发生。

基于传感器的方法非常成功。道格在罗马尼亚期间复发过几次房颤，但我们能够通过电话指导他增加药物剂量进行治疗。最终，他接受了射频消融术来治疗房颤。从手术过程中的成像和心脏活动记录可以明显看出，道格在一段时间内偶尔出现过房颤，但是那几年一直未被察觉。他的心房增大，显示出重塑和瘢痕，这些都是随着时间的推移才发生的。消融手术非常成功，道格已经几年没再出现房颤了。他从欧洲东部搬到了东南亚。他仍然向我发送数据，以确保一切正常。最近，他在马尔代夫度蜜月时向我发送了一份心电图（一个 PDF 文档）。我猜想，当时让他确信自己没有房颤对他来说是件好事。

应对过多的挑战

尽管这个例子听起来不错，但将可穿戴设备应用到实践中并非没有后顾之忧。想象一下，成千上万的患者随时随地向诊所传输数据，哪怕他们只是感觉稍微有些不适。但这就是未来，是无法倒退的变革和发展。患者期望困扰他们的症状能够立即得到治疗或关注。对于患者来说，无论症状在别人看来多么微不足道，对于他们来说，任何症状的重要性都会增加。患者需要立刻得到关注！起初，传输给医生的信息可能是针对特定症状的，慢慢可能是针对边缘症状的，再然后就是一种好奇心。例如，"嗯，我感觉累了，让我看看心率或体温是否正常"。即使稍微有些不适，我们可以想象到，一大批患者也会寻求医生的安抚，确保他们没有潜在的生命威胁。另一方面，稳定的测量结果可以让人放心，避免不必要地前往诊所就诊或与诊所联系。这是一把双刃剑。医护人员需要教育患者正确使用设备，理解数据的含义，并根据个体情况制定相应的警示策略。

到 2030 年，为所有人提供传感器

2030 年，传感器将无处不在——在我们身上、身边和我们之外。技术的进步使各种传感器的开发成为可能，可以监测各种生理信号。

正如前文所述，许多功能现在已经嵌入智能手机中，而手机用户已经覆盖全球 50 多亿人口。无线网络的覆盖范围扩展到乡村和低收入地区，为实现"所有人的健康"提供了希望。无线网络的普及、未来可用的可穿戴和植入式设备，以及传感器的发展，可以让我们在偏远地区监测和提供医疗护理，从而改变现状。现在有一种低成本的选择，可以为弱势人群和老龄人口提供医疗保健服务。我们有能力提供改变医疗服务交付方式的低成本传感器。

我们需要认识到这一点并开始接受它。我们的目标是在任何地点、任何时间为患者提供护理。简单来说，就是将信息技术与医疗护理整合，为病人提供诊断、预防、治疗和跟踪服务。这代表着第四次工业革命是科学和技术的融合，涉及超级智能和超级连接性。物联网（IoT）、云计算和大数据技术与不断发展的移动医疗（mHealth）以及虚拟护理之间的协同作用将构成智能医疗。[7]

智能手机、可穿戴设备、植入式设备和环境中的传感器共同构成物联网。[8] 物联网组件将使不同设备能够以自动化的方式收集数据，并进行平稳的数据交换和通信，交换血压、心率、体温、血氧饱和度等信息，促进预防性护理和提供及时治疗。当我们治疗那些可能很快出现恶化的患者时，这一点尤为重要，无论是哮喘、甲状腺疾病、帕金森病、心力衰竭还是糖尿病。未来的传感器将以人口的整体健康为导向，具有针对特定疾病的功能，并且着重以患者为中心。

生物传感器、可食用传感器和触摸传感器

生物传感器在大多数情况下都是非侵入性的，无须患者操作，就能根据患者的疾病状态和所需的监测程度向患者或监测系统提供信息。除了传统的指尖血液样本之外，泪液、唾液、汗液、尿液和呼气也能发挥作用。[9] 目前已经有很多基于智能手机的方法来利用色度测量数据的，这些数据可以转换为数字图像。比如分析尿液的一次性纸塑微流控装置，用于测量 pH 值、葡萄糖或红细胞等指标。这些装置可以让患者在家中进行测量，无须看医生，从而加快测量速度。

如前所述，汗液传感器可以实时监测患者的电解质状态，包括钠、钾、微量矿物质，甚至其他代谢产物，如乳酸和葡萄糖。这些数据可以直接提供有关疾病状态的证据，评估药物相互作用的风险，并协助健康管理。嵌入式物联网汗液监测系统可以将信息直接发送到智能手机，这可以与患者的电子医疗记录或云端进行集成。微型化、柔性电子技术和生物传感器技术的发展使这一切成为可能。

不坚持用药是患者管理中一个严重的问题。造成这一问题的原因有很多，但真正的问题是，患者不按照医嘱正确服药或不遵循治疗方案会直接导致治疗效果不佳。当这种行为出现在慢性疾病的管理中时，会造成巨大的损失。服药依从性差会加剧医疗支出，仅在美国就造成了 1 000 亿到 3 000 亿美元不必要的医疗费用。[10] 这是一个严重的医疗问题，影响着患者、卫生规划者、政策制定者、支付者和医生。这并不是一个新问题，多年来已经有许多针对这个问题的缓解策略，如自我报告、药物计数或处方补充历史记录。不幸的是，所有这些方法通常既不准确也不完整，似乎不适合精确衡

量服药依从性。导致不坚持用药的因素有很多，其中最常见的原因是健忘。

最近，可吞服监测系统（例如 ID-Cap 系统）可以监测从胃肠道摄入的药物。[11] 这种系统将一个微型传感器嵌入口服药片中，并通过胃液激活。传感器将数字信息传输给外部的可佩戴读取器（贴片），确认药物的摄入情况。这些数据，包括药物摄入的时间信息，会被传输到一个安全的中央远程监测系统。贴片还可以监测活动、心率和步数。应用程序会与患者互动，提供非药物治疗、身体活动的反馈，并提醒他们按时服药。

当我们思考传感器的改进及其融入日常护理的未来前景时，我们经常忽视触觉这一感觉。触觉是非常复杂的。通过测量指尖皮肤的位移，我们可以感知触觉体验的方向。如果我们希望获得等同于自然和正常手脚的体验，机器人假肢和肢体替代品将需要高度的灵活性。尽管开发可变形且能感知相同触觉方向性的人工触觉传感器是可能的，但还需要人工智能的辅助。[12] 这就需要卷积神经网络来帮助开发一系列角度和速度的变形和抓取体验。此外，我们还有可以连接到神经系统的人造弹性皮肤，可以使截肢者重新感受到触觉。同样令人着迷的是仿生手的开发，它具有视觉传感器，能看到物体并引导仿生手抓取物体。

特定疾病传感器

瑞士一家医疗器械公司 Sensimed 最近获得了智能隐形眼镜 Triggerfish 的许可，该隐形眼镜内嵌微传感器，可以跟踪青光眼的病情进展。[13] 这种一次性隐形眼镜可以持续记录眼部自然发生的尺寸变化，并通过蓝牙传输给记录器，再由记录器传输到医生的计算机上。虽然智能隐形眼镜在监测葡萄糖水平时可能会遇到一些障碍或不准确的情况，但利用无线电力传输电路和发光二极管像素可以实现对泪液中葡萄糖水平的持续监测。[14] 然而，问题在于这些测量值与血糖水平的相关性。[15] 这是否可以成为糖尿病控制的新参数，通过测量非血液中的指标来重新定义新的正常值？使用非血液的替代物可能意味着重新定义人群和患者的新正常值，以便能够快速发现早期血糖的偏离情况。

哮喘是一种常见的临床疾病，在儿童和成人医院的急诊就诊量中占比很大。目前有一些创新设备，如智能哮喘管理设备 ADAMM，它是一种柔软、灵活、防水的可穿戴物联网设备，通过 Wi-Fi 和蓝牙与智能手机应用程序以及网络门户进行连接和通信。[16] 这种低过敏性、对皮肤安全的粘贴剂，可以捕捉到预示哮喘急性发作的早期症状，从而实现早期监测和干预。哮喘急性发作的替代指标包括呼吸频率和模式、咳嗽频率、体温和心率。这些数据可以与患者以前的模式进行比较，或者达到一个触发点，作为干预的客观参数。对于那些很难及时沟通不适症状的年轻以及年长患者来说，这尤其有用。物联网设备还包括通过适配器进行血糖监测的设备，例如 iBGStar，它将数据传输到云服务器，医生可以通过网络访问这些数据。[17]

癫痫是一种不可预测且令人恐慌的疾病。除了全面强直-阵挛性发作外，癫痫还可能导致猝死。现在，可穿戴设备和床垫中的传感器可以监测癫痫发作。这些设备可以触发警报，促使护理人员立即进行干预，从而降低突发性死亡的风险。癫痫患者体内的其他传感器可以提供补充信息，如发作后的血氧饱和度、心电图、自主神经功能障碍、心率和皮肤表面活动等，这些信息都可以作为发作后临床状态的标记。[18]

生命、生活和传感器

虚拟辅助策略在日常疾病管理方面的潜力是无限的，特别是对于那些需要监测可测量参数的疾病。我们知道，房颤可以通过心率不规律的变化来测量和监测，而糖尿病可以通过血糖进行追踪，血压则提供了评估高血压治疗效果的客观指标。现在想象一下，体重、血氧饱和度、呼吸频率、声音音调等健康参数，都可以与亚马逊旗下智能助手 Alexa 或任何个人虚拟助手设备连接，这些设备受到使用自然语言处理的简单人工智能的驱动，不仅可以记录和汇总数据，还可以提醒、引导或不断提供相关的教育内容，来帮助用户学习和理解与他们的健康状况相关的信息。

一切正在发生。Alexa 有能力传输数据。事实上，智能血糖管理平台 Livongo 允许会员使用该设备查询近期血糖走势，并接收个体化的指导和提醒。这种虚拟辅助将有助于提供目前医疗服务中所缺乏的个体化护理。通过浏览电子健康记录，事先了解总体健康状况，再由虚拟医生出诊，将使预防性保健提升到一个新的水平。像 Kinetxx 这样的公司可以为患者提供虚拟物理治疗，患者甚至不用去健身房，一切都可以在家中舒适地进行。我们面临的真正问题是，商业模式将如何运作。这些费用由个人支付还是由医疗保险公司提供支持？这个问题在第四部分的"未来的医疗模式"中会有更详细的讨论。

当我们通过传感设备获取环境或身体的数据时，我们需要对这些数据做出回应，如果我们不采取相应的行动来应对或改善情况，那么传感器有何用？如果我们只依靠感知数据采取行动，而没有充分利用人工智能技术的支持和模拟人类感知，那么这些行动可能无法达到最优的效果或效率。就拿眨眼这么简单的动作来说，它是一个涉及大脑的复杂反射。有许多情况可以影响眼睑并引起眼睑肌肉抽搐，这被称为眼睑痉挛，定义为眼轮匝肌痉挛导致的眼睑不自主闭合。[19] 正在开发的新型软性纳米薄膜传感器内嵌有柔性混合生物电子元件，它们具有适应性，能够轻柔地贴合眼部周围的皮肤，同时能够无线传输量化的电生理信号，这些信号可以用来测量临床症状、眨眼频率，以及导致眼睛闭合的眼肌痉挛。现在，尽管听起来很简单，但它需要深度学习，以及卷积网络结合生物电信号，实现对关键病理特征的实时分类，构建出一个缓解症状的执行器反应。传感器可能在改变范式方面表现突出，但如果没有基于人工智能的策略来完善护理循环，它们的影响就会不完整。更多相关内容将在第三部分的第 13 章和第 14 章进行讨论。

反馈和护理连续性

反馈是患者掌握自己健康状况最好的方式之一。就像血糖传感器可以告诉你哪些食物会导致血糖飙升一样，反馈的概念同样适用于其他多种疾病状况（例如心力衰竭、哮喘、过敏或红斑狼疮）。关于房颤，某些活动或食物（如葡萄酒、咖啡、巧克力和奶酪）都可能会触发。这并不是一种非此即彼的相关性。有些患者每天喝 6 杯咖啡也不会诱发房颤，但一杯红酒可能会使他们不受控制发作或出现心跳跳漏。这是个体易感性的问题，我们对此并没有确切的解释。但具有即时反馈策略的可穿戴设备可以帮助我们改变生活方式，并做出一些选择，以减轻或预防疾病的突然发作。

格雷戈里·马库斯是加利福尼亚大学旧金山分校医学院的教授，在可穿戴设备和触发测试领域开启了先驱性的研究。在与格雷戈里对话时，我了解到这些研究非常复杂，需要患者的积极参与和兴趣，以帮助找到并确定触发因素。[20] 这些研究被称为单病例随机对照试验，大多数人认为这是最纯粹的临床研究形式，在该形式中评估干预措施对同一受试者的影响。[21] 在这种试验中，患者充当自己的对照组，测试每个触发因素（例如酒精或咖啡因）诱发房颤的影响。以前被认为具有挑战的研究，现在可以通过可穿戴策略、智能手表和应用程序更容易地进行，并提供即时反馈。马库斯教授表明，在所有触发因素中，酒精是唯一一种一致引发房颤的刺激因素。真是令人难以相信！

患者需要与临床团队取得直接且即时的联系，以获得快速的安慰，但这种需求往往被低估。可穿戴设备就满足了这一需求。通过可穿戴设备来监测心律，使病人不必放下工作，跋涉数公里到诊所做心电图，而且患者在到达医院时，心电图可能已经恢复正常。这种情况下的就诊是徒劳的，双方都耗费了时间，增加了医疗系统的负担。我们常常忽视患者为了就医离开工作岗位以及因交通和停车而付出的成本，这些都可能耗费一天的时间，有时却毫无收获。

挑战与解决方案

另一方面，使用可穿戴设备可能会减少医疗系统在共同支付、心电图检查以及额外的实验室检查中所产生的收入。这听起来很不合理，但仍有一些医院和诊所利用各种可能增加收入，尽管从更广泛的视角来看，这显然是没有必要的。我们一直在谈论价值导向的护理，现在是时候付诸行动了，因为没有什么比迅捷、消除冗余和提升患者体验更有价值的了。医疗保健系统出现了问题，如何保持其可行性和使命，将在本书的第四部分展开讨论。如果能够远程向患者保证一切安好，他们无须前来就诊，那么节省的这段时间就是值得的。

然而，问题不仅限于此。现在有大量的可穿戴设备，每个患者也穿戴不同的设备，用不同的方式测量不同的指标，其中一些设备试图以不同的方式测量相同的指标。比如，有些手表只能监测心率的不规律性。心律如果不整齐，表现症状就是房颤。但这些设备没有心电图来证实不规律性，这在很多方面都带来了挑战。首先，我们知道心律失常经常可以导致不规则的脉搏，但并非都引起房颤，也可能是来自心脏上腔或下腔的额外心跳。患者病情的紧急程度和治疗方案差异很大。因此，为了能够与临床流程立即整合，需要有一个经过验证的工具，该工具对测量结果有一定的客观性。此外，如果准备根据这些设备做出临床决策，它们还需要经过美国食品药品管理局的批准。

有些医疗机构已经解决了这个问题，它们有一份经律师批准的文件，具体列出了患者应该遵守的规定。患者每周发送 AliveCor 心电图记录，并在一周的时间内收到相关的结果。参与的医生会事先告知患者，他们如果出现症状，需要致电诊所办公室，将这一过程整合到工作流程中非常重要。在这类医疗机构中，患者获得AliveCor设备，签署同意书并注册服务，以便医生可以访问患者的数据。这样，就不需要手动传输数据给医疗机构或医生，医生只需要每周访问存有患者数据的网站，确保一切正常。

不久之后，智能手表将会推出与电子病历进行连接的应用程序。目前，人们正在努力利用"苹果健康"（苹果手机的一款应用程序）导出心电图，并与电子病历进行整合，而亚马逊的健康手环已经在有限的范围内实现了与电子病历的整合。使用人工智能算法对心电图信号进行自动分析，这种技术目前正在验证、优化和部署中，从心电图中提取的复杂信息，将提供除心律和心率之外更多的信息。深度学习工具将评估患者未来发生心源性猝死、心肌梗死、脑卒中等的风险等级。

找到传输数据、工作负担和获得报酬之间最佳的平衡点，评估它们在价值导向医疗中的作用，仍然是一项正在进行的工作。尽管如此，这些技术仍然是在开始使用新药或射频消融术后，对患者进行监测的好方法。BOAT OAR（通过对心律进行观察，改善抗凝治疗结果）等研究特别考察了使用智能手机的患者在使用房颤监测系统时，是否更有可能使用抗凝药物，以便改善治疗效果。[22] 认知和理解有时候仅限于我们能够直接感知到的事物。但当面对与之相悖的数据（例如异常的心电图、血压或血氧饱和度）时，我们可能会改变之前对某种情况或疾病的认知或对待方式。这些数据将会对治疗疾病、调整药物方案产生深远影响。我们还不清楚医学治疗在多大程度上应该是间歇性的而不是持续性的，所以目前对于医疗方式的最佳选择还没有明确答案，需要进一步研究和决策。

此外，我们还面临着"新玩具现象"*，这让大多数临床医生感到担忧。数据过载让我们感到恐惧。我们希望找到一种方法，将其无缝整合到临床工作流程中，既不会给医护人员带来过大负担，又能提供实时护理，增强患者体验。就像家庭血压计和血糖监测器一样，推广自我管理时曾经引起很多担忧，但我认为这些焦虑被夸大了。患者学得很快，并且一直在使用这些系统。看到患者带着血压和血糖记录就诊，是令医生眼前一亮的，你可以看到连续的昼夜变化，而不仅仅是超出正常范围、单一诊所测量的结果。这种连续记录将扩展到所有的可穿戴设备，收集更多的数据是有益的，我们不能惧怕更多的数据成为新的常态。事实上，拥有数据要比没有数据或者患者管理不当、被自己的数据误导要好很多。医生需要规范地告诉患者如何以及何时使用他们的设备。根据我的经验，患者很少滥用与医生联系的特权，至少我知道联邦特工道格从未如此。

整合传感器：我们能将它们统一起来吗？

实时远程监测将是这些传感器策略的重要组成部分。目前，在传统软件和常用数据管理工具上管理大规模的电子医疗记录数据集已经是一项挑战。一旦我们将其扩展成连续的数据流，复杂性将大大增加。在医疗领域中，这些数据令人不堪重负，不仅因为其数量庞大，还因为数据的多样性和快速涌现的速度，这就需要系统能

---

* "新玩具现象"指的是人们对于新型科技产品、工具或技术的过度兴奋和追捧，常常在它们刚推出时表现出广泛的兴趣和关注。随着时间的推移，人们开始更加理性地评估和使用。"新玩具现象"可能会引发一些担忧，例如技术的可靠性、安全性、隐私问题以及对现有工作流程的影响等。——译者注

够快速、高效地处理这些数据。来自传感器策略的大型数据集进一步增加了数据过载问题的复杂性。对生理参数进行连续和日常的监测，对于管理慢性疾病、减少再入院以及防止病情迅速恶化至关重要。然而，将这些理念转化为实际行动或临床操作并不容易。

如何将持续不断产生的数据整合到工作流程中呢？这是一个复杂的问题。我们必须客观地评估这些信息在患者护理中的附加值，以证明传感器和所有这些数据的收集是有意义的。随着移动健康工具成为工作流程和付款模式的一部分，临床或商业价值将得以实现。[23]

将移动健康数据和第三方应用程序整合到电子病历系统可能是一项令人头痛的工作，这取决于具体的使用方法。联邦政府似乎正在关注这一整合过程中的繁文缛节和琐碎程序。他们最近呼吁通过一种名为"快速医疗保健互操作性资源"*的新型数据交换标准来加强互操作性。[24]"快速医疗保健互操作性资源"简化了第三方应用与电子医疗记录系统集成的障碍。这使得数字工具可以直接与电子医疗记录系统的工作流程合并，但不与数据库直接连接。这意味着移动健康数据可以通过电子医疗记录系统中的嵌入窗口访问，而无须打开单独的应用程序来查找这些信息，也无须额外点击。

正如前面所讨论的，疫情和虚拟医疗的出现已经凸显了医疗保健中普遍存在的不公平性和数字鸿沟。移动医疗保健的推广可能会进一步加剧这一问题。在低收入、残障、老年和乡村人口中，互联网和智能手机的普及率较低。随着创新技术的发展，医疗机构开始创建和传播自己的应用程序，我们必须努力确保资源的公平分配，

---

* "快速医疗保健互操作性资源"基于现代网络技术和标准，使其易于实施和集成到现有的医疗信息技术系统中。医疗保健机构能够更好地共享和访问患者的健康信息，提高协同工作能力，并促进创新和研究。——译者注

而不是无意中加剧医疗保健的差距。[25]

　　未来的前景确实美好。在变得极其简单之前，它将变得更加复杂，在此期间我们将不断反思我们的选择。[26] 生活、设备和数据将会融合。然而，我们仍然有责任确保这些技术进步永远不会削弱医学的人文关怀。

第二部分

虚拟医疗

第 6 章
远程医疗：是昙花一现还是广泛流行？

维利·盖斯特

我相信，一旦电子邮件的潮流过去，人们很可能会重新开始写信。

上午 8 点 55 分，"叮"的一声，我的笔记本电脑发出了一声清脆的提示：乔安刚刚进入了我的虚拟候诊室。我只需要点击绿色小图标，她就可以进入我的"家"，我也可以访问她的"家"。像乔安一样，我不喜欢使用虚拟背景，无论是在家中还是在医院办公室进行远程门诊，我都保持真实的背景，让人们感觉亲切。乔安此刻就在自己的客厅里，笑容满面。她是一个了不起的 87 岁老人，老当益壮，一生中大部分时间在世界各地旅行。新冠大流行瞬间改变了一切，她现在被困在公寓里。她长期患有慢性阻塞性肺疾病，并且具备因感染新冠病毒而病重的所有危险因素。因此，她被限制在住所内，已经三个月没有出门了。所以只要能见到人，无论以何种形式接触，她都感到开心。

我们见到彼此都非常高兴，互相寒暄之后，她说，"贾格"（一直以来她都直呼我的名字），"我知道你无法通过远程门诊帮我检查身体，但是我已经准备好了所有的读数。大约 30 分钟前，我的心率是 73，血压上限是 130，下限是 70。我没有发烧，血氧饱和度是 93"。她迅速补充说，由于疫情和她的肺部情况，她购买了一个血氧饱和度监测仪。真是令人惊讶！我开玩笑地问她，是否听过自己的心脏和肺部情况。

在接下来的 15 分钟里，我们一直在谈论她的病情——房颤和心脏病。因外出受限，她完全停止了每天的散步，这让我感到不安。由于她大部分时间都是久坐不动的，因此很难知道她是否会因劳累而出现症状。药物上没有给她做出任何变化，我开始安抚她并逐渐结束对话。接下来我还要接诊另一个病人。然而，乔安却不肯结束，她想聊天。她从中间的桌子上拿出一个相框，向我介绍她的孙子——7 岁的马丁和 13 岁的埃拉。不能拥抱他们和他们共度时光，她显然很难过。我和她聊了几分钟，因为我知道这不仅仅是一次在线咨询。这是她寻求一丝正常生活的方式。尽管我们相隔甚远，但我们已足够亲近。通过她生动的言谈和观察她的呼吸，我能感受到她的健康状况很好。她的生命体征似乎也表明了这一点。

在疫情前，乔安经常旅行，结识了来自不同国家的许多朋友。疫情迫使她学会用电脑与众多熟人保持联系。她还学会了记录和测量自己的生命体征，以便在远程门诊中向医生提供客观的信息。她知道去医院就诊对她来说并不安全。

疫情的暴发促使一些事情不可避免地发生了。病毒的侵袭迫使每个人待在家里，戴上了口罩，保持社交距离，并催生了虚拟医疗，有些人也称之为远程医疗。这个酝酿了 10 多年的计划一夜之间成为现实。我们不得不通过视频平台 Zoom、Facetime、Skype 等加入远程医疗的行列。最初，远程医疗在推特和其他社交媒体上的讨论是非常积极的。远程医疗成为数字基础设施的支柱，使患者和医生能够互相联系。远程医疗和用于监测生命体征的简单设备开创了一种全新的患者体验。这是远程监督护理的开始，也是患者与医生的关系发生变化的开端，更是病人对获得护理的期望发生变化的开端。

上升趋势

远程医疗在很短的时间内迅速增长和普及。在2019年之前，数字策略就已经涌现，接着疫情来袭，就像为其注入了高辛烷值的喷气燃料一样，远程医疗开始以惊人的速度扩展。微软、Zoom、Teladoc、Amwell等平台开始狂欢。随着用户的增加，它们的股价也开始飙升。在疫情暴发不到一年的时间里，仅在美国就有超过4亿次远程会诊，到2026年，远程医疗的商业前景将接近2 000亿美元。[1]

回顾疫情前，只有不到10%的患者在调查中对虚拟医疗表现出兴趣。大多数患者和医生更愿意面对面接触，而保险公司也不愿支付费用，因为它们认为远程医疗可能会导致过度使用医疗服务。随着新冠大流行在全球范围内的影响越来越大，它为这种医疗模式带来了新的机会。[2] 其目的有两个：一方面，能够在医院治疗日益增多的患者，另一方面，通过居家隔离来保护其他人的健康。除此之外，疫情也减少了个人防护设备的需求，这些设备在短缺情况下对于前线的医护人员来说至关重要。虚拟医疗为患者与医生的联系提供了便利，也保证了社交距离。[3]

到2020年底，全球超过10亿名患者可以享受到远程医疗服务。同年，在波士顿举行的世界医疗创新论坛上，在对50位医疗机构首席执行官进行的一项调查中，超过85%的人认为患者在疫情后将继续减少外出，而 100% 的人认为为了适应这种变化，远程医疗的使用将大幅增加。与此同时，在另一项针对患者的调查中，近 60% 的受访者表示他们更有可能继续使用远程医疗服务，超过 1/3 的受访者甚至会更换医疗服务提供者，转而选择远程门诊服务。[4] 这不仅仅是一种趋势，更明显的是，1/4 的受访者表示，即使需要自费且没有保险覆盖，他们也更愿意选择虚拟医疗。有趣的是，尽管全球的领导层多年前就已经知道远程医疗是大势所趋[5]，但只有一场全球性的灾难，一个真正的黑天鹅事件，才能在一夜之间加速远程医疗的接受和采用。[6]

无论你喜欢与否，它已经成为常态

就像医学领域的其他事物一样，远程医疗也遵循着 1/3 法则：1/3 的患者讨厌它，1/3 的患者喜欢它，1/3 的患者对它漠不关心。大约有 1/3 的医生，无论处在哪个年龄阶段，对远程医疗的潜在优势本能地抱有抵触情绪，他们宁愿保留最初学到的医疗方式。这在很大程度上缘于多年的亲诊，以及与病人进行社交互动的价值感和舒适感，有时也有一些世代相传的原因。

如预期的那样，在患者中，千禧一代和 X 世代、Z 世代是这种新方式最大的支持群体，但婴儿潮一代也不甘落后。大多数祖父母和耄耋老人，例如乔安，已经学会了使用 Zoom、Facetime、Skype 等工具。事实上，患者现在不愿意在医院拥挤的候诊区等待。人们普遍害怕吸入陌生人呼出的气体。谁知道坐在你旁边的人，每次呼出的气体是什么呢？很有可能这种犹豫态度会转变为一种习惯，并成为许多患有多种疾病的弱势病人的常态。当前的医疗基础设施如何发展？这并没有简单的答案，但我们将在本书最后一部分"让我们的医疗系统可持续发展"中对此进行深入探讨。

数字健康领域的融资情况看起来相当不错。[7] 风险资本已经流入这个领域。到 2020 年第一季度，已经有超过 3 000 亿美元的资金流入，疫情进一步推动了这一趋势。显然，远程医疗正在成为大型医疗保健公司和数字医疗公司的竞技场，与此同时，一大批初创公司也在竞相填补大型刚性医院系统和学术医疗中心的需求。飞利浦医疗、通用电气医疗、赛纳生物科技公司、国际商业机器公司、麦克森公司、AMD 全球远程医疗公司、Amwell 远程医疗服务公司、霍尼韦尔制药和生命科学解决方案公司等几家大型医疗保健平台已经取得了进展。它们正在建立各种机制，以提供一流的患者体验。同时，它们正在创建个体化的数字平台，可以贯穿患者的整个门诊和临床试验的生命周期。这是一个复杂的过程，并非那么简单。

尽管数字化战略已经渗透日常生活的各个方面，比如在亚马逊网站订购物品、下单网约车、预订酒店、预订餐饮、办理银行业务等，但医疗保健行业仍然相对封闭。可能是因为医疗保健涉及许多面对面互动和多种复杂的接触点（包括影像、实验室测试、手术等），所以数字化进程相对缓慢。远程医疗通过虚拟交互框架为数字化健康的不断扩展提供了人文关怀的吸引力。[8] 除了提高医疗保健的可及性、效率、患者体验和治疗效果外，节约成本似乎也是一个重要的因素。高盛估计，将医疗保健的多个方面数字化可节省数千亿美元的成本，其中 2/3 以上将来自慢性病管理。[9] 更重要的问题是，这些数字健康公司如何适应未来 2 ～ 10 年的世界，以及从长远来看它们将实现什么。

医疗服务必须满足患者在任意时间、任意地点进行治疗的条件。为此，在疫情中迅速采用远程医疗表明，面对挑战和变化积极主动地采用新的方法和技术可能会带来更多的好处。有时，尽管医疗保健领域的宏观经济可能表明很难筹集资金来实施数字化战略，但这可能正是转变的正确时机。哈佛商学院教授鲍里斯·格罗斯伯格曾明确指出，在这种时候，重要的是要保护自己的核心优势，并转向新的发展机遇。[10] 现在，我们应该做好准备，转向提供远程医疗服务，远程医疗和数字化护理似乎是满足这种需求最合适的方式。需要明确的是，这并不会取代面对面的诊疗，而是作为一种有用的辅助或补充性护理。如果我们真的希望在提高即时医疗服务能力的同时，提升医疗服务的可及性和公平性，那么远程医疗仍将是我们的"武器"，它已经成为不可或缺的一部分。

被忽视的信息

可以说，在过去的几个月里，看过病的人都有可能体验过远程门诊。人们因为不必开车、停车、等待和应对医院的复杂情况而感到高兴，从而节省了很多时间。但同时，重要的是要认识到远程门诊并不是一种适用于所有人的策略。它只是一个入口，从这个入口可以进入一个多维的、不断发展的大楼，根据每个人的需求，量身定制独特的医疗体验。

作为一名心脏病专家，我一直是远程医疗的坚定支持者。然而，我必须承认，医疗护理是复杂的，有许多疾病需要进行面对面的临床检查和实验室检查，否则，我们会忽视一些东西。远程门诊比起面对面诊疗会有很多遗漏，偶尔还会有一些不幸的事发生。比如最近，我的一位病人在视频会诊中看起来十分稳定，但第二天却因严重的心力衰竭不得不入院。腿部肿胀和颈静脉扩张（心力衰竭的征象）在视频中并不容易观察到。这种情况并不少见。通常虚拟医疗只能作为辅助手段，而不能取代现场医疗。对大多数人来说，临床检查始终具有相当大的价值。此外，大多数临床医生可能需要额外进行一些培训，以提出更为深入的问题并采用修改过的临床检查方法，以免遗漏任何重要信息。

同样，一位同事的患者最近出现了严重的下肢缺血和右脚早期坏疽。尽管进行了频繁的虚拟就诊，但由于缺乏面对面的临床检查，没能在萌芽期和缓慢进展期及时发现腿部和足部供血减少的情况——网络摄像头很难清楚地观察到腿部状况。值得注意的是，患者也在淡化自己的症状，由于担心感染新冠病毒，他不想去医院。情况越来越糟，最终他的右脚不得不截肢。

肾脏或肝脏疾病患者确实需要实验室检查和临床检查，以确定临床病情的稳定性或进展情况。仅仅进行虚拟问诊是不够的。然而，将远程医疗预约与就近进行的即时检测*或实验室检查相结合，可以使临床评估更加全面。前几天，我的一位患者在虚拟问诊中不断咳嗽，我不得不紧急安排面对面诊疗，因为我真的需要将听诊器放在患者的胸部听呼吸音，评估充血程度以排除肺炎的可能。这通常需要进行一些定量的实验室检查或胸部 X 线检查来支持临床判断。

---

* 即时检测是指在患者就诊地点或近距离进行的实时检测，以获得快速的诊断结果。这种检测通常在临床、诊所、急诊室或患者家中进行，不需要将样本送到实验室进行分析。——译者注

我们常常忽视面对面诊疗中非语言暗示的重要性。在虚拟诊疗中，我们如果只盯着患者的面部，可能会忽视他们紧张不安的手部动作或试图压抑的神经性抽搐。因为摄像头的位置、笔记本电脑或手机的角度不同，有时甚至连眼神交流也会变得困难。最重要的是，隔着摄像头与患者共情或安慰患者并不容易。有时候，仅仅一次握手可能比我们对患者说的任何话都更有意义。然而，在医院环境之外建立的联系也有独特的价值。

许多人对医生上门问诊的时代怀念不已。现在，我们可以重新体验，而且以"21世纪"的方式进行。除了提升了医疗服务的可及性、效率和改善患者的体验，远程门诊还让我们能够一窥彼此的生活。对我个人来说，这加强了我与患者之间的联系，而我以前一直都是在诊室为病人看病的。我可以见到患者的祖母，看到他们的孩子，甚至见到他们的宠物。这让我有机会高效地指导患者在家庭环境中照顾自己，而在门诊时给出的指导往往是泛泛的。

远程门诊并不适用于每一个人，当然也不适用于所有的临床状况。患者和医生之间的共同决策有助于明确哪些诊疗应该是远程进行的，哪些应该是面对面进行的。我们看到，远程医疗的使用在每次疫情高峰时都有所增加。由于患者倾向于避免走出家门，因此每一次病毒变异高峰都伴随着远程就诊的增加。[11] 尽管远程医疗的需求不断出现，但人们仍然担心，在疫情高峰期放宽的监管会被逆转，医疗费用报销的比例也会缩减，这将导致远程医疗回归疫情前的水平。[12] 目前美国已有法令规定，不允许提供跨州远程医疗咨询。在法律上患者需要在本州之内就诊，即使他们过去曾接受过同一个临床医生的面对面问诊。[13] 尽管这听起来有些疯狂，但一些焦急的患者会开车越过州界，然后在车上使用智能手机进行虚拟就诊。要想打破各州障碍,在全美范围内颁发临床医学执业许可证尚需时日,但各州之间互惠的想法已经提出,并有可能实现。

　　长期趋势将由患者来决定,他们的期望将推动必要的变革。此外,随着新的传感器技术的开发,可以将身体器官数字化,并远程提供更多量化和可操作的数据,从而取代传统的临床检查,远程医疗将得到更大的发展。[14]

替代传统的临床检查

　　自从疾病检查存在以来,面诊和临床检查一直是患者与医生交流的基石。外界对医生的认可与其能够识别临床征象并进行正确诊断密切相关。在过去,大多数疾病基本上是通过触摸患者来诊断的。这可能包括号脉,精微之处远远超出了简单的心率测量。脉搏的规律性、强弱或起伏的变化都有助于诊断一系列心脏疾病或非心脏疾病。身体检查包括对头发、眼睛、头部和颈部进行观察,同时触摸是否有肿块或肿胀,还包括仔细检查颈部,查看颈动脉的脉动模式和颈静脉的节律性起伏。然后,逐一对胸部、腹部和四肢进行系统性检查。在临床检查中,除了获得各个器官的触诊和感官检查外,还需要将耳朵贴在胸部或背部以听取肺部或心脏的声音。听诊器出现以后,成为医生必备的工具,也是医生专业身份的一个标志。对人体进行有序的检查、触诊、叩诊和听诊,可以获取人体内部疾病状态的线索。这种检查通常在检查室进行,并通过有针对性的谈话来找出病因。对于医患双方来说,这都是一种感官体验,涉及触觉、听觉、视觉和嗅觉。患者当被问及病况时,总是表示他们喜欢有实际操作的检查，这更多是出于情感，而不是评估的准确性。触摸一直是这种交流的核心，表达了医护人员的关心、共情、温暖和人性。

近年来，听诊器逐渐成为摆设，很有可能在不久的将来成为一件古董。人们正努力将人体解构为一系列器官，然后通过传感器捕捉各个器官的功能，并形成连续的数据在时间和空间中传输。这将实现虚拟检查，结果可能更加客观且无偏见，但也可能因缺乏人际接触而受限。如果虚拟检查的结果能比得上甚至超过面对面诊疗，也许仍是可以接受的。远程门诊需要一个简单的门户，将其与信息、传感器、应用程序和人工智能等在内的一套数字工具集成起来。它需要一个多孔插头，或者一个像瑞士军刀一样多功能的诊断工具插件，以便进行医学检查。这些工具可能包括远程手持超声仪、数字听诊器，以及测量体温、心率、血压、血氧饱和度和其他相关临床指标的应用程序以及可穿戴设备。在未来的几年里，先进的计算技术、3D 全息影像和触觉学可能会发展迅速，在未来能够完全替代传统的面对面医疗体验，实现更全面、更高效的医疗服务。这与我们日常生活中普遍存在的非接触文化不谋而合。也许，有些病人会对医生直接接触或者戴着手套接触他们产生反感。

非接触文化

戴口罩和保持社交距离进一步推动了非接触文化。缓慢的群体免疫（伴随变异株）和对其他传染病的担忧已经影响了我们的行为，并开始进一步巩固许多因疫情而引发的实践模式。更大规模的自动化（例如在线银行和购物）在疫情之前就已经开始增长，而且还在继续增长。麦肯锡全球研究院估计，60% 的工作可能会有超过30% 的关键要素实现自动化，这会影响全球 5 亿多个工作岗位。[15]

同样的情况也在医院中发生。人与人减少了接触、拥抱、击掌和握手。即使在疫情之前，对检查和影像学的更多依赖，就已经使传统的体检在某种程度上变得多余。远程门诊不仅不需要传统的身体检查，而且这种理念也出乎意料地渗透到住院环境中。许多医院的晨间查房已经转为远程进行。住院医师、顾问和护士聚集在会议室里，远程巡视每个病人，面对面诊疗已不在病床边进行。这是一个趋势，改变似乎已经开始。

在某些住院情况下，传统的体检可能没有太大的价值。我还记得自己作为一名新冠病毒感染者的经历，主治医师通常与住院医师一同进入病房，但实际上他们并没有对我进行仔细的检查。不过，在当时的情况下，面对面的检查也很难获取太多的信息。对于临床状况的评估，主要集中在体温、心率、血压和血氧饱和度上，这些都可以轻松地从监测器、体温计和简单的手指传感器获取。让照顾我的临床医生近距离接触病毒感染者是没有必要的。有时查房不是在床边，甚至不是在门边，而是在紧闭着的门外以视频探视的形式进行。这能否完全替代短暂的面对面交流？我觉得不能。远程评估有时会让病人怀疑医生是否真正关心他们。

在那段时间里，我意识到每一次面对面的对话都很珍贵。我向自己承诺，今后也要积极地与患者面对面交流。话虽如此，非接触理念已经来临。随着它的普及，人们的期望也在发生变化，再过几年，下一代人将认为非接触是常态。我们中的一些人可能会怀念过去的美好时光，但随后，迅速高效、更加个体化但又不失亲和力的系统将替代逐渐消逝的记忆。未来也许会出现"语气胜于触摸"以及基于人工智能对语言和非语言线索的解读。让我们确保继续寻找保持人性化和个体化的方法，并且始终在我们的技能中保留触摸。

远程医疗给医疗实践和社交体验带来了感官层面的重大变革。我们知道，面对面的诊疗是更加个体化的感官体验，包括触觉、听觉、嗅觉和视觉。远程门诊无法提供这种体验，它主要使用数字听诊器、体温计、体重秤、心率、血压监测仪以及带有高清摄像头的血氧饱和度监测仪，这些设备可以连接到笔记本电脑、台式电脑或健康自助服务站。[16] 这些健康自助服务站正在写字楼、药店和超市推广使用。患者可以在忙碌的工作日进行健康检查，而不需要特地安排时间前往医疗机构。

虚拟接触能否与面对面诊疗对等，这还不得而知。随着技术的不断进步，通过数字设备获得的感官反馈能否与亲临现场的检查相媲美？数据的客观性能否优于定性检查？在某些情况下，虚拟医疗已经成为救命稻草，尤其是当一个复杂的临床情况需要多个护理人员参与决策过程以及多个专业人员提供意见的时候。

临床实践已经发展到将患者置于中心，并围绕患者构建护理路径，而不是让患者自行决定护理策略。医学实践正在迅速变化，人们认识到多学科护理的重要性。其中一个重要问题是，远程医疗将如何适应多学科护理。例如，癌症患者通常必须与肿瘤科专家、放疗科专家、外科医生和影像科专家会面，有时还必须与其他辅助专科医师会面。就协调时间和会面而言，这已经够复杂了。为了参加会议，专家们可能需要从其他任务中抽身。多学科治疗需要团队合作和沟通，以便制订个体化的治疗方案。这些会议可能很复杂，如果有家庭成员参加，诊室可能会拥挤不堪。这正是远程医疗发挥重要优势的地方，尤其是当针对患者病情的认知问题进行讨论和决策时。每个人都可以通过视频会议参与其中，共享屏幕、影像和实验室结果，并以公开透明的方式与患者和家属讨论，最终集体确定治疗方案。

我们已经开始为患有心力衰竭且植入设备的患者进行例行会诊。[17] 我们邀请心脏电生理学专家、心力衰竭专家、影像科医生、患者的心脏科医生以及家庭成员（如有需要），通过视频会诊的方式进行面对面的交流。这种方式更加灵活，可以远程进行，以适应每个人的工作安排和日程。对于患者来说，也避免了前往医院的路上因为交通和停车等问题带来的压力。我们分享心脏超声图像、植入设备传输的数据流，同时讨论病人的用药情况和临床状况，然后共同制订计划。这可能涉及调整药物、进一步指导患者调整生活方式，或者用更加个体化的方式对设备进行编程。如果其中有任何一项需要进行面对面诊疗，我们会安排好时间。这个系统运行良好，一项非正式调查显示患者的满意度非常高。

克利夫兰诊所的首席医学官兼神经外科医生拉斯穆森博士在社交媒体上称，他只通过远程方式看病，尤其是在复杂的神经外科诊疗中。他说："我所需要做的就是与患者交谈并查看患者的影像。"[18] 他认为强制要求面对面诊疗是古老而陈腐的。"虚拟优先"，这一初级医疗就诊的理念也在迅速得到认可。

传统主义者与虚拟主义者

作为一名行医超过几十年的医生，我可以说是一个传统主义者。这可能与事实相差不远，因为我一直喜欢亲自为患者看病。我喜欢握手，喜欢拥抱，喜欢一对一、面对面的交流，最重要的是，我珍视与大多数患者建立的长期个人关系。除了教科书上的知识，我还依赖对患者的直观评估和体检，来加强临床评估和建议。另一方面，我也喜欢虚拟的体验。它让我成为患者家中或办公室的客人，给我带来了不同的视角。问诊的氛围与在医院、诊所完全不同。作为一名医生，我的主要目标是让患者感觉良好，同时减轻他们的焦虑。如果虚拟诊疗（而不是出现在令人生畏的医院里）能让他们感到愉快并减少焦虑，那也未尝不可。但是在很多情况下，这确实会限制我对患者的综合评估，因为不能握住他们的手、感受他们的脉搏或听诊他们的心脏。在没有客观检查，也没有语言提示的情况下，错过一些重要的临床信息（如前面提到的坏疽早期症状）的风险常常让我对自己的判断产生怀疑。

尽管如此，我还是愿意随时随地与患者见面，无论是在诊所还是在虚拟办公室。传统主义者必须承认，门诊预约不是关于他们自己，而是关于患者。这就是要根据潜在的疾病状态，找到合适的就诊方式，让病人感到方便和舒适。任何"虚拟主义者"如果对传统的面对面诊疗没有良好的基础和理解，都不可能做得足够好。在当今时代，限制自己只采用传统的方法意味着不适应时代的变化。我们有可能将关爱、同情与便利融为一体，满足患者的期待和需求。未来的医疗模式是混合型的，传统医疗与虚拟医疗的比例将取决于不同医学领域的实践方式。例如，心脏病医生、肺病医生、基础医疗医生或骨科医生将在这种融合中占到不同的比例。这不再是传统主义者与虚拟主义者的对立，而是理解患者与患者的疾病，并以正确的方式在正确的地方为他们看病。经验将告诉我们，哪些疾病的患者最适合虚拟就诊，哪些疾病的患者最适合传统方式，以及就诊频次如何。人们担心开启远程医疗的大门可能导致过度和不必要的医疗，使医疗费用更加昂贵。因此，仍有许多问题需要回答：什么是合适的混合模式？这真的是正确的发展方向吗？我们能否负担得起？它可持续吗？这些问题以及远程医疗的可持续性将在下一章中详细讨论。

下一步是元宇宙吗？

远程医疗的发展将超越视频访问，进入元宇宙的世界——一种平行世界。元宇宙是通过互联网共享的三维虚拟空间，将数字世界和物理世界融合在一起。它可以让全球各地相隔较远的人参与其中，提供沉浸式互动体验。[19] 元宇宙提供了虚拟但足够真实的体验，给人一种身临其境的感觉。它只需要一个能够结合虚拟现实、增强现实和人工智能辅助的混合现实的头戴设备。医学元宇宙可以在虚拟诊所中提供真实的就医体验。再加上传感器获取的数据，即使身处不同地点，也可以像面对面一样获得诊疗体验。当然，这也带来了一些挑战，涉及隐私、互操作性、规则、跨地域执业许可以及在元宇宙中执业许可的问题。[20]

尽管存在这些障碍，但企业家们已经开始涉足这个领域。临床试验已经开始，特别是在心理健康领域。元宇宙可能是治疗情境型恐惧症（如对飞机、高空或封闭空间的恐惧）、创伤后应激障碍、焦虑症和幻觉症的理想方式。[21] 虚拟世界允许心理学家或精神科医生重现临床情境，并提供支持性的环境。此外，术后康复将从虚拟视频转移到元宇宙，在那里可以提供个人康复指导。在新冠肺炎疫情后，超过95%的医疗机构都有能力提供远程医疗访问，元宇宙似乎是自然而然的下一步。

第 7 章
我们正在破产吗?

多萝西·德雷珀
任何事物一旦过度,就可能导致混乱或其他问题。

这是我今天早上的第 4 次虚拟门诊,一切顺利进行着。在不离开办公桌的情况下,我完成了 3 次虚拟门诊,而且每次结束时,我甚至已经完成了临床报告。没有比这更好的了。我喜欢给病人看病,但就像大多数医生一样,我非常讨厌用临床报告来总结就诊过程。我经常收到管理员的提醒,说我的临床报告不完整,不能提交计费。这让我更加烦恼,因为我的工作已经相当辛苦了。

通常情况下,一个 30 分钟的门诊结束后,还需要 30 分钟来完成详细的临床报告,概括谈话的广度和深度,列出临床问题,并针对每个问题制订计划。这些内容做到全面是非常重要的。否则,当你下次为病人看病时,你可能完全不记得上次门诊给出的建议。如果你要诊断数百名病人、记忆力不好或者打字速度有限,你就会面临特殊挑战,而所有这些问题我似乎都经历过。

远程门诊让一切变得容易,因为你可以直接对着电脑的摄像头,或者可以一边打字一边与病人保持眼神接触。你不需要跑到候诊室去接待病人,然后再跑到诊室去看病。一旦你打开摄像头,病人从虚拟候诊室进来的那一刻,你就可以与病人进行一对一的交流。

但是，并非一切都能顺利进行。技术问题总是伺机来搅乱你的一天，让你无法按计划行事。今天，就像大多数门诊日一样，又出现了另一个技术问题，让人心烦意乱。

我正在等待贝丝进入我的虚拟诊所，她是一位 63 岁的房地产经纪人，也是我十多年的病人。她通过 Zoom 预约了视频会诊，而我已经等了将近 10 分钟，她还没有进来。通过电脑屏幕上的指示，我看到她已经登录了视频访问，但无法跨过最后的障碍进入我的虚拟诊室。我知道她对电脑很熟悉，显然她那边出现了一些故障。我又等了一会儿，时间已经过去了 15 分钟。我已经一年没有见到她了，需要与她多交流一会儿。时间正在流逝，如果迟到了 30 分钟，那将是一场灾难，因为这会推迟后面所有病人的预约时间。于是，我从电子病历中找到她的电话号码，拿起电话打了过去。我发现她的座机占线，于是试着拨打她的手机。接通后，我发现她正在与医院的技术支持部门通话。我听到她的声音中充满了挫败感，她一遍遍重复着"蓝色图标""双击""弹窗拦截"等词语。显然，她今天不太顺利。我要求她挂断这通"技术支持电话"，并决定通过电话进行诊断。我本可以用 FaceTime 与她视频通话，但我知道那不是一个安全的策略，可能违反美国《健康保险流通与责任法案》。我们在接下来的 20 分钟里聊了几句，并安排了一年后的面对面复诊。同一天下午又发生了同样的问题，另一位病人也遇到了相同的困扰。这真是糟糕的一天。

资金投入 = 变革

远程医疗并非万能药。技术问题和缺乏客观评估会持续困扰远程医疗的实施。除此之外，监管政策和报销政策存在的不确定性，仍会构成迫在眉睫的威胁。虽然强大的远程医疗计划可能是未来必要的工具，但它无法充分发挥潜力。由于这些不确定因素和疫情的消退，面对面诊疗的障碍也在逐渐降低，也许不久之后，我们就会回到过去的方式。当第一波新冠肺炎疫情看似得到控制时，医学界观察到远程医疗出现迅速倒退的迹象。[1] 美国在新冠肺炎疫情暴发后的 3 个月里，远程医疗的使用率急剧下降，到 2020 年底，已降至疫情暴发前的水平。随着德尔塔变异株的出现，紧接着奥密克戎变异株导致感染病例数量激增，患者不愿意再次前往医院就诊，远程医疗的使用率出现了意料之中的反弹。为什么患者会出现犹疑？为什么大家愿意抛弃远程医疗并回归旧的方式呢？

首先，推广远程医疗需要投入大量资源，医疗机构不仅要投资适当的技术，还要培训医护人员和患者来使用它。特别是当涉及视频就诊时，要有足够的人员对不熟悉技术的老人或个别患者进行教学和培训，这尤其具有挑战性。值得注意的是，视频诊疗需要新的工作流程、时间安排、文件传输协议等。拥有更多资源和专业知识的大型医疗机构能够通过安全的平台转向远程医疗，而较小的医疗机构则问题重重。远程协调实验室检查和影像学检查也具有挑战性，这些障碍可能导致一些医疗机构出现惯性，不愿意改变现有的工作方式，甚至退回以前的方式。此外，仅仅提供远程医疗服务还不够，还需要提升患者的体验，建立良好的沟通关系，提供支持并建立信任。一次糟糕的数字体验可能会令人反感，并可能成为某些患者拒绝远程医疗的导火索。

在疫情防控期间，医疗跨越了州界和国界。在治疗患者时，跨越州界并不成问题。与临床医生事先建立关系并非绝对必要。患者和医生可以在虚拟会诊中第一次见面。此外，使用监管较少的平台和豁免措施让远程医疗更具有灵活性，其中包括电话会诊，但这种情况并没有持续太久。2021年，围绕远程医疗的紧急授权被撤销。跨州执业出现了逆转，而且不同的州关于面对面诊疗和远程诊疗的补偿标准也存在差异。之前推动远程医疗的政策和规定发生了变化，导致医疗界对远程医疗的接受度和积极性下降。医疗机构无法确定远程医疗的报酬标准和支付方式，不同的州或不同的健康计划对远程医疗的报酬标准和支付规定的差异，进一步加剧了医疗机构的犹豫情绪。许多曾对远程医疗就诊的共付额持保留态度的大型私人保险公司又急不可耐地提出了一些先决条件。资金流向和金额决定了变革的程度和形式。

轻松获得的医疗资源 = 更好的医疗服务

更加轻松地获得医疗资源，会让患者获得更多的医疗服务并且为此付出更高的费用吗？以前不收费的医患电话，现在已转变为可报销的电话就诊。此外，还有一些问题需要讨论，多次无效的远程门诊，可能需要一次面对面的检查，就能提供更有意义的医疗护理。也许未来可以利用传感器技术对临床情况进行客观、公正的评估，从而纠正其中的一些问题。随着传感器技术的出现，我们所看到的关于临床指标严重性缺失的负面情况将逐渐减少。目前，由于缺乏客观评估，不同专业领域对远程医疗的接受程度各不相同。

皮肤科在远程医疗方面取得了很大进展。[2] 皮肤科的很大一部分诊疗内容是观察皮肤病变并进行诊断。无论是痤疮、银屑病是还湿疹，都可以通过视频就诊轻松评估。例如，判断痤疮患者对异维A酸等药物的反应是不需要面对面诊疗的。目前人工智能领域正在研究的多种算法可以帮助非专科医生通过图片诊断皮肤病。[3] 随着技术的发展，患者在咨询医生之前可能会有机会自行使用这些技术进行诊断。随着远程医疗和人工智能算法在皮肤科诊断中的应用，最终的结果将由算法的准确性、过度诊断和诊断不足的风险来决定。

这次疫情暴露了个人和社会的脆弱性。针对焦虑、家庭暴力和抑郁症等问题，远程医疗的使用显著增加。这些需求大多直接反映了新冠肺炎疫情对社会结构和人际互动的影响。在这个领域，远程医疗是一个福音，它不仅提供了便利的访问方式，还增强了隐私性，帮助一些患者进行开放的对话。相较于面对面的交谈，它没有那么拘束和令人生畏。除了患者，许多医务人员和一线工作者也在疫情防控期间使用了这些服务。

就连风湿病学这个非常依赖体格检查进行诊断的专科也改变了方向。[4] 在没有体格检查的情况下，人们往往很难区分关节疼痛是由骨骼或肌肉疼痛，还是由炎症引起的。尽管如此，在疫情防控期间，远程诊疗取得了显著进展。为了打消一些反对者的顾虑，美国风湿病学会发布了一份关于风湿病远程医疗的声明，指出虚拟诊疗在这一领域仍有合理的作用。它强调，"远程医疗作为一种工具，有可能增加风湿病患者的就医机会并改善对患者的护理，但不应该替代必要的面对面评估"。临床医生经常要求患者做一些动作来协助诊断，或在视频就诊时发送照片，以协助诊断并评估疾病的严重程度。骨关节疾病的治疗在很大程度上依赖辅助检查，如影像学检查、关节腔注射、生物制剂注射等。尽管这些检查对风湿病学的经济效益至关重要，但远程医疗辅助的家庭静脉注射疗法和远程监测安全正逐渐进入医疗服务领域。

数字化医疗转型的另一种形式是远程算法驱动的疾病管理平台。医疗系统麻总百瀚在波士顿设立了一个类似的项目，让药师在专家的支持下照顾大量的患者，其目标是以个体化的方式帮助患者将胆固醇和血压控制在目标范围之内。[5] 与 87 岁的乔安类似，大多数患者已经开始从他们的远程医疗就诊中寻求客观数据。他们开始熟练地在诊疗前准备自己的生命体征数据。随着一系列健康应用的普及，包括非处方血压监测仪、心率和心律监测设备、血氧饱和度传感器和体温计等，已经开始在基层医疗、心脏病或肺部疾病的虚拟诊疗中得到应用。基于应用程序的认知行为疗法，也开始在治疗抑郁症和躯体变形障碍方面得到更多的关注，并且已经取得提高生活质量的效果。[6] 在以前的医疗实践中，医生拥有绝对的权威和决策权，现在正在转变为以患者为中心，并促进患者自主决定和合作的模式。

无处不在的渗透和关怀

在疫情暴发之前，远程医疗服务的提供方式多种多样但不够集中。大部分远程医疗服务局限于单一的服务领域，例如远程神经病学、脑卒中服务、远程重症监护、远程咨询等，或者只有少数医院在特定情形下使用远程医疗技术进行远程诊断、治疗或咨询。远程神经病学就是其中之一，它为缺乏尖端介入护理策略的社区医院的脑卒中患者提供紧急治疗。[7]但现在，远程医疗在提供医疗服务和医疗保健方面已经扩展，应用也得到了推动，适用的范围随之增加。医学界有一个公认的概念，叫作"适应范围蠕变"。这意味着，一个针对特定疾病患者群体的公认治疗策略可能会扩展到之前未经测试或不适合该治疗策略的子群体。举例来说，有些治疗方法在非常严重的类风湿关节炎、晚期癌症或急性肺炎等情况下经过专门研究和测试，结果显示疗效显著。以此为理由，医生在病情较轻的患者中尝试同样的治疗方法，即使该治疗方式在这类患者群体中尚未经过评估。我们可能会在多个远程医疗应用中看到这种现象，因为医生们开始挑战哪些情况可以通过虚拟方式进行诊断。尤其是随着与疾病相关的传感器技术的应用越来越得心应手，临床状态的客观信息也会随之传输。

另一种蠕变形式是"边界蠕变"。远程医疗在全球的普及以及临床医生跨越州界和国界的可及性，将改变病人寻求医疗服务的方式。那些具有前瞻性思维的医疗机构，开始向全球医疗机构的目标迈进，几年后就会发现，它们将拥有多样化的医疗服务组合，从而使服务更具有可持续性。尽管在目前阶段，美国国内的监管障碍和各州之间的限制可能会成为阻碍因素，但随着技术的发展和全球医疗资源的互联互通，远程医疗将成为医疗保健行业发展的必然趋势。

当我们谈论远程医疗时，竞争不再局限于本地或社区范围内。它不是与当地的 CVS 或沃尔玛的连锁药店竞争，更多的是美国全境甚至全球范围内的竞争。如果你想看皮肤科医生，你可以触及这个国家另一个角落的医生，甚至可以向德国、英国或世界上任何地方的一流研究所皮肤科医生咨询。未来，咨询服务将是实时的，通过监管机构进行认证。5G 技术已经到来，它提高了交流的速度，而 6G 网络将进一步推动医疗领域的爆炸性增长。[8] 6G 技术可以以每秒 8 000Gb 的速率传输数据，延迟不到 100 微秒，比 5G 快了百倍。它将是一种改变游戏规则的技术。带宽和低延迟传输大文件的能力将加快决策速度，在某些情况下，还能让国际多学科团队随时在虚拟环境中聚集在一起做出决策。尽管存在潜在的监管壁垒、繁文缛节和限制，但患者的期望将在很大程度上推动这一变革。从逐渐发展到蓄势腾飞，转变正在路上。

过度医疗可能导致破产

在讨论远程医疗带来的经济影响时，需要区分疫情前和疫情后的情况。在新冠肺炎疫情早期的几周里，大多数医疗机构和诊所都不再接诊患者，因此他们的现金储备已迅速耗尽。除了与感染者相关的医疗服务，许多医疗机构无法像往常一样进行常规的医疗活动。如果没有远程医疗的出现，诊所的收入将会枯竭。在包括麻省总医院在内的大多数医疗机构中，专科和初级保健 80% 以上的就诊都已迅速转向远程医疗，有时几乎接近 100%。所有这些都是在几周内完成的。美国政府很快提供了对虚拟医疗和面对面诊疗同等的支付保障，从而挽救了患者和医疗机构。

总体医疗支出方面有两个长期的积极财政影响。其中之一就是，与面对面诊疗相比，远程门诊的费用较低。[9] 同时，由于医生无法进行实际的体格检查和实验室检查，这也减少一部分开支。最近，一项有趣的研究比较了远程门诊和面对面诊疗时医疗服务的利用程度，以了解远程门诊是否减少了特定的医疗服务。相比于诊所、紧急护理中心或初级保健医生的面对面检查，远程门诊减少了实验室检查和影像学检查。值得注意的是，远程门诊比初级保健医生门诊便宜了近 200 美元，比急诊室急诊便宜了 2 000 美元。

此外，还有一些成熟的远程医疗辅助专科项目（如脑卒中诊疗），为乡村和条件相对较差的地区提供了当地缺乏的专科护理。脑卒中是一种不常见、复杂、高风险的疾病，需要及时的治疗和专业的知识，而美国一半的急诊室都不具备这些条件。三甲医院的远程脑卒中治疗，能够提供必要的干预措施，尽快恢复患者的脑血液循环，显著提高治疗效果，并减少脑卒中造成的残疾。山间医疗保健集团表示，其远程项目降低了新生儿 [10] 从重症监护室转院到大型医院 30% 的概率 [11]。这意味着一年减少了大约 67 次转院，为医疗系统节省了 122 万美元。对于远程医疗的费用，不同的支付机构可能会有不同的报销政策和标准。这可能导致不同地区或保险计划对远程医疗的报销比例有所不同。目前许多支付方式尽管都按照现场就诊的标准报销远程门诊费用，但今后可能不会再这样做。一切都在变化中。

远程医疗的最佳报销比例目前尚未确定，多种因素会影响这一点。远程医疗服务的收费模式将如何演变？是变成每次交易都按服务计费，还是会采用总额预付的策略，由医生自主决定进行多少次诊疗才能达到效果，前提是在患者的固定支付限额内。（我将在第 17 章和第 18 章中详细讨论这个问题。）人们担心远程医疗的轻松性和便捷性会导致利用率增加，进而导致支出增加。人们也担心在没有客观评估和测试的情况下，远程护理可能导致医生做出错误决策和次优的治疗方案。这可能会影响治疗结果，并对医疗系统产生负面影响。现在有证据表明，远程医疗可以减少对紧急护理和急诊的需求。此外，由于上述费用的节省，很明显，在某些慢性病恶化的情况下，多次远程门诊可能比一次急诊更有益于患者。我们希望及时的远程门诊可以防止临床状况恶化，从而避免住院治疗。我们不能让这一切变得负担不起，患者和医生都需要理解自己的角色，并使医疗服务可持续发展。

慢性疾病护理 = 节约成本

马特·麦格雷戈是一名 63 岁的退休数学教师，患有糖尿病、高血压和慢性阻塞性肺疾病。他曾经发作过心脏病，患有终末期肾病，此外，他还在接受前列腺癌内分泌治疗。像马特·麦格雷戈这样同时患有多种慢性疾病的情况并不罕见。随着年龄的增长，大多数患者会患上不同的慢性疾病，每一种疾病都会独立影响治疗效果，而多种慢性疾病共存也会对患者的健康产生负面影响。生活方式、睡眠模式、行为健康、营养和锻炼，对疾病的发展具有至关重要的影响。我知道马特在自我健康管理方面会遇到困难，因此我为他报名了针对糖尿病和高血压患者的视频小组访问项目。[12] 在这里，他能够与其他病友建立联系，他可以学习其他人的经验并受到鼓舞。

毫无疑问，慢性疾病是医疗支出最主要的因素之一。[13] 每 10 名患者中就有 6 名患有慢性疾病，其中 4 名可能同时患有 2 种慢性疾病。在美国，每 4 美元中就有 3 美元用于慢性疾病的医疗支出。美国疾病控制与预防中心报告称，糖尿病、心脏病和癌症（马特·麦格雷戈患有这 3 种疾病）是最常见的导致死亡的慢性疾病，也是美国每年 3.58 万亿医疗费用的主要因素。[14] 随着人口结构的变化，加上人口老龄化，这一财政负担将进一步增加。按照传统的做法，每个季度进行 20 ~ 30 分钟的预约访问并不能满足对复杂疾病及其相互作用的全面护理需求。很明显，每季度一次的就诊不足以防止病情恶化，也无法有效预防再次入院。正是在这种情况下，虚拟医疗结合数字监测（如前所述）和家庭干预将改变护理模式。但是，这种护理方式是特权阶层的专利吗？我们知道，死亡风险最高、治疗效果最差的慢性疾病患者是最难获得技术资源支持的。高科技会加剧不平等现象吗？

第8章
日益加深的分歧

弗兰切拉·奥奇洛
在数字社会中，数字权利就是公民权利。

　　生活中有些事情你永远不能放下。你会坚持不懈，并经常质疑自己能否做得更好。我祖母在养老院去世就是一个例子。大约18年前，凌晨3点左右，我接到养老院的电话，告诉我祖母从床上摔下来，正在紧急送往当地的社区医院。我亲切地称祖母为"Biji"，她可能是我认识的最坚强的女性之一。她是家族的"族长"和支柱，她生命的最后几年是和我一起度过的。

　　祖母患有长期慢性阻塞性肺疾病和轻度糖尿病，除此之外，她的健康状况相当不错。她是一位身体强壮、充满活力的85岁老人，能够独立生活，几乎不需要任何帮助。大约一周前，她的呼吸系统似乎有所恶化，主治医师将她转至波士顿郊区的社区医院，进行了一段短期的抗生素和类固醇治疗。4天之后，她痊愈了，又被转到养老院接受几天的抗生素和物理治疗。她在养老院的第一天晚上我去看望过她。她住在一个半开放的房间里，帘子另一侧住着一位已经躺了两个多月、卧床不起的"邻居"。相比之下，祖母的健康状况是极好的。我们的计划是让她在那里待几天，恢复体力后回家。大约凌晨2点15分，护理人员听到她的房间传来一声巨响。根据他们的报告，祖母从床上爬起来，正准备去卫生间时不慎滑倒，头部撞在水泥地板上。她当场去世。

在接到电话的 15 分钟内，我赶到医院，她已经被宣布死亡。她的死亡本是不该发生的，中间有许多隐患：没有远程视频监控、下床未被发现、不慎摔倒、环境对老年人不友好，以及监控、人员和护理都不尽如人意。然而，发生在祖母身上的事情并不罕见。这不是第一次，当然也不限于这个养老院。我相信这种事情在美国各地每天都在发生。这在 18 年前就不应该发生，在今天更是无法容忍。借助可穿戴设备以及病床、四周墙壁和家具中集成的传感器，结合视频辅助监控，可以预防和减少类似的不幸事件。人员配备和熟练的护理仍然紧缺，而这正是可以用技术帮助预测、避免和预防类似事件再次发生之处。

衰老像是一种疾病

人口结构的不断变化和老年患者比例的增加，使医疗系统的压力不断加重。令人遗憾的是，在生命最后的几年里，医疗服务的公平性却不能保持，那些贫困和被剥夺权益的人将变得一无所有。随着年龄的增长，我们的慢性疾病负担越来越重。体弱多病、认知问题和虚弱进一步加重了这一负担，其中许多问题被贴上了社会问题的标签，没有得到关注和照顾。变老真的很艰难。我有时候觉得衰老并不像我们所说的那样，仅仅是生理上的问题，而更像是一种疾病。让情况更加严峻的是，尽管年龄增长意味着对医疗服务需求的增加，但仍存在一些障碍或困难，使得老年人无法轻松地获取所需要的医疗服务。

远程医疗技术的引入为我们提供了机会，让医疗服务更加公平，也提供了及时的干预措施，从而缓解紧急情况，避免住院。这些技术可以让老年人留在自己的家中，延长独立生活的时间，避免住进养老院。正在开发的远程监测平台可以监测独居老人的生命体征和身体活动。[1]这些平台包括各种用户友好和自动化的传感器（包括嵌入椅子、床和手机中的传感器，或者房屋走廊上的运动传感器），用于测量体重、心率、血压、血氧饱和度、步态稳定性、摔倒风险和活动情况。这些传感器会定期或触发式地向远程监测服务器自动发送数据，数据会显示在临床门户网站上，供医护人员监测。任何习惯的改变、不稳定性或易摔倒和易受伤的情况都可以得到快速处理。

这些策略是可以扩展的，除非实现自动化，否则在实际操作中可能并不实用。[2]老年群体往往伴随着多种形式的残疾和不同程度的虚弱。因此，可靠的警报并限制误报是至关重要的。通过持续的数据反馈，可以进行机器学习，并开发出在不同环境、家庭和临床条件下都可靠的算法。不幸的是，目前这项技术仅为少数特权者所用。我们的责任是建立基础设施，提高老年群体和其他弱势群体的健康公平性。技术已经存在，我们需要让它变得普及和简单。

简洁性是最核心的原则：一个简单易用、不笨重的远程监测系统，具有即插即用的安装和集成平台，允许传感器在各种慢性疾病中扩展使用。其关键功能是通过无线通信技术，将患者的活动和生理指标传输给远程医疗团队或监测平台，实时监测和记录患者的数据。这样的系统可在单一平台上同时管理和协调医疗护理和社会护理。运动和活动数据可以显示病人是否摔倒，是否因为疾病复发导致夜间活动增多，或者识别出尿路感染所导致的频繁上厕所。在这里，习惯数据的重要性不言而喻。往往一个简单的习惯变化就可能是一种预警信号，提示可能存在健康问题或疾病恶化。有些数据还很难量化和开发算法。但是，随着被动传感器的广泛应用，这将成为未来远程监测的一种常规形式。远程监测可以融合来自多个传感器的数据，并根据算法将这些数据按紧急程度进行优先排序。

确保警报的可靠性并限制误报非常重要。正如有关传感器的章节所述，多个传感器与整合指标或经过充分验证的算法，在多个参数上结合决策规则，对于这些平台针对特定人群的良好监测至关重要。开发可靠的算法，应用于不同的环境、家庭和临床条件，是这种集成平台取得成功的关键。这些服务似乎最适合患有晚期疾病的老人，因为他们很有可能发生严重的不良事件，而这些不良事件是可以主动干预的。随着我们在收集和分析这些数据方面能力的逐步提高，以及传感器技术的进一步增强，远程医疗和远程监护未来可能会在养老院中广泛应用。[3] 变老可能并不像声称的那样仅仅是生理问题，但远程医疗和远程监护可以减轻孤独和脆弱带来的焦虑情绪。

年龄之外的鸿沟

艾什莉是一位患有心脏病的 43 岁女性，居住在波士顿的高档社区布鲁克兰。在过去的 6 个月里，艾什莉与所有医生（包括我）进行了视频诊疗。在整个疫情防控期间，她无须进入医院环境，但仍然获得了控制病情所需的所有资源。

现在我要向大家介绍西尔维娅，她37岁，是两个孩子的母亲，和艾什莉一样患有心脏病。西尔维娅与家人一起住在切尔西，这个小镇与布鲁克兰一样远离我们的医院，但人口构成却有明显的不同。与艾什莉不同，西尔维娅没有享受到虚拟就诊带来的舒适和保证。由于不稳定的互联网信号，她只能通过电话交流，但电话交流往往无法提供足够的医疗支持和信息。有时，尽管对疫情感到担忧，西尔维娅还是不得不亲自前往医院就诊。

通过这次疫情，我们更加愿意接受和实施虚拟医疗。在新冠肺炎疫情的蔓延中，患者有机会采取虚拟医疗的方式继续接受必要的医疗护理，同时减少自己暴露于疫情风险的可能性，但并非所有患者都有这种机会。像西尔维娅这样的患者就不得不做出权衡：是前往医院治疗慢性病，还是避免自己和家人感染新冠病毒？

现实是，我们中的许多人面临着与西尔维娅相同的困境。实际上，大约一半的美国人用着慢速或不稳定的互联网。那些居住着大量农民的州情况更糟糕，比如蒙大拿州超过1/4的居民从来没有接入互联网，即便已经接入，网速也是全美国最慢的。在我从事的心脏病学的临床实践中，我发现超过一半的患者无法进行视频就诊，而不得不采取电话或亲自就诊。我们的研究工作以及其他人的研究工作都表明，这些患者主要来自少数群体，而且没有保险或享受医疗补助等公共保险的可能性更大。[4] 这导致他们通过虚拟视频就诊的可能性降低了1/3。此外，如果患者不会讲英语，他们无法通过虚拟方式就诊的可能性就会增加5倍。这种不平等的现实被称为数字鸿沟。

技术不平等 = 健康不平等

这场疫情给美国的非裔、拉丁裔和原住民社区造成的不成比例的伤害，暴露了美国医疗保健系统内长期存在的结构性种族主义。社会和政府是依据一系列法律、政策和行为准则建立起来的，这些法律、政策和行为准则对少数族裔的生活造成了不利影响。生活水平、教育、社会包容等方面的结构性差异，导致医疗保健方面的不平等问题持续存在，使那些已经被剥夺权益的患者更加脆弱。[5]

在这些社区中，住院率和死亡率震惊了世界，显示了医疗系统在改善弱势群体获得医疗保健服务的机会和质量方面几乎没有作为。延迟诊断、次优治疗和缺乏预防保健措施等问题存在已久。再加上无法获得充分的医疗保健服务，生活在高密度社区中、家庭收入低于中位数的有色人种成了新冠病毒的理想宿主。此外，边缘化群体中的许多人患有高血压、糖尿病和心脏病等，这使他们更容易受到感染。[6] 有色人种社区承担着大部分不可远程进行的基本工作和一线工作，包括医疗保健、交通运输、食品供应、垃圾管理等。由于持续暴露在环境中、缺乏足够的护理以及其他社会不平等现象，少数族裔社区在疫情传播期间显然更加脆弱。[7]

最糟糕的是，医疗系统总是试图解释这一切，却从未试图解决它。一次又一次，行为、心理和文化问题被错误地说成是少数群体健康状况不佳的关键原因。令人遗憾的是，对于这些被忽视的社区的日常生活，人们仍然一无所知。而现在，数字鸿沟只是放大了根深蒂固的不平等。[8] 这需要在数字化领域实现包容性，确保所有人能够平等地获得和利用数字技术与资源。数字包容性不仅涉及互联网接入和合适的设备，还涵盖更广泛的方面，能够提升人们的数字素养，使人们能够理解、使用和利用数字技术，以及参与数字化的社会和经济活动。所有临床医生必须认识到，患者的数字素养是一种通过学习可以获得的技能，他们所在的医院系统必须有能力促进患者掌握这种技能。

弥合分歧

这并不容易，因为有很多问题需要解决。但我们必须从某个地方开始，确保所有人都能获得可靠的互联网服务似乎是一个很好的开始。我们知道，不可靠的互联网是数字时代社交孤立的重要因素，限制了教育机会，阻碍了个人发展和财富创造，导致了弱势群体的生活陷入恶性循环。这种情况不仅存在于乡村，也存在于资源有限的城市。[9] 重要的是，在对弱势群体的健康产生负面影响的许多社会因素（如食物、住房和交通）中，数字鸿沟已经成为引人注目的一点。[10] 众所周知，在这些弱势群体中进行早期干预，可以降低他们住院治疗的频率、减少复诊的需求，最终降低医疗成本。实现健康和数字平等的目标需要更多的行动和支持，不能仅凭个人意愿或单方面的努力。

衡量危机的程度，并利用数据来推动变革，始终是解决问题的第一步。我认为我们已经开始积极地推动变革。然而，一个严峻的问题是缺乏可高速上网的宽带连接。这是一个巨大的挑战，特别是因为互联网线路是由康卡斯特、威瑞森和美国电话电报公司这样的企业巨头控制着。它们有盈利目标，而且企业文化不同。解决互联网接入的问题，需要美国联邦政府和各州共同采取监管措施。政府需要进行干预，使技术服务标准化。就像获得食物、水和电一样，上网也是一项基本权利。[11]

仅接入互联网还不够，还必须足够快。连接性不能继续成为阻碍。最近，美国联邦通信委员会启动了两项支持远程医疗的计划。其中，医疗协同基金计划旨在将远程医疗和高质量互联网服务扩展到乡村以外的医疗机构。[12] "互联网医疗"试点计划则旨在将远程医疗和移动健康策略推广到医疗服务不足、低收入和被剥夺公民权利的患者。[13] 这些计划旨在为宽带连接、相关设备和信息支付85%的费用。[14] 此外，美国各州还在增加举措以便社区能够使用各项技术，让每个人都能够在家附近合理地获得一台计算机，这将进一步缩小不平等。

地方医院和三级医疗中心需要展示出领导力。它们在优先考虑和纠正不平等方面的努力，不能仅仅停留在口头上或宣传材料上。激励变革需要成为一种使命，得到充分的资源支持，并伴随着结构化的支付模式，以确保变革的持久性。对此不能有任何犹疑，医院的最高层需要给予支持。与其在高端商业保险地区设立昂贵的门诊中心，更应优先在弱势群体社区、学校和图书馆设立可接入数字设备的医疗保健站，同时在乡村或城市内部设立免费 Wi-Fi 接入热点，以方便人们获得医疗保健、教育和向上流动的机会。在临床医生个人层面，与政策变化同样重要的是要持续监测和衡量存在的不平等问题，并保持高度敏感性，对个体化护理承担责任，以减少不平等现象。

没有比不断进步的智能手机更好的手持计算系统了。在最近的一项调查中，近一半的美国人表示他们更喜欢用手机与医生沟通。这是合理的，因为智能手机是一种用户友好的工具，随时可用。超过 85% 的美国人已经拥有手机，值得注意的是，黑人和西班牙裔美国人拥有智能手机的比例与美国白人相同。正是通过这种设备，人们可以建立起跨越鸿沟的桥梁。

我们彼此相连。疫情表明我们不能将自己的健康与周围人分开。我们如果想保持健康，就需要改善整个社会的健康状况。我们需要对问题的根本原因和风险进行干预，这将有助于解决许多健康相关的社会因素和系统性不平等。没有数字平等，我们就无法实现健康平等。疫情让我们在人口层面重新塑造医疗保健，并与弱势群体建立联系。我们需要停下脚步，退后一步，看看远程医疗和数字进步如何应用于所有社区和家庭。有一项早期干预措施是免费发放（可退还）iPad，同时实施数字服务协调员计划，以解决数字素养方面的差距。[15] 展望未来，我们不应该抱着日后再弥补差距的想法，而应该把解决这种不公平现象作为一个积极主动的前进方向。这样，我们就不必再花几十年来纠正当前的错误了。

全球虚拟健康平等

我在印度度过了人生的前 30 年，在乡村医院工作过后，我可以肯定地说，"世界上资源匮乏的地区"需要一种完全颠覆性的方法来确保和增强健康平等。在低收入国家和中等收入国家改善医疗护理，面临着人员短缺、资源有限、质量参差不齐和医疗服务不足等问题，这是一个值得重视的挑战。在许多不发达地区，临床医学仍然只是一门诊断学，没有可行的治疗策略。我在印度浦那的沙逊医院接受早期培训时了解到，一个人的专业熟练程度表现在能够进行正确的诊断。然而，当涉及治疗策略时，只能通过推测或推理，没有实质性的依据或可行的方案。如今情况有所改善，但并非已经普及。正是如此，智能手机和远程医疗提供了一个独特的变革机会。随着科技的进步和通信技术的发展，人们之间的连接力和计算能力有了显著提高，这为改善全球健康状况提供了新的机遇。

首先，任何新技术的采用都取决于人口统计数据、文化背景、生活方式，以及疾病易感性或生物易感性。远程医疗是第一步，传感器策略是下一步，但是技术伴随着人工智能驱动下的预测分析不断发展，再加上混乱的世界，可能会增加另一层复杂性。用全球健康公平目标，提供正确的激励措施，同时积极预测和减轻对利益相关方可能产生的负面影响，将是让这些崇高的努力落地的关键。

当我们开始审视全球医疗变革的前景时，这一点变得更加迫切。如果有一个时机和意愿来做这件事，那就是现在。疫情不仅暴露了地域的不平等现象，也揭示了特权国家和欠发达国家之间的巨大差异。

这并不容易，但也因此显得这一目标更加值得努力。许多低收入国家和中等收入国家的医疗系统缺乏适当的基础设施来规范、监控并确保高质量的临床护理，再加上缺乏技术，这可能会使监管变得更具有挑战性。但是，如果能将技术融入生活方式和日常使用（比如智能手机）中，那么我们就赢定了。患者隐私、伦理道德、文化素养、责任和数据安全等问题仍将是挑战，并且在每个社区都会有所不同。特别是当这种医疗服务跨越国家和国际边界时，有必要制定一些关于提供临床医疗服务的规则。[16] 未来疫情大流行仍会出现，这种风险有助于推动医疗保健的公平化。

为什么存在这种惯性，以及如何推动这个进程？领导力、政策、紧迫感，再加上对全球战略的优先考虑，都是取得成功的关键。我认为，我们已经意识到人类是紧密相连的，新型病毒可以轻易从一个国家传播到其他国家和地区，反之，生活方式和心脏病的高发病率已经成为高收入国家对世界其他国家的"回馈"。我们都是一个整体。在商业、智力和疾病方面，我们都是互惠互利的关系。基于传感器和人工智能的解决方案将增强这种互联互通，使我们能够互相照顾，像一个更大的全球社区一样行动，而不是像现在这样各自为政。我们已经开始看到虚拟医疗向遭受灾难的美国社区和陷入战争的国家传播。[17]

最近的报告表明，全球有 51 亿人口已经接入 3G 或更快的移动通信网络。这种广泛的覆盖延伸到社会经济地位较低的家庭和乡村地区，使得智能手机可以在资源有限的地区实现远程医疗并提供医疗保健服务。在一些地区，由于交通限制或出行成本高昂，许多人无法轻易地获得医疗保健服务。然而，通过智能手机进行远程医疗，人们可以在无须亲自前往医疗机构的情况下获得治疗建议。这不仅解决了获得医疗服务的问题，还降低了交通成本。不言而喻，这将进一步提高植入式设备和可穿戴设备的实用性。随着越来越多的人居住或旅居国外，全民医疗保险制度必将成为一种生活方式。此外，几乎每个人都在寻求低成本的解决方案来应对药物和设备研发成本的高涨。手机上的传感器和应用程序就是一种低成本策略，可以从临床就诊或就诊间歇期获取一系列数据。

这里涉及许多利益相关者：患者、医疗服务提供者、医院系统，以及地方、区域、国家和国际的监管机构。重要的是，正确的应用程序和传感器需要与适当的患者和医生匹配。每家医院的情况不尽相同，需要适应当地的需求。连通性将使本地医生和全球各地的医生共同努力来提供最佳医疗服务。当地政府、医疗行业、知名学术医疗中心及其医生的聘用合同将不断变化。一路上会有许多挑战，但我们如果积极主动应对，就能为全球医疗公平铺平道路。

第9章
数据隐私——自相矛盾吗？

克雷格·文特尔

医疗行业的数据隐私是一种谬论。

如果每个人的数据都是公开的，那就会成为集体的一部分。

我认识贝齐已经有15年了。她今年63岁，在经历一次晕厥（意识丧失）后，她转诊到我这里寻求次优意见。这是一次突发的晕厥，之前没有明显的迹象或症状，当时她正准备乘坐一辆公共汽车。目前还不清楚她是滑倒了，还是有潜在的疾病。我对她进行了一系列检查，寻找与心律相关的问题或心脏结构的问题，主要是为了排除再次发生晕厥的可能性。结果一切正常。心电图、超声心动图、磁共振成像、压力测试、倾斜试验都是正常的。夸张点说，这就是我们常说的"百万美元检查"。尽管她没有任何严重的心脏问题，也从未发生过失去意识的情况，她仍然每年定期复诊。我们通常只是进行"嗨，你好，最近怎么样？"之类的对话，但我们一见如故。时至今日，她仍然是我的病人。

贝齐多年来一直为自己的体重问题而苦恼，她的膝盖开始出现问题，最近又被诊断出患有2型糖尿病。她有了减肥的动力，并开始寻找能够帮助她减肥的应用程序，她爱上了MyFitnessPal这款应用程序。她变得非常注重饮食和锻炼，减肥对她来说是一种"内啡肽释放"，每次她来到诊所时，都会拿出手机滑动屏幕，向我展示这个应用有多棒。她一再强调这个应用改变了她的生活。她的体重减轻了，并成功地保持住了。每次吃了一些不该吃的东西，她都会迅速计算卡路里，评估需要多少运动来消耗多余的卡路里，然后就会行动起来。她有一套自律的方法，而且效果不错。她减掉了15千克，自我感觉空前良好。

然后，数据泄露事件发生了。[1] 1.5亿个账户（包括她的账户）遭到了黑客攻击。贝齐非常愤怒，她的隐私被侵犯、信任被侵蚀，她对重新参与移动医疗失去了信心。黑客获取了他们的用户名、密码和电子邮箱。[2] 这仍然是应用程序和数字设备的最大问题：确保健康技术的安全具有挑战性，恶意软件和黑客的威胁仍然是真实存在的。如果只是健身数据，人们可能不太担心，但一旦涉及更敏感的基因信息，就会出现问题。腕式电子设备数据通常是出于研究目的而汇总的，因此在个人层面造成的伤害是有限的。但是，如果涉及个人基因信息，风险和责任就会发生变化。此外，英国国家医疗服务体系整理了一个移动医疗应用程序库，以确保这些应用程序符合最高的隐私标准，并保护与健康相关的敏感信息。[3] 帝国理工学院对这些应用程序进行了审查，发现一些令人不安的事实：大约20%的应用程序缺乏隐私标准，2/3的应用程序在通过互联网发送个人身份信息时没有使用加密技术。[4] 这些应用程序通常是免费使用或成本极低的，它们使用一切手段提高用户黏性。个人健康数据成为一种"货币"，它不再属于自己，而是用于交换。这个问题需要解决。

在美国，数字设备不受《健康保险流通与责任法案》的监管，该法案规定了患者隐私保护的标准。这使得这些公司可以肆意收集和出售用户的电子数据。目前已有健康保险公司和人寿保险公司在使用数字化健康解决方案，通过降低保险费，赠送应用程序的礼品卡、智能手表和数字化监测工具等措施，来激励患者过上健康的生活。有人担心，未来医疗保险公司会拒绝为那些有着不健康习惯的人提供保险，因为这些人可能有潜在的疾病，而这些疾病能够被数字设备揭露出来。这可能会侵犯个人权利。不久之后，还可能会出现反向拒保的情况，即保险公司因为用户没有达到规定的生活方式管理目标而对用户进行惩罚。

数字语言和短信

没有客观的临床评估策略，虚拟医疗无异于"半生不熟"的临床医学。你可以实践它，但你无法确定你的临床判断是否准确。在远程医疗时代，体检几乎已经过时。为了克服这个问题，现在有一系列辅助应用程序，它们从传感器汇集数据，并向医生提供多种图表，以帮助虚拟就诊客观化。目前还不清楚将编制哪些数据以及编制多少数据。这对不同的医生和亚专科来说可能都不一样。如前所述，数字听诊器 Eko 可以记录并向临床医生传输肺部和心脏的声音。目前已经有人工智能辅助策略在分析这些声音，以帮助做出临床诊断。我们可以简单地传输这些数据，也可以在其中添加嵌入家用电器、安防系统或医院设备中的其他大量传感器数据，这些传感器提供了患者临床状况、日常活动能力以及易摔倒或易受伤风险等更精细的信息。这比短信要进步得多，有助于医生实时提供以患者为中心的护理。

另一方面，短信无处不在，它易于使用。我 83 岁的母亲和许多 80 多岁的患者都可以熟练地发短信。皮尤研究中心指出,超过 80% 的成年人经常发送短信,其中 90% 的短信会在 5 分钟内被打开。[5] 短信最好的地方在于,它似乎不具有侵扰性,你可以选择忽略它。短信提供了跨越空间和时间的可访问性和可扩展性。和许多同事一样,我不再使用语音信箱。作为一名介入性心脏电生理学家,我可能要连续 6 个小时忙于手术,所以我要求患者给我发短信,并告诉他们不要期望我会立即回复,但我肯定会在一天结束前回复。显然,如果有紧急情况,他们知道短信不管用,而应该打紧急电话。有数据证实,医生的可及性已被证明能增强持续参与度,并改善满意度和治疗结果。"只要能联系到医生",这一句话就能给患者带来安慰,也避免了非必要急诊。在出院后,短信尤其有助于保持联系。这有助于患者得到持续的教育和提醒,并保持他们对治疗的积极参与,从而降低再入院和疾病复发的概率。

值得注意的是,短信和其他形式的数字通信在各种临床情况下都非常有用。"戒烟行动"是一项基于短信的戒烟计划,用于改变沃尔玛员工的生活方式。[6] 同样,短信辅助的糖尿病管理计划也能改善服药依从性、自我护理任务,提高急诊部利用率以及患者满意度。事实证明,在 6 个月内,这些计划可将糖化血红蛋白降低 1.05[7],将急诊室就诊率降低 20%[8]。这是有科学依据的。许多这样的平台,无论是用于患者参与、服药依从性还是物理治疗,都是个体化的,但有一些共同的框架和原则作为指导。这是由 IMB(信息、动机和行为)模型支持的。为了使短信发挥作用,技术需要与医疗团队互动,并在不同的医疗环境中进行整合。数字对话策略需要与现有的工作流程和护理路径无缝对接。有很多方法可以做到这一点,而不会给医生增加过多负担。这些短信可以由专业人员进行过滤和分类，然后发送给临床医生，也可以是注册护士、护理师或医生助理。在新型疾病管理平台的构建过程中，健康护理导航员这一新的职位越来越受到重视。[9] 然而，隐私仍然是问题。值得提醒的是，短信仍然不是一种符合《健康保险流通与责任法案》的方式，因为它无法保护敏感信息的机密性。

应用程序

目前有几十万种健康应用程序，而且数量还在呈指数级增长。这些应用程序主要是出于商业目的，医疗监管机构对其监督有限。数据隐私和有效性被置于次要地位，它们前进的动力是吸引用户以及创收。许多健康应用程序所使用的测量方法，其准确性和可重复性都存在问题。尽管这些应用以健康工具的名义上市，避免了医疗级别的审批程序，但我们知道，许多患者正在使用这些可穿戴设备来指导他们的生活。这可能会造成伤害，在某些情况下甚至导致死亡。

加利福尼亚州在 2016 年对 Fitbit 提起的集体诉讼就是例证。[10] 加州理工学院的研究人员指出，在中等强度的运动中，与动态心电图相比，Fitbit 的心率测量每分钟低估了约 20 次。[11] 如果一个心率监测器向心脏病患者报告的心率低于实际水平，而患者使用心率监测器来衡量自己的运动水平，那么就有问题了。患者可能会超越自己的能力，推动自己增强锻炼水平，这可能导致伤害。我经常告诉我的患者："锻炼过少或过多都会导致昏倒。"对于过度锻炼的人来说，使用不准确的心率监测设备可能存在风险。同样的道理也适用于监测血压、体温、血氧饱和度等的应用程序。如果这些测量值错误，可能会造成重大伤害。

美国食品药品管理局正在努力跟上软件开发的迅猛增速。它于 2017 年启动了一个软件预认证试点项目，以监控软件技术的安全性和有效性，在确保一定的监管基础的同时，让患者能够使用这些创新技术。[12] 这些应用程序将从健康领域扩展到疾病管理领域，趋势是不可逆转的。它们有潜力为患者和研究人员提供大量连续的、非常详细的数据。目前还不清楚这些应用程序如何整合到临床实践的工作流程中，以及如何整合到可挖掘的大型数据库中，从而强化精准医疗。

许多应用程序已被证明易受应用程序接口（API）的网络攻击，这可能导致患者就诊记录、实验室检查结果、影像学检查结果、处方、社会安全号码、家庭细节和其他个人信息在未被授权的情况下被访问。[13] 医疗保健信息技术安全网指出，在新冠大流行期间，健康应用程序的增加导致网络攻击量上涨了 50% 以上。尽管我们重视隐私，但有一种反对意见认为，不经过筛选地分享信息可以加快研究的进展。这一观点的真实性显而易见，因为时间至关重要。我们没有时间投资于官僚主义或实施烦琐且麻烦的隐私政策。我们需要快速共享大量有关疾病状态、临床和实验室的信息，同时确保个人敏感信息得到保护。当我们习惯使用应用程序时，其中一些可能会应用到应用程序世界，并逐渐形成后端规范。在虚拟医疗和远程医疗方面，肯定会出现这样的情况。对隐私问题的监管约束最初可能会减缓应用程序的普及和它们与传统工作流程的整合。[14] 但是，一旦我们找到正确的解决方案，并建立起解决问题的正确模板，我们就能朝着正确的方向前进。

第三部分

人工智能

第 10 章
揭开人工智能的神秘面纱

斯皮克·琼斯
人工智能不如人类智慧吗？

赫克托的设备让他大吃一惊，时间是晚上 9 点 43 分，当时他正在观看棒球季后赛。这是一场主场比赛，第八局下半场，红袜队的表现不佳。多年来，他已经习惯了比赛的不可预测性以及他最喜爱的球队的不稳定表现。然而，他还是无法压抑住内心的兴奋。在一次挥棒落空的时候，他注意到自己心跳加速，有些头晕。他感到自己开始失去意识，然后胸口突然一震，这救了他一命。

赫克托是一名 42 岁的退休消防员，3 年前突发心脏病。我第一次见到他是在他心脏病发作后，当时他的心脏功能受到重创，只有正常水平的一半。尽管服用了增强心脏功能的药物，但仍未恢复，左室射血分数是 25%（正常情况下大于 50%）。他的心肌由于心脏病发作而严重受损，极有可能无法好转。实际上，类似疾病的自然病史表明，在接下来的几年里他的病情可能会逐渐恶化。我在为赫克托看病时考虑到了他猝死的风险。

当心肌受损并出现瘢痕时，患者很容易出现源自心室的恶性心律失常，通常这被称为室性心动过速或心室颤动，可导致心搏骤停，有时没有明确的诱因。这类患者会受益于植入式除颤器。这就是赫克托使用的设备。它通常被植入皮肤下面，位于锁骨下方、胸部左上方。这个电子设备通过一根导线与心脏连接，导线经静脉进入心脏。植入式除颤器会从心脏内部捕获每次心跳的电信号，根据设备"看到"的情况，在心脏跳动过慢时向心脏发出电流；或在监测到恶性心律失常时，对心脏进行电击。这就是赫克托的经历，他受到了电击。当他到达急诊室时，我将一个电子探头放在他的左肩上，也就是植入式设备附近，以无创的方式提取数据。数据显示，赫克托突发了心室颤动。该装置能够捕获心脏的电信号并进行分析，确定这是真实且威胁生命的情况，然后在9秒内对他的心脏进行电击，使其恢复正常节律，从而挽救他的生命。植入的设备被编程为一种有限的人工智能，可以捕获和解释电信号，并提供治疗策略。这就是我们所说的狭义人工智能。这种技术已经存在，并且在挽救生命方面表现出色。

　　狭义的人工智能，指的是执行单一智能任务的能力，这些任务被限定在一段代码内，在我们的生活中已经出现了好几年。[1] 然而，通用人工智能（一种更广泛的人工智能形式）——反映了人类所表现出的适应性智能，即机器能够像人类一样感知、推理和思考——目前仍然难以实现。通用人工智能可以执行一些非常复杂的任务，如理发、烹饪、穿越拥挤的道路、进行外科手术或临床诊断等。通用人工智能本质上更加复杂，可以有多种定义。

定义人工智能

　　在过去的50年里，我们一直听说人工智能将在未来10年接管我们的生活。我们似乎越来越接近实现这一预言。但是，让我们回溯过去。早在 20 世纪 50 年代，艾伦·图灵就首次提问机器能否思考。[2] 随后，他以人的大脑为蓝本，构思并模拟了神经网络算法的发展。在这一模型中，信息的处理和再处理模仿了人脑中神经元及其相互连接的突触内的信息流。

几十年前，人工智能之父马文·明斯基将人工智能描述为"一门让机器执行那些如果由人类完成则需要智慧的事情的科学"。简单来说，当计算机能够执行只能由人类完成的工作时，就是人工智能。最近，亚马逊网络服务将人工智能描述为一个计算机科学领域，致力于破译与人类智能有关的认知问题，如学习、解决问题和模式识别，其目的不是取代人类的决策过程，而是相辅相成。[3] 尽管"人工智能"这个词被创造出来已有半个多世纪，但由于计算能力有限，过了几十年才受到人们的关注。ENIAC（Electronic Numerical Integrator and Computer）是第一台可编程计算机，制造于 1945 年，能够解决简单的数学问题。[4] 现在，我们有了 iPhone 13，它集成 150 亿个晶体管，处理速度是以前的数千倍，而且这一切都在你的手中。

在日常生活中，我们可以看到许多形式的人工智能。这可能是无处不在的虚拟助手（如 Alexa 或 Siri），也可能是用于识别照片和垃圾邮件的计算机算法，还可能是自动驾驶汽车、自动驾驶飞机、空中交通调度、自动交易和欺诈检测的改进。当涉及处理大量数据的重复性任务时，需要快速和一致性，人工智能似乎可以提供完美的解决方案。

人工智能在临床医学中的应用呢？在一个逐步数字化的世界里，人们对"价值"的需求与大量自由流动的数据形成了一种对即时个体化护理的期望。在这种情况下，只有机器能够快速地处理所有数据并提供相应的建议，供临床医生快速使用。目前，患者数据已经远远超出了电子病历可以记录的范围。事实上，电子病历只是影响患者生活的一小部分。如今，信息的来源不断增加，包括移动设备、植入式设备或可穿戴设备、环境、社交媒体、成像、基因组和其他超越传统实践领域的生物医学数据。数据持续在增加，而人类的认知能力却没有相应提高。人脑无法处理这些数据，因不堪重负而影响决策。人工智能作为强大的软件工程解决方案，可以处理大量无结构的数据，让临床实践变得富有成效，也更加符合特定患者的需求。

揭秘人工智能

尽管人工智能的范围可能不太清晰，但重要的是，我们首先需要深入分析和理解人工智能这个概念，然后根据我们的实际需求进行调整。许多人工智能的反对者继续从科幻小说的角度来描述人工智能，宣扬一种牵强的乌托邦意识形态。一些人恰当地将其称为"增强"或"辅助"智能，而另一些人则将其视为人工智能。这意味着人工智能在某种程度上可以增强人类的能力或协助人类工作。人工智能在日常生活中扮演着不断变化的角色，它可以弥补人类的不足。多年来，人工智能已经有许多定义，并成为一个总括术语，包括机器学习、深度学习、自然语言处理和机器人技术等各种工具。[5]

机器学习（一个被轻率使用的术语）是指让机器（计算机）

在没有预先存在的代码的情况下学习如何执行任务。在医学领域，这可以通过收集大量具有已知特定结果的临床病例来实现。机器算法在大量病例场景中不断学习和适应以实现目标，即预测拟议的临床结果。一个典型的例子是"图像识别"，算法在分析了数百万张图片后，可以巧妙地对皮肤病、放射病、眼病、癌症和心血管疾病进行分类，这种成像和信号处理方面的自动化智能技术已经在医学实践中取得了进展。现在，机器学习的潜力几乎触及医学的每一个分支。机器学习的独特之处在于，人们在检查数据时不会进行预判，也不做任何假设。这使得算法在预测和分类方面更加准确，也更加具有普适性。当然，通用性是由生成算法的数据集的来源和真实性决定的。

机器学习分为有监督和无监督，二者的主要区别在于监督学习需要一个包含预测变量和标记结果的数据集。这些结果通常被划分为二进制变量：是或否，生存或死亡，住院或不住院，以及其他一系列用于评估治疗疗效的终点。将终点二分的问题在于我们会失去许多重要的信息，因为在医学领域，没有任何东西是可以明确地一分为二的。

监督学习是建立自变量和因变量之间关系的过程。它涉及教导算法需要学习的内容，以完成特定任务。这是一种人工智能形式，算法的具体任务可以通过手头的数据精确定义，包括回归分析、决策树、支持向量机。无监督学习不需要给定事先标记过的训练示例，向算法提供不同的数据集，算法就会自行发现关联。这种方法非常适用于发现新药物的相互作用，或者根据预设结果（例如预后或治疗效果）的风险特征，将患者划分成不同的群组。

深度学习是机器学习的一个子领域，可以用于解决多种任务。

深度学习以分层的方式组织线性和非线性转换层来探索数据，以便更好地理解和提取数据中的特征。深度学习的基本构建是人工神经元，它将输入特性与输出目标层层连接起来。值得注意的是，深度学习通常需要大规模的输入数据和相应的输出数据来训练和学习。它使用多层次的算法、抽象和权重调整，反复自动修改输入数据，直到学会一项任务。其中一个例子是处理几十万张视网膜图像，以了解更多有关眼部疾病的信息。在这种情况下，深度学习表明，视网膜图像不仅可以用来诊断糖尿病视网膜病变，还可以用来识别一个人的性别、年龄以及心脏病发作的风险。

神经网络模仿人类大脑的工作原理。简单地说，大脑就像一个总处理单元。每一个思维过程都会生成计算机图形，比如人物、动物和无生命物体的图像。神经网络进化的最高级别是使用人工智能的先进算法来创建另一个人工智能。从本质上讲，这是一种可以不断变异的算法，以解决所出现的问题。它会不断学习和进化。

如果人工智能不能理解语言，它就永远无法像人类一样。自然语言处理（NLP，另一种形式的人工智能）使用算法来分析口头或书面语言，并将结果反馈给我们。通过使用 Siri 或者 Alexa 等虚拟助手，我们每天都能看到和体验到这一点。在医疗保健领域，自然语言处理的作用非常重要，尤其是在我们疲惫不堪、试图摆脱键盘和鼠标的时候。它可以像电子病历的 API 一样，通过简单的语音命令来处理临床记录、音频和图像，并快速找到重要的测试。自然语言处理在开发基于人工智能的解决方案时起着关键的作用，它将非结构化的文本数据映射和整合到电子病历的结构化字段中，来实现对医学信息的处理和分析。这样就能将来自机器的数据转换成有助于启动响应的可交流口语。自然语言处理是一种工具，它在更大的范围内以更快的速度来增强人类的决策能力，同时处理人类大脑可能无法理解的复杂互动。

简单地说，随着人工智能融入日常医学，我们可能正在远离传统的循证医学，或者说我们过去理解的医学，转向以算法为导向的精准医学。[6] 我们可以用冰山来比喻。露出海面的显而易见的部分是循证医学，而海面下肉眼看不见的部分则是真正的智能医学。只是我们仍然看不到它，也无法解释它。要想从循证医学过渡到真正的智能医学，就必须让人工智能变得可以解释。它需要去神秘化。

人工智能与临床诊断

临床诊断是一个复杂的过程，包含许多步骤。目前，这包括与患者进行详细的交谈以收集事实，进行全面的临床检查（逐渐变得不再常见），然后列出导致症状或疾病的可能原因。再加上影像学检查和实验室检查，就能进一步完善并帮助诊断。这听起来很简单，只需要将其分解为二元变量以生成算法，但医学中没有什么是明确的二元变量或简单变量。这是一个连续的过程，除非不再连续，也就是我们死亡的时候。

确定诊断需要排除许多密切相关的病症，这些病症共同构成了鉴别诊断。除此之外，即使面对相同的病症，不同的临床医生在最终的诊断上可能也各不相同。这不仅归因于他们的临床诊断技能，也归因于他们的经验、直觉和回忆知识的能力。

当面对大量数据和不同数据点可能的组合时，人类大脑可能会感到不知所措或无法有效地处理。人工智能有能力进行无限次数的模拟，并且能够集中精力识别最关键的要素。一种正在受到关注的人工智能形式被称为因果推理人工智能或反事实人工智能。[7] 这种形式的人工智能超越了联想算法中的线性推理，用于将疾病与症状联系起来。它为临床医生提供了参考意见，开启了他们对另一种可能性的思考。我们知道，人类的思维无法认知没有看到或没有经历过的事物。这种辅助型人工智能可以帮助临床医生诊断和治疗他们之前可能没有遇到过的复杂临床问题。例如，人工智能可以向临床医生提出几种简单的有关持续发烧的替代诊断。通常，在没有明确病因的情况下，我们会将发热归咎于流感或其他形式的病毒性发热，而像钩端螺旋体病、登革热、莱姆病或者其他一些罕见的感染可能会被忽视。辅助型人工智能可以提供一个按优先级排序的鉴别清单，以确保我们检查了所有重要的方面并做出正确的决策，从而使人工智能成为更加有益的工具。这是一种增强我们智慧的工具，一个拥有算法支持的医生显然比没有算法支持的医生更有智慧。

　　机器学习不仅局限于机器本身。智能解决方案并不只在机器内部产生，它需要人类的智慧来实现。通过集体智慧，人类和机器可以共同提升临床洞察力。在医学之外，还有许多运用集体智慧的案例，比如维基百科和谷歌。维基百科运用生成式人工智能，由全世界使用者共同创建而成。谷歌整合无数网页信息，这也是一种集体智慧的表现——当我们在搜索栏中输入文字进行查询时，就会得到多种多样的回答，至少大部分时候如此。

是福还是祸？

大众似乎普遍对人工智能感到兴奋。它被吹捧为一种具有无限潜力的神奇东西。然而，一些人认为它可能是一个陷阱。斯坦福大学的埃里克·布林约尔松强调，人工智能和机器学习将成为类似于电力或内燃机的通用技术。[8] 尽管存在炒作，但人工智能尚未准备好应用于日常临床实践，因为许多用例目前仅在研究环境中模拟过；然而，人工智能的应用正在呈指数级增长，行业分析预测，到2025年，人工智能在医疗保健领域的市场规模将从2019年的59亿美元增长到2025年的313亿美元。[9] 入选福布斯50强的7家医疗保健公司都专注于人工智能，这并不奇怪。[10] 有趣的是，它们有一些共同的主题：药物发现（如 Atomwise、Genesis、twoXAR、Recursion 等企业）、可穿戴技术（如 Biofourmis）、血液病原体分析（如 Karius）和图像解读（如 Viz.ai）。在疫情暴发的背景下，这些都是人们极为关注的领域。一些公司甚至正在将各种技术结合起来，推动精准医学的发展。这方面的一个例子是蒙特利尔的 Imagia 公司，它将人工智能应用于成像，并与 Illumina 公司结盟，将人工智能应用于基因组学（DNA 测序和分析）。

那么，医学领域是否正在经历真正的变革，还是被困在可能无法实现的承诺中？医学领域和其他任何行业一样，都面临着一些共同的挑战，例如如何提高工作效率、降低成本以及获得更好的结果，而人工智能在解决这些问题方面发挥了重要的作用。医疗保健系统是一个庞大而复杂的环境，涉及多层次的互动。数据不断从不同的专业领域传入，包括医疗设备、传感器、实验室检查、血液检查、样本分析、医学影像、手术操作、遗传学信息以及社交媒体等。

首先，我们要认识到数据的异质性和可变性，同时，为了更好地管理和利用这些数据，建立适合的数据架构将是关键。数据越多越好，这可以产生更好的训练数据集。很明显，没有机器学习就没有人工智能，而没有数据分析就没有机器学习。对于数据分析，需要适当的基础设施。这里没有魔法，只有好的计划、辛勤的工作，以及收集广泛、标注详细的数据。医疗保健行业面临的挑战在于，它需要发展自己的业务模式，以适应人工智能战略的部署。这必须从内部着手，并在不同地区、州和国家进行统一分配，以确保人工智能策略的一致性和效果。除了对地方、地区或全球经济的影响外，人工智能还将对医疗保健系统产生深远的变革，因为它能释放数十亿小时的工人生产力，从而实现人员重新定位和再部署，同时确保所有人员都能以最佳状态工作。这将提升个人和集体的价值主张，但如何开始文化变革呢？

第11章
创造人工智能文化

查尔斯·林德伯格
生活犹如一幅风景画，你身临其境，却只能从遥远的角度去描绘。

    我第一次（也是最后一次）见到维多利亚是在 2019 年的秋天。她是一位 73 岁、非常威严的黑人女性，她那自信的气质让我明白她在家里说了算。陪她来见我的是她 24 岁的孙女。肿瘤科团队让我见见维多利亚，她呼吸急促并且脚部肿胀，判断是心力衰竭的早期表现，但问题显然没有这么简单。

    那天，维多利亚穿着一件印有几张笑脸的淡黄色长袖 T 恤。我被她的 T 恤吸引，于是问她衣服上的 7 张笑脸有何典故。当她介绍这是她的 7 位家庭成员（3 个兄弟、2 个姐妹和 2 个女儿），并开始讲述每个人如何死于癌症或心脏病时，我大吃一惊。她将"他们"带在身边，作为旅程中的伴侣，给予她信念和力量，并不断提醒她要感恩自己还活着。她告诉我，她不害怕去另一个世界，因为她知道他们会在那里等她。她还说她的孙女艾丽丝曾在 7 岁时患有白血病，后来得以幸存，现在正努力成为一名护士。

    如今维多利亚乳腺癌复发了。25 年前，她首次被诊断出患有乳腺癌，接受了化疗，此后又接受了两次手术，其中一次是左侧乳房切除术和再造术。她的心力衰竭很可能是化疗的结果。她就是我们所说的典型的三重打击病例：首先是癌症，然后又是癌症，接着是心力衰竭。她被告知右侧乳腺癌多发，并有证据显示癌细胞已转移至肺部，出现胸腔积液和心包积液迹象。她现在是在借来的时间里生活。她询问时非常直接：在心力衰竭的情况下进行又一轮化疗是否会加速死亡，是否会让她更加难受。就诊结束时，维多利亚明确表示，她对化疗不感兴趣，也不愿意对她脆弱的心脏进行任何形式的抢救。对此，我并不感到惊讶。三个月后，她去世了。

　　这里有许多事情超出了我对临床医学的简单理解。她为什么在这么多年后复发？这是否可以预测？早期干预或保护是否可以挽救维多利亚，避免病灶全身转移？我们能否预测哪些患者会因为化疗而出现心力衰竭？有没有简单的化疗副作用基线预测指标？维多利亚的孙女是否会在未来面临当前临床医学无法预测的事件？为什么她的所有家庭成员都有如此糟糕的结果？种族、遗传和癌症之间是否存在被忽视或未被及时发现的关系？

　　人工智能能帮助我们吗？人工智能能否帮助我们看到冰山之下构成真实证据的大量未知因素？我们应该如何理解、接受并且利用人工智能来解决问题？接下来我们试着分析一下。

人工智能文化

　　运用人工智能来回答这些不涉及传统智能的问题，往往会得出莫名其妙的结论，这可能会产生不信任因素。与应用于网上银行、用户画像或网络安全的人工智能不同，在医学领域，算法会影响生死。因此，当人们不理解决策或诊断背后的推理时，需要相当大的信任跳跃。但现在是时候了，面对新的技术和方法，我们应该持开放的态度，保持好奇心。当踏上人工智能之旅时，我们确实需要回答一些基本问题：人工智能是否适合我们想要解决的问题，或者反过来，我们想要解决的问题是否适合这些数据？数据是否可靠、干净且不带偏见？我们都知道，带有固定偏见的数据可能导致有偏差的结果，而数据不足、数据缺失或数据损坏则会导致算法无用。

将人工智能应用到日常实践中确实需要进行巨大的文化变革。实施人工智能意味着我们必须重新思考整个业务模式以及组织文化。医疗机构需要通过跟踪和解释整个工作流程中的人工智能决策，同时纠正偏差并确保积极的结果，来证明它符合法规。在大多数慢性疾病中，人工智能辅助护理将从传统的每3到6个月一次的事务性就诊转变为持续监测护理。正如第17章所述，这可能会导致基于例外情况的医疗模式，即通过远程监测发现异常时，才会召集患者进行评估。要实现这一点，就需要对数据的数量、速度和真实性有极高的信心，并将其整合到电子病例和工作流程中。

人工智能可以填补许多空白，并扮演许多角色，而算法已经在临床医学的多个领域发挥了很好的作用。例如，通过评估视网膜图像诊断糖尿病视网膜病变。[1] 在这个领域，深度学习策略已经发展到内科医生不再需要专科医生帮助的程度。借助人工智能，他们可以自行诊断并确定治疗方案。这显然有助于分散医疗护理的需求，并减少与专科医生进行协调的需求。

另一方面，算法可以在患者入院时对其进行风险分类，这不仅能高度准确地预测结果，还能预测住院时间。[2] 除此之外，在临床试验、药物开发和基础科学领域，人工智能的作用正在蓬勃发展。计算模型正逐步协助我们发现更成功的药物靶点，确定干预措施的优先次序、挑选更好的替代终点，并开发出人脑难以看到和想象到的模型。一切将不再是传闻。

直觉、情感和人工智能

尽管人工智能在医学中的角色不断演变，但它无法与人类的感性相抗衡，至少目前还不能。人工智能可以通过分析大量数据来提供广泛的诊断选择，但在试图模拟医生基于丰富的经验和感知所做出的直觉判断时，人工智能的表现并不佳。人类的直觉基于与记忆和经验相关的感官输入，而这些记忆和经验很难通过计算策略捕捉，更难通过算法模拟。在试图模仿人类智能时，无法将情感归纳为算法是人工智能的致命弱点。算法没有感情，不能考虑（至少在当前阶段）决策的情感方面，也考虑不到患者所处的社会环境、社会关系和社会互动的复杂性。

人工智能辅助分析的语言线索和非语言线索能够反映病人的情绪状态。通过使用主动式传感器和被动式传感器来获取这些信息，并结合分析工具来推断患者的情绪或心理状态将很快成为可能。使用视频和静态图像来获取面部表情、语言、姿势等信息，可以帮助量化情感和情绪，并预测社交互动。举例来说，一些可穿戴设备可以追踪孤独症儿童心率或自主神经功能的突然波动，从而清楚地了解儿童的心理状态。[3] 通过简单的人工智能形式，如智能手表，可以实现这一点，手表表盘上有不同的颜色，可以根据儿童的情绪状态和承受的压力快速变换颜色。

Affectiva 是一家人工智能供应商，与其他许多类似的初创公司一样，使用光学传感器和摄像头来对面部表情进行分类[4]，再与自主神经活动和心率变化等客观数据结合起来，就能对患者的情绪状态进行分类。通过算法评估面部潮红和面色变化，计算机摄像头现在能够辅助诊断心律失常或心脏病变。可以想象，这些算法需要在不同的肤色、种族和民族之间进行专门的优化。最近，深度学习软件展示了通过头像识别年龄相关的认知功能衰退的能力。[5]

声音是另一种反映情感状态的人类特征，可以通过自然语言处理进行分析。人工智能在声音分析方面具有应用价值，可以测量恐惧、犹豫、愤怒、压力或愉悦等情绪。这里的重点在于节奏、音调、音色，以及其他微妙的变化。在不久的将来，人工智能将有助于诊断抑郁症、焦虑症甚至躁狂症，这可以通过可穿戴设备或智能手机实现。[6]利用面部表情和语音的人工智能分析，将成为远程医疗互动的固定部分，让临床医生深入了解病人的情绪状态。如前一章所述，可穿戴设备可以持续反馈生理信号，这些反馈也可以补充说明患者的临床状态或情绪状态。

人工智能与你的医生

人工智能能帮助你选择最合适的医生吗？[7] 使用传统资源来选择初级保健医生甚至专科医生时，很难准确地找到最合适的医生。无论是基于网络搜索，还是基于保险公司寄到家门口的小册子，或是随意翻阅黄页，都像抽盲盒一样。网络上的评论、评分和认可，以及在线个人推荐大多失之偏颇，并且常常两极分化。患者的评论通常由极其积极或消极的经历所驱使，这段经历足以让他们写下评论。当然，还有朋友和亲戚们的推荐。此外，研究表明患者评论存在缺陷，评论与医生的临床表现之间没有明显的关联。这些评论关注个人互动的细节、前台工作人员或电话中的态度，而不是临床结果。此外，患者在看医生时可能有极好的体验，但在付费时遭遇了粗暴对待，整个就诊体验都会受到影响，医生的评价也不会很好。

将电子病历与人工智能相结合，有助于预测哪位护理人员可以为患有针对性疾病的患者提供最佳服务。[8] 有了分析数据，就能更好地了解患者需求、医生特点和治疗结果。人工智能可以对纵向数据进行分析，识别出成功的关系和结果并提出建议。人工智能驱动的患者与医生之间的连接，可能是提升患者体验、医疗服务满意度以及整体临床效果的必经之路。

人工智能与转型后的放射科医生

人工智能会让放射医学领域消失吗？这个问题在过去几年一直受到猜测，让许多放射科医生感到紧张，这主要是因为人工智能的许多初始用例都是在成像领域。人工智能驱动的图像解读已多次被证明是高效、可复制和可扩展的。然而，它距离取代人类的专业技能还有很长的路要走。大多数人工智能工作是高度集中和专业化的，属于"一招鲜，吃遍天"。但如果遇到一些没有训练过的异常情况，算法可能会出现错误的诊断。

放射科医生在某些领域已经开始失去地位。免费在线工具，例如放射医学助手 Chester AI，可以阅读和解释下载的 X 线检查影像。[9] 这类工具能够在几秒钟完成人工智能辅助阅读 X 线检查影像，并确保数据安全，这可能会削弱传统的报告方式。它们专门用于诊断淤血、心脏肥大、结节、肿块、气胸、肺气肿、胸膜增厚等情况，而且效率和精确度都非常高。这些技术很快就会产生影响，因为它们可以在不同国家推广，而且成本极低。[10] 然而，放射影像学阅片算法可能无法适用于多样化人群，因为训练数据集可能不完全具有普遍适用性。

尽管如此，这个领域仍在迅速发展，每隔几周就有算法通过验证并被批准用于执行各种任务。美国食品药品管理局最近批准了几种用于肺结节检查的算法，其中之一是 Infervision 的深度学习工具，用于分析肺部 CT 影像。[11] Infervision 旨在帮助肺癌诊断，发现难以察觉的微小结节。这有助于优化和减少 CT 影像阅片时间，同时确保专用算法能够防止人类在识别微妙的影像学检查结果时出现失误。由于增强了人工智能算法，CT 和 MRI 今后可能无须使用造影剂，从而减少部分患者肾脏损伤的风险。此外，人工智能的使用还有可能使传统的放射学设备小型化。这不仅意味着 MRI 扫描仪占用的空间减少（它需要专用的大空间），还意味着可以压缩和便携，以便在医疗机构使用。

尽管这些人工智能模型可能非常优秀，但它们无法与患者和医生一起参加多学科会议，讨论医学影像的细节，以及这些影像所隐含的临床意义。在这种情况下，人工智能将继续作为一种出色的资源和教学工具，供经验不足的放射科医生和培训医生使用，帮助他们发现细微之处。对于那些不愿意学习人工智能的人来说，他们可能会在医学领域失去竞争力和地位。

人工智能在诊断和治疗癌症方面的应用

听一位朋友讲述她患乳腺癌的经历，我意识到人工智能在癌症诊断和治疗方面已取得重大进展。雪莉向我讲述了她在诊断乳腺癌的过程中是如何与人工智能"相遇"的。她的乳腺 X 线检查影像是通过机器学习算法读取的，活检的病理学结果是人工智能算法评估的，随后她开始接受化疗，药物选择也是由人工智能算法辅助做出的。她的情况良好，她很感激在每一个步骤中，除了人工智能之外，还有人与人之间的互动。虽然有数学公式帮助做出决策，但最后的决定还是由肿瘤科专家做出的，雪莉说她受益于两个世界的优点。尽管人工智能在辅助决策时能够提供帮助，但我们需要明白它所提供的支持是基于概率定律的。它会根据当前可用的选择和数据计算出实现预期结果的可能性。在许多情况下，可能有多种方法可以产生几乎相似的结果。此外，人工智能可能无法考虑社会文化变量对预期结果的影响。在现实生活中，决策通常是二选一——是或否，对或错。在面临决策时，人们通常只会选择一个方向，而不是同时考虑多种可能性。这就是为什么肿瘤科专家不可或缺。但情况总是如此吗？

癌症的治疗异常复杂，特别是当涉及不同的器官系统、严重程度和类型时。随着基因组信息、成像方法、分子光谱分析和新疗法的快速发展，人们逐渐开始理解为什么美国各地的做法和结果会有如此大的差异。正因为如此，利用人工智能来辅助肿瘤科的日常实践已成为当务之急。目前已经存在一些预测分析工具，这些工具将基因组的风险分层与临床决策结合起来，以帮助医生选择适当的治疗方法。这些工具在许多方面得到了应用，包括预测不良事件的风险、选择化疗药物或提供有价值的医疗护理。虽然这些方法可能效果不错，但重要的是要记住适用范围是有限的，这在很大程度上取决于数据来源和数据完整性。

美国临床肿瘤学会年会正与 CancerLinQ 合作开展这项工作。[12] CancerLinQ 是以美国全国癌症中心和肿瘤诊疗机构的真实癌症病例为来源的数据库。目前超过一百家医疗机构已经完成了所需要的程序，将它们的电子病历与这个数据库连接起来。CancerLinQ 数据库中已经有超过 150 万名癌症患者的数据。这些数据反映了一个相当多样化的群体，包括来自城市、乡村和郊区的患者，以及来自学术和非学术机构、小型医院和大型医院的患者。尽管许多项目正在采用人工智能技术，但也有一些人选择不去过多涉足人工智能领域。

对大多数医疗机构进行快速浏览，我们可以看到，它们使用的化疗方案和不同的药品序列多达上千种，每位医生在剂量、顺序、选择和支持性方案的使用上都有自己的风格。没错，就是 1 000 多种药品的排列组合。人工智能作为一种临床决策分析工具，可以帮助减少实践中的偏差，同时提供以证据为导向的个体化护理。人工智能可以帮助医疗实践更加一致地遵循基于科学证据的决策，从而减少不同医生在剂量、药品选择等方面的差异。拥有客观和定量的推理总是有益的。尽管我们不确定整合基于人工智能的解决方案会带来什么结果，但我们仍然希望通过这种方式实现更高质量的医疗护理。这就是国际商业机器公司介入的原因，它与斯隆－凯特林癌症研究所合作，于 2015 年推出了"沃森肿瘤学"[13]。该计划是开发一台超级计算机，在处理完数千篇医学研究论文后，成为一种新的诊断工具。目标值得称赞，但是否可行尚不清楚。

沃森发生了什么？

医学是复杂的，肿瘤学更是如此。要让人工智能在肿瘤学领域发挥作用，需要从大型多学科数据库、数据集和指南中进行深度学习。然后，通过计算机推理，将这些知识应用到特定的、大多是独一无二的病例中。超级计算机沃森的目的是存储文献、协议和患者数据并编制索引，从测试案例中不断学习，并鼓励专家进行监督学习，从而辅助医生做决策和选择治疗方案。

沃森可能在电视问答节目"危险边缘"中表现出色，但在肿瘤学领域却遭遇了惨败，其中有几个原因。

癌症领域的数据非常复杂[14]，尤其是在涉及基因数据时，更是杂乱无章[15]。但更大的问题是，在癌症诊断和治疗中，人工智能的协助不仅仅局限于数据的完整性。认知计算对晚期癌症的治疗效果很好，但对早期癌症的治疗却无能为力，这可能是因为在早期阶段更需要一种未知的个体化方法。为了进一步强调这一点，最近的研究表明，在晚期肺癌的治疗建议方面，沃森与医生高度一致，但在疾病的早期阶段却并非如此，这很可能是因为在大多时候，患者与医疗团队的关系和共同决策会影响最终的治疗选择。[16]多学科医疗团队包括肿瘤科专家、外科医生、放射科医生、肿瘤放射治疗专家、病理学家、姑息性治疗专家和社会工作者。这里涉及很多复杂因素，团队合作似乎是不可或缺的。[17]需要再次强调，问题并不在于人工智能的推理能力，而在于癌症的诊断和治疗缺乏清晰的路径，以及每种癌症亚型都存在数据空白。而人口统计学、社会状况、共病情况和个人偏好，使得在癌症领域应用人工智能变得更加复杂。此外，临床实践指南、推荐药物和治疗许可、保险范围以及筛查方案的合规性也各不相同。

　　无论是否使用人工智能，我认为像雪莉一样的每一位病人，在面对危及生命的疾病时，都需要医生的温暖互动，单靠一台计算机是不够的。对于癌症患者来说，整合计算机以提高决策效率和减少实践差异并不是最重要的。患者最关心的是他们所接受的医疗护理是不是最佳治疗，以及医生是否真正了解他们的问题和需求。

人工智能在制药领域的应用

　　今年早些时候，我同事的一位患者在手术结束时出现了严重的手术并发症。患者是一名 73 岁的男性，正在接受心房颤动的导管消融术。这是一种侵入性手术，需要在心房内部热消融组织，而导致心房颤动的回路就起源于窦房结。在长达 4 个小时的手术过程中，外科医生会在心脏内放置数根导管和一个摄像头，这些导管通过股静脉从腹股沟穿刺导入心脏。外科医生会在左心房和右心房之间建立通道，以便能够将消融导管和映射导管插入进去。手术过程中可能出现多种难题，从穿刺股静脉到穿透心房间隔都存在风险。其中一类风险是意外穿刺主动脉或导管移位至心腔外，这可能导致严重的并发症。另一类风险是在进行热消融或冷冻时造成心脏穿孔，从而导致损伤。作为外科医生，我们在竭尽全力的同时，总是担心出现错误或严重的手术并发症。为了预防损伤，我们在手术中使用抗凝剂稀释血液，以防止在心脏内操纵导管时形成血栓。手术完成后，我们需要逆转血液稀释效果，以便能够安全地将导管从心脏和股静脉中拔出，特别是避免在腹股沟区域出现血肿的并发症。为此，我们会使用一种药物。这个患者在使用这种药物时，就出现了严重的过敏反应，导致血压骤降，心率急速上升至每分钟180多次。

幸运的是，患者在手术过程中使用了呼吸机，因此呼吸状况保持稳定。这种戏剧性事件可能会对整体结果产生重大影响。患者可能会脑卒中、心脏病发作，甚至多器官功能衰竭。在花费数小时确保手术安全后，突然出现严重事故是可能的。这名患者处在监护环境中，因此我的同事能够迅速地使用适当的药物来对抗过敏反应，在经过几个小时的密切监护后，患者恢复正常了。这就是我们所称的"近失事件"，这是完全可以预防的。我们如果事先知道他会出现过敏反应，就可以采取几种不同的缓解策略。

人工智能本可以帮助我们预知这种风险，为我们提供必要的预警和预防措施。这是一种罕见的风险，没有人能预料到这种反应，因为患者没有服用任何可能与鱼精蛋白产生交叉反应或增加这种反应的可能性的药物。一个考虑临床协变量、基因以及其他我们在现阶段不理解的黑箱交互作用的人工智能算法，可以防止这类濒临死亡事件的发生。美国鱼精蛋白反应数据库允许机器学习工具在手术前对患者进行风险分层，从而大大降低甚至消除这种千分之一的风险。人工智能将在预测和预防药物反应以及相互作用方面发挥重要作用。

药物研发成本高昂又不可预测。科学家们往往花费多年时间研发一种被认为在药理上有用的药物，但在研究过程的最后阶段才确定这种药物可能会产生严重的副作用。许多毒副作用都是在漫长而昂贵的临床试验结束后才显现出来的，因此不得不放弃药物研发。[18] 这些晚期临床试验失败可能造成数百万甚至数十亿美元的损失，特别是如果药物在 I 期和 II 期临床试验中表现良好的话。我们希望人工智能能够帮助解决这个问题。[19] 牛津大学的最新研究表明，机器学习算法可能有助于预测不良事件的发生。[20] 在这项研究中，使用了对 1 000 多种药品和近万个样本进行分子光谱分析的数据集。除此之外，还有一些公司（如 AI Therapeutics、Healx Ltd 和 Pharnext）利用人工智能来优化药物发现过程、缩短发现时间、预测毒性并提高生产能力。不仅如此，人工智能还可以用于药物再利用，为已经获得批准的药物寻找新的适应证。例如，西地那非最初用于治疗肺动脉高压，现在也用于治疗勃起功能障碍，而瑞德西韦最初用于治疗埃博拉病毒，后来获得美国食品药品管理局的批准，用于治疗新冠病毒感染。数字孪生的概念在制药领域取得了重大进展。在对人体使用任何化学品之前，这种虚拟复制品可以模拟潜在的治疗方法，并评估药物和疾病的相互作用。计算模型在心血管疾病诊断和胰岛素泵控制方面已经取得了一些成功。最近，科学家们正在构建人体免疫系统的数字孪生，这对于开发新药和对抗自身免疫性疾病方面至关重要。[21]

　　人工智能还能在其他几个领域影响制药业。[22] 机器学习可以大规模地评估和预测药品的使用情况，而不仅仅是预测药品短缺。它可以帮助理解实践模式，从而指导创新的用药方法。人工智能已经在识别药品缺陷或污染方面发挥了作用，并帮助执行药品召回。最近的两个召回案例是治疗高血压的缬沙坦和治疗糖尿病的二甲双胍 [23]，这两种药品都被发现含有致癌物（来自特定制造商）[24]，并迅速从市场上召回。除此之外，人工智能还可以监督处方，并单独识别可疑活动。这在防治阿片类药物滥用方面发挥了重要作用，它提供了有关地方、区域和处方分布的关键信息，并帮助锁定滥用职权的医生和诊所。类似的人工智能策略可以研究和预测其他昂贵药物的使用情况，从而帮助医疗机构和医生更有效地进行药物治疗，以提供更具有价值的医疗护理。

临床实践中人工智能面临的障碍

阻碍人工智能站稳脚跟的主要因素之一是数据不完整或不准确。繁忙的临床医生总会采取简捷的方法，尤其是在数据录入方面。我发现，在电子病历中录入数据极具挑战性，尤其是在繁忙的诊所工作日，要花时间添加与患者用药、个人习惯或新过敏症有关的每一个细节，实在令人厌烦。我没有时间确保我与电子病历的互动是完整的、合理的和值得研究的。即使在我自己的亚专科领域，我也经常没有时间注意疾病分类的细微差别。我可能会错误地将患者标记为阵发性房颤，而实际上患者患有持续性房颤，分类的标准取决于房颤发作的持续时间以及是否具有自限性。在门诊工作时，我每天都忙忙碌碌，没有时间研究或考虑数据集。我的重点在于患者，确保对他们做出了正确的治疗选择。虽然这种分类很可能不会影响当下的决策，但一定会影响从电子病历数据中得出的算法。

如果要雇人在每次与病人互动后为整个诊所的病人清理并录入数据，可能既不现实，成本也过高。我们需要一种智能的数据获取方式。在临床实践中，数据缺失是经常发生的情况。与急诊就诊、异地就医和疾病加重（通过电话监测和治疗）有关的信息很少被添加到电子病历中。除了数据收集，数据的验证和真实性也同样重要。否则，低质量的数据输入将导致低质量的输出。此外，由于一些社会边缘化和代表性不足的社区被排除在数据收集和分析之外，算法产生偏见，这些问题值得更详细的讨论（参见下一章）。

同时，医疗机构的数据可能无法普遍适用。孟买塔塔纪念中心针对某种口腔癌生成的特定算法，显然不能推广到波士顿丹娜－法伯癌症研究所治疗的同一疾病亚组患者身上。造成这种情况的主要原因可能是不同的数据来源、不同的病因、不同的临床特点、不同的治疗方法，以及不同种族对药物的代谢差异。此外，单次风险评估可能无法准确捕捉风险的变化和演变，因为个体的风险会随着时间和其他因素的改变而变化。

预测模型需要大规模的数据集，并在整个临床过程中持续进行客观评估。[25] 这些数据集还应该包括患者体验、预约取消、不遵守用药指示和疾病复发等方面的信息。不幸的是，电子病历中并没有嵌入这些数据，无法在新的预测模型中使用。一切都不是完美的，大家都会犯错，包括错过预约、忘记服药、暴露于有感染风险的环境中，甚至可能出现药物不足的情况。这些缺失的数据可能对算法评估的结果起到重要作用，该如何解释这些缺失的数据呢？导致治疗失败的原因可能是缺乏治疗。此外，临床医生如果被算法误导过一次，就会立刻对其失去信任。[26] 算法的一次错误解释或建议，可能会导致人们忽略随后的人工智能建议。此外，随着时间的推移，算法也会退化。特别是如果算法没有根据新的经验和数据不断更新，它们就会偏离轨道并提供错误的建议。医护人员已经在重症监护室的脓毒症预测模型中看到了算法的退化。[27]

最大的问题是，各地的数据仍然是孤立的，被企业和学术机构以竞争和保持领先为借口囤积起来。这些数据被锁在不兼容的计算机系统中，尽管壁垒正在被打破，但进程依然缓慢，而且充满了不信任。一些怀疑情绪源自沃森未能实现为患者提供个体化方案的承诺，以及谷歌的流感追踪器在预测流感暴发方面的巨大失败。[28] 尽管如此，疫情还是催化了人们对人工智能及其在医疗实践中的作用的兴趣。[29] 人工智能驱动的预测分析工具已经被应用于临床和影像数据中，甚至在传统咽拭子的聚合酶链式反应（PCR）检测结果出来之前，就能提供新冠病毒感染的检测结果。尽管障碍正在减少，但速度仍然不够快，这可能会导致生命损失。尽管我们尚未完全实现目标，但可以肯定的是，我们正在大步前进。

第 12 章
懒惰、愚蠢、有偏见，还是更智能？

克莱夫·汉比
数据是新的"石油"。

　　"还有其他未被识别的因素吗？你能确保没有遗漏任何可能影响分析结果的临床变量或数据吗？"我在弗雷明翰心脏研究中心的两年时间里，马蒂·拉森作为高级统计学家一直在给我鼓励。在研究关联性或因果关系时，分析相关的自变量是非常重要的，因为这可以帮助调整和解释结果。弗雷明翰心脏研究中心进行的是世界上历时最长的前瞻性流行病学研究。该研究始于 1948 年，当时领先于时代，除了收集症状、体征和疾病信息外，研究人员还会收集生活方式等信息。随后，在 20 世纪 90 年代中期，他们已能够将超过三代患者的随访基因组数据添加到研究数据库中，从而进一步丰富数据库的内容。弗雷明翰心脏研究中心以发现心脏疾病风险因素而闻名，对心血管医学实践产生了重大影响。[1]这一切都是在计算能力仅为现在的一小部分的情况下完成的。再次强调，尽管数据库的深度和广度在全球范围内堪称最佳，但是与我们现在的数据库规模相比，它只是很小的一部分。在当时可用的数据条件下，研究取得了很好的成果，但数据采集和处理可能受到一些限制，无法像现在这样自由地流动和获取，可用的数据量也远远不如现在规模大。

但它是一个了不起的开端，改变了我们的生活方式，对世界范围内的卫生政策产生了巨大影响，降低了心血管疾病的发病率。

我经常犯错。我的假设是正确的，但我对临床协变量与结果之间最强关联的预测总是错误的，部分原因是我无法预测这些变量之间可能存在的复杂关系和相互影响。为了解决这个问题，我使用了统计算法来对临床变量进行排序，以便了解不同临床变量的风险预测和不良结果。通过这种方法，可以识别可能的影响因素。当我开始研究一些相对不熟悉的主题时，比如自主神经系统，结果往往令我感到惊讶。我在前面关于传感器的部分已经描述过自主神经系统，它是通过心率变异性指标来测量的。大脑与心脏之间的相互作用会反映在心率上，随着呼吸、情绪、运动等不断变化。观察这种变化可以预测死亡风险。此前的研究已经显示自主神经系统与糖尿病、年龄、药物以及其他临床因素之间的强关联。

有趣的是，1998 年（弗雷明翰心脏研究中心的"金禧年"），当我获得基因组数据时，我惊讶地发现心率变异性的重要部分可以通过家庭环境和遗传因素来解释，几乎与疾病、年龄和性别等其他临床因素所解释的相当。因此，目前看起来可能相关的内容，随着更多数据的积累，将来可能就不那么相关了，因为新的数据解释了之前的关联。随着现代数据集逐渐包括环境因素、社交媒体、手机使用、睡眠模式、情感状态和其他非传统的数据形式，它可能会解释我们以为了解的某些关联。处理所有这些数据并理清其中的关系，是人工智能发挥作用的领域。

数据与疾病

很大一部分医学研究仍然是主观的和定性的。尽管受科学驱动,但它仍然是一门技术。做出诊断和决策从来都不是容易的。我们需要综合考虑人体的各个方面,以便做出准确的诊断和医疗决策,从而在不同的生理和病理情况下做出最佳的医疗选择。每个医疗决策都需要综合考虑大量的信息,而且随着研究的不断进行,我们的知识也在不断扩充。这些研究结果可以帮我们更好地理解不同的医疗情况,同时也可能让决策变得更加复杂。我们接收数据、消化数据,然后使用概率定律来指导我们在诊断和治疗方面的决策。在医疗决策过程中,由于各种因素的影响,不同的医生在最终的治疗选择上可能存在不一致性和可变性。为了概括这种情况,人们常常用术语"医生自行决定"来描述这种决策的灵活性和个体差异。在同一个医疗实践地区内,甚至在同一组医生中,病患的治疗结果存在显著的差异性。那么人工智能如何介入?我们必须采取哪些步骤来克服技术障碍?

国际商业机器公司开发了一个人工智能方案,适用于健康护理范畴下每一个子专业的服务。[2] 这个方案突出了人工智能运行的不同步骤。首先,使数据收集变得简单和可访问;其次,组织数据使其准备好进行分析;再次,以信任和透明性建立和扩展人工智能;最后,使人工智能在整个组织中运行。这将涉及大量计算机和专业人员的协同工作,从速度和规模上共同产生集体智慧。最终的目标是用数据影响治疗和预防疾病的算法,这些算法可以预测慢性疾病,如阿尔茨海默病、糖尿病、心力衰竭、肺癌、白血病和银屑病等。

目前，最有影响力的科学存在于分子生物学、基因组学、蛋白质组学、传感器，以及以高效计算方法为支撑的社会数据的交界处。这些信息源共同构成了当今最常用的大数据概念。[3] 它由三个"V"定义，即"Velocity"（速度）、"Volume"（体量）和"Variety"（多样性）。除此之外，还可以加入另一个重要的"V"，即"Veracity"（真实性）。速度反映了数据获取和处理的速度，体量表示信息的数量，多样性涉及产生大数据的不同来源和渠道，而真实性则表示数据的准确性。积累这些信息需要数据科学家、医生和研究人员之间的大量合作，这样的合作和连接可以增强研究的效果，他们可以提出不同层次的探究问题，使得跨学科的研究成果更为丰富和有深度。在这些数据的影响下，我们有创新的力量，可以发现新的治疗方法，并在全球范围内消除疾病和不平等。

当我们谈论数据过载的来源时，就会涉及不同的观点。这些数据可能来自电子病历、诊断测试、医学影像、患者监测等。当机器告诉医生应该怎么做时，医生常常会感到被冒犯。我的确知道许多临床医生会对这种情况产生排斥，有时甚至会说一些粗鲁的话。此外，在使用电子病历的过程中，每当需要多次点击来返回临床决策分析工具提供的建议时，医生也会经常感到不满。最近，在一个心脏病专家的研讨会上，我询问了一群主治心力衰竭患者的专家，他们是更愿意处理数据过载还是容积过载，众人一致的回答是"容积过载"。这里需要进一步解释，心力衰竭专家在持续管理着那些心脏功能衰弱的患者，当这些患者心脏的泵血功能减弱时，肾脏灌注减少，随之而来的是体液潴留，这通常被称为容积过载。容积（体液）过载需要通过调整生活方式，如盐和油的摄入，以及药物治疗方案来改善。这些患者通常至少服用 10 种不同的药物。所以这不是一项容易的工作，但心脏病专家喜欢这样做，而且非常擅长。

然后，我问他们能否为每位患者提供高度个体化的治疗和关注。答案当然是否定的，因为现在容积过载也变成了数据过载。追踪数百名病情可能迅速恶化并且需要住院的心力衰竭患者是有挑战性的。如果让这些尽职尽责的心脏病专家持续浏览每一位患者的数据，他们会发现这些数据虽然有用，但难以承受。但是，如果对这些数据进行审核分析，然后仅在数据超出正常范围时向医生发出信号，这将有助于确定哪些患者需要更紧急的关注和干预，并且可以根据患者的情况制订个体化的治疗计划。实际上，这将使医生的工作更轻松，并有助于提供优质护理。更多的数据是好的，前提是它要经过有效的智能支持。显然，数据是新的石油，但它需要准确、完整、相关、可解释和可操作。

数据、价值与差异

你可能不止一次听到这种说法，也可能亲身经历过：在美国，护理是不连续的、复杂的且代价昂贵的。世界上许多地方也是如此。我们面临的问题是，能否使医疗服务更加统一和高价值？

我们知道如何对患者进行分类，以找到有意义的方向和新的治疗方法，但我们可以对医护人员分类，以找出减少护理差异的方法吗？获取医护人员的数据很容易，比如可以通过社交网络、保险理赔和联邦健康保险的索赔数据等。[4] 机器学习可以提取有关医护人员的信息，帮助我们判断医疗服务的成本和质量。我们可以检查并修改医护人员的行为模式。这也有助于识别那些价值较低的医疗服务以及医疗实践中存在的差异，二者都是导致现代医疗实践不可持续的重要因素。

当我们看待无处不在的电子病历时，我们会意识到它就像一个静态的仓库，无论患者是预约而来还是突发的医疗需求，他们的电子病历都会得到相应的更新。即使没有持续不断的信息流，单是来自电子病历的数据也可能是惊人的。从表面上看，收集的数据包括人口统计数据、社会习俗、病史、体格检查、过敏情况、诊断、治疗、药物、实验室结果、生命体征、症状、住院情况、门诊记录、临床记录等。这还不包括生活方式、基因组学、社交媒体和可穿戴设备数据，实际上，这些数据可以更好地预测疾病的发生，并且更好地了解哪些因素可能增加疾病的风险。随着人口结构的变化和患者寿命的延长，数据将变得更多。我们必须考虑到计算机程序员和科幻小说作家丹尼尔·凯斯·莫兰曾说过的一段名言："你可以拥有数据却没有信息，但没有数据就无法拥有信息。我们必须能够理解什么是重要的，什么不是。但我们不知道未知的东西，而这正是人们对人工智能寄予希望的原因。"

以 75 岁以上患者的常规结肠镜检查为例。[5] 在美国，医院里日复一日地进行数百次甚至数千次结肠镜检查。但真的有必要这样做吗？这些是否有效益？风险和收益比例是否合理？简单地说，这里的风险和收益比例是反过来的：这个年龄段的患者面临着更高的肠损伤、脱水、低血压和晕厥的风险。我们需要将这些风险与患者患有结肠癌的风险进行对比。相比于将同一治疗标准或检查标准应用于群体的做法，个体化决策更为合理。类似的做法造成浪费的例子还有很多。

OptumLabs 是一个开放的研究和创新合作中心，其数据库使用算法来处理索赔数据，以识别这些低价值检查，其中一些可能包括手术前的胸部 X 线检查或者为了查找背痛病因的磁共振成像。每一位临床状况最稳定、没有心脏或呼吸系统疾病的患者，在接受手术或介入治疗前都会接受常规胸部 X 线检查。这种习惯性的反应每天都在发生。我自己也会开这样的单子。这并没有特定的科学依据，更多的是一种习惯，或者我们可以称之为防御性医疗实践——以防错过可能存在的肺部问题，从而导致手术后的不良后果。目前尚不清楚这是否会转化为任何形式的临床效益。附加成本是巨大的，正是在这一点上，人工智能可以帮助我们分析价值，并促进对检查服务提出更有针对性的个体化建议。除此之外，不同的医护人员，甚至药物的选择和随访的持续时间都存在很大差异。有些医疗机构和医院会让患者在手术当天出院，而有些医疗机构和医院则会让患者留院过夜，甚至观察几天。人工智能有能力处理和分析大量数据，从中找出与特定医疗实践相关的模式和趋势。通过这种分析，我们可以更好地理解哪些实践是有价值的，哪些可能是多余或不必要的。

解读电子病历的奥秘

我们需要利用机器学习的自动化方法，对疾病的临床过程进行风险分层、预测、预警以及预防小的或大的动荡。正如前面所提到的，处于不同疾病阶段的不同患者对数据的需求是不同的。数据可以仅用于监测疾病的长期性和稳定性，预防痛风性关节炎、痴呆、神经系统疾病、癌症复发、心力衰竭以及难以愈合的伤口的进展和加重。这些大部分可以远程完成，但取决于正确种类、正确数量和正确流动的数据。尽管需求不断增长，但在管理和处理数据上仍然缺乏整体策略。电子病历中超过 4/5 的数据是以临床医生的非结构化记录的形式存在的，而个体化护理的奥秘在很大程度上就隐藏在这里。

分析非结构化数据与分析结构化数据的方法大相径庭。这就是深度学习和新的数据科学方法发挥作用之处，例如，使用自然语言处理从临床报告中提取内容并将其转化为结构化格式。[6] 提供高价值护理的核心思路是能够预测疾病的发展轨迹，这样我们就可以在合适的时间和地点提供个体化护理。这可能是简单的药物调整，改变导致疾病恶化的习惯，或者使用复杂的侵入性手术来缓解或治愈疾病。在这里，机器学习和自然语言处理可以从电子病历中提取信息，再加上连续的传感器数据流，能为患者提供适当的治疗方向。[7] 无论重点是癌症、心脏病、精神疾病还是痴呆，策略都是相同的。通过人工智能辅助记录临床医生与患者之间的互动，我们就能不偏不倚地有效利用这些信息，这一点在很大程度上将成为可能。

医学实践正在快速进化。在技术人员的辅助下，远程监测服务可以一次检查数千名患者，并标记出具有临床意义的趋势或模式。展望未来，这样的模式识别将由人工智能算法驱动，并在一定程度上受到医生的监督。使用临床决策分析工具来解决简单的定向问题，并将传感器和设备的数据整合在一起，可以加快做出一些个体化决策，并将其转化为更好的临床结果，这些决策包括何时对脑卒中风险高的患者使用抗凝剂、何时对心力衰竭患者使用利尿剂，或者何时对哮喘发作的患者使用类固醇类药物。随着患者年龄的增长和并发症的增多，每种疾病都会相互影响，因此这些决策分析工具也变得更加错综复杂。

癌症、肾衰竭、帕金森病或多发性硬化症等复杂病症总是充满挑战，尤其是在试图利用传感器数据预测患者再入院或患者病情突然加剧时。我们知道，错误的警报可能导致患者和医生的不信任，并因为提供不必要的护理而增加成本。这就凸显了利用正确的智能技术，整合来自多个传感器数据的重要性。我们希望未来能够形成闭环，当传感器感知到某种信号时，系统无须人为干预，会自动地做出响应。尽管许多传感器可以产生数据，但这些都是单一的指标，它们能否被广泛地整合到日常的临床护理中，取决于与工作流程的整合。没有一种简单的方法可以整合来自多个传感器的不同信息和数据，尤其是在数据源不断发展的情况下。简单来说，健康数据平台将整合电子病历的信息，为批准的医疗设备提供一个网络系统接口，并整合一系列不断演变的数据来源，如环境、社会、基因、生物传感器、可穿戴设备等。所有这些来源的数据，在成为机器学习和算法开发的对象之前，都需要一个存储、标注、整理和聚合的机制。

个体化医疗实践会使用每一个可能的数据点，无论是基因、生活方式、环境、社交信息，还是存在于电子病历中的传统临床变量。机器学习可以分解健康和基因数据，并识别研究人员以前未曾发现的模式。这不仅能评估基线风险，更重要的是，可以实时告诉我们患上某种疾病的概率。我们如果掌握了个人连续的基线数据，就能快速捕捉、解释和干预实时扰动，这有助于预测和预防疾病。整合并分析自由流动的数据在人类看来是不可能的，但计算机可以。

医生会变得懒惰和愚笨吗?

过去,我们总是沉浸于厚重的医学教材,努力地记忆大量信息,详细了解各种疾病,然后在需要时随时调取回忆。每当我回想起医学院的读书时光时,心中总是涌上来一种焦虑感。我在宿舍里走来走去,尽我所能让大脑容纳那些琐碎的事实和细节,哪怕在临床医学实践中可能永远不会用到。所有这一切都建立在一个前提下:心不知,眼不见。因此,对我来说,竭尽所能地学习非常重要。知识就是力量,它帮我们区分真正的医学巨匠和普通医生。

但是,时代已经发生了变化。如今,所有的医学生和住院医师在查房时都紧握着他们的智能手机。当你提出一个临床问题后,所有人开始忙碌地用手指滑动手机屏幕,看谁能先找到答案。使用这种方式更快捷,但未必更聪明。也许从手机中获取正确的信息已经成了新的标准或是新型懒惰?信息技术的使用,加上越来越多的虚拟医疗服务,是否会影响未来医学院申请者的特点和品质,还有待观察。

对于人类来说,我们天生就有依赖技术的倾向,智能手机就是一个典型例子。当普遍认为某项技术可能比自己更智能时,人们更容易逃避思考,也不愿为一些困难的决策承担责任,因为总有其他人或事物可以为自己的决策背书。在面对陌生的情境时,我们都会看别人是怎么做的。根据他人的行为来决定自己应该如何行动,这被称为"社会认同"。随着人工智能的发展,有时候依赖可能会转变为对人工智能的信任,因为基于人工智能的建议或决策将成为我们的参考标准。由于人工智能能够持续且无缝访问互联网上的信息,它可能被视为比社会认同更高级的存在。最近的实验显示,我们大多数人都信任人工智能，实际上，很多人甚至认为它是最终的真理。过度依赖人工智能可能会抑制我们转动大脑来解决问题的能力，从而产生依赖性。[8] 这也提升了人类对自动化系统的依赖程度，甚至削弱我们解决问题的能力。此外，不良算法产生的错误可能越来越难以检测和应对。最关键的是，我们需要建立人工智能的使用标准，特别是在关系到生死决策的情境中。虽然人工智能"AI"中的"A"被定义为"人工的"，但它应该更多地起到辅助作用，而不是完全自动化。

通常人们认为技术的进步和自动化会节省人力，让人们有更多的休息时间，但我认为，我们需要为以下情况做好准备：当我们减少重复性工作的时候，我们的精力可能会转向更高层次的有意识的智力工作。目前还不清楚这种转变能否真的节省人力，因为很多时候，智力任务在情感上确实更为繁重，这种转变似乎有利有弊。此外，当一个系统或工作流程更加高效时，它可以在相同的时间内处理更多的任务或案例。尽管工作流程的效率得到了提高，但随之而来的工作量的增加可能会减少医生或医疗工作者与患者的互动时间，这会影响医患关系和沟通质量，以及共同决策的机会。以提高效率和降低成本为借口，以个体化医疗为名，人工智能最终可能会成为一种负担，并对病人与医生之间的关系产生负面影响，其中有一些甚至可能会牺牲同理心和同情心这些核心要素。也许人工智能会让我们变得有依赖性，削弱我们的敏锐度和判断力，但最有可能的是它不会让我们变得懒惰。

连续智能——真实存在!

智能不是连续的吗?我们不是一直在思考、分析和行动吗?哪怕打字也是一种连续的智能。同样,做早餐,然后坐下来用一整套杂的餐具吃早餐,也是一种持续的智能。每一秒,我们的心脏都在跳动,将血液输送到所有器官,而这些器官也在以它们独特的方式连续且智能地工作。由此看来,不间断地对人体的整个功能进行逐次评估是否不太现实呢?这时,汽车或飞机的类比再次显得十分恰当。用一个实时更新的数字仪表盘监测器官或者整体状态,当健康出现问题时,这个仪表盘能为我们提供指导建议,这种设想是合理且有实际意义的。

事实上,人工智能最具创新性的一个方面可能会改变医疗保健的格局,那就是将连续智能融入日常决策的能力。物联网带来的源源不断的数据流,加上云技术的可扩展性,使得基础设施能够促进连续智能的发展。[9] 科学家预测,在不久的将来,连续智能将成为主流,并广泛应用于改善实时决策。任何暂时超出范围的波动都能被捕捉到,并相应地提醒医生进行干预。这可以是单一或综合测量警报,取决于测量的内容和临床状况。

单一的健康指标,如血糖或血压,一旦通过可穿戴设备传输,就能够及时提醒患者和医生。当我们让连续智能设备得到适当的训练时,它可以利用之前收集到的患者信息,自动地为患者和医生提供相应的解决方案或干预策略。在如癌症或神经、肺部、心血管等复杂疾病中,多个可穿戴设备结合实时分析,能为患者的临床状况提供连续的智能监测。此外,边缘计算技术正在将网络管理从中央云平台转向更多的本地设备,这不仅能让整个系统更加流畅和智能,而且能大大缩短响应时间。随着网络管理从中央云平台转向本地设备，各种设备能够更有效地支持 Wi-Fi 通信。这种通信方式可以连接数十亿用户和他们的设备，实现互联。随着 6G 技术的发展，这些传感器、医疗设备、可穿戴设备和手机中的人工智能都可以更好地合作，从而更精确地预测、预防和治疗疾病。

在医疗领域中，连续智能也能提高操作效率、财务可行性和可持续性，特别是当外部市场环境和社会环境持续变化、整个系统需要适应时。我们要信任人工智能，特别是连续智能，首先要了解其背后的逻辑。人们对人工智能的接受程度最终取决于这项技术有多少是可以解释的，以及我们能解释多少。[10] 连续智能的应用应建立在信任的基础上，而这也是未来医疗的方向。

人工智能可以解决偏见吗？

我可能正在治疗 75 岁的白人、30 岁的澳大利亚人、47 岁的亚洲人、55 岁的黑人高血压患者，而我对他们的治疗策略基本上是相同的。如果基础血压相似，大多数临床医生会从相同剂量的利尿剂或血管扩张药开始治疗。听起来很疯狂，对吧？令人惊讶的是，这些临床试验主要是在白人群体中进行的。尽管我们知道不同人种在新陈代谢和药物动力学上有差异，但没有明确的数据来指导有色人种的护理。所有的建议都是推测出来的。这还没有考虑到这些社区之间可能存在大量差异明显的临床协变量、环境和社会因素。

医学人工智能在数据多样性上有一个问题，这个问题是我们必须要意识到的。除了种族问题，研究中的女性参与者也非常少，因此我们不得不对广泛存在的偏见视而不见，并期望不同的性别在生理上是相似的。而事实上，基于大数据生成的机器学习算法有一个很大的问题，这些数据往往缺乏多样性和全面性，因此生成的算法并不完全具有代表性。[11] 由于这种不包容性和非代表性，无论这些算法是用于预测风险、诊断疾病还是提供治疗方案，它们都可能存在缺陷，并在适用性上受到限制。

德国海德堡的研究人员针对黑色素瘤完善了一个诊断算法。他们使用深度学习评估了 10 多万张预先标记为恶性或良性的皮肤损伤照片，以帮助计算机反向设计算法。[12] 你猜怎么着？在做出正确诊断方面，该算法比经过认证的皮肤科医生的诊断更有效。[13] 但问题是，这个算法主要是在白人皮肤上训练出来的。这意味着该算法在其他肤色或肤质上正确诊断黑色素瘤的能力最多勉强达标。这充分说明，算法和创建算法的人一样，都可能存在偏见。数据缺失也会造成偏见。[14] 发表在著名期刊上的几篇机器学习论文都是通过推算数据来填补空白，从而得出算法的。这可能会进一步加剧偏差，尤其是在数据本来就不够多样化的情况下。[15]

输入的数据质量差会导致输出的结果也差。如果数据的质量低下或被篡改，那么输出将是无用的。同样，如果数据收集存在偏见，那么生成的产品也将带有偏见，在人群中的普适性也会不完美。偏见会在多个阶段渗透到人工智能中，无论是数据收集、结果分类，还是所使用的技术类型。[16] 如果收集的数据不足，那么生成的算法将不能真实反映出手头的问题。如果在收集数据时没有充分考虑和包括不同的群体（例如年龄、种族、体重指数、性别等），那么产生的算法或模型可能就没有办法准确地提供有用的解决方案或建议。这样的算法或解决方案可能会加剧社会的差异和不平等。

重要的是，这些偏见往往是固有的，而不是有意的。因此，在开始一项研究之前，确定研究意图和数据收集范围是最重要的阶段。有时，人工智能算法可能是为特定的地点、区域或人群设计的。在这种情况下，重要的是要确保这些算法仅限于特定人群，并在将其推广到更大范围之前仔细评估。在当今世界正努力应对系统性偏见和种族主义的时候，我们需要的是能够减少健康差异的技术，而不是进一步加剧这些差异。[17]

偏见和伤害

有偏见的模型存在问题。它们可能导致伤害、死亡，有时还会加重疾病。它们会对实验室或行业的运作产生不利影响，造成时间和金钱的损失。算法通常是一个"黑箱"，可能需要一段时间才能发现结果的不一致性，并将其指向某些固有的偏见。许多人已经对人工智能的作用表示怀疑，只要有一次不愉快的经历，就会削弱人们对人工智能领域的信任。目前还没有系统的方法来消除偏见，消除偏见取决于研究者的正直和精确性。数据科学家需要承认偏见的存在，识别其中的差距，做出最佳实践，并认真对待伦理问题。[18]

目前，人们都想成为第一个发布研究成果或产品的人。为了达到这个目标，人们经常追求快速行动，而这可能导致他们不能全面和深入地审视问题或研究。[19] 在追求速度的过程中，最容易被忽视的因素就是个人偏见和偏差。要检查和识别偏见，首先要关注数据集的创建过程。其次是确保对结果进行统一的分类和判定，最好是有前瞻性。当研究者们分析大型数据集时，重要的是要确定这些数据集或登记册并非主要由欧洲血统的白人高加索人组成（通常是这种情况），而是有足够的异质性和来自其他肤色和血统的代表性。同质化的数据集将提高统计能力，从而快速制定可行的算法，但会影响普适性；不过，如果打算制定针对不同种族和性别的算法，则需要事先说明这一点。

理解偏见并修正它

偏见会产生偏见。偏见不仅存在于数据集中，还表现在人工智能工具的开发者身上，而且设计者缺乏多样性也是造成偏见的原因之一。根据我们合并的数据集，尤其是那些大型注册库或临床试验数据，我们清楚地知道，女性和少数群体的代表性不足或被忽略。随着我们进入由可穿戴设备传输数据的世界，认识到这一点并纠正这种失衡是关键。未来的数据量会更大，因此偏见也会更多。如游戏开发者佐伊·奎恩所言："尽管算法是基于数学原理构建的，但它输出的结果并不一定是客观或公正的。"

处理算法中的偏见是一种挑战。如果算法效果不佳，调整预期会比重新评估整个算法更简单。我们在迅速理解和处理问题时，很难深入了解机器学习算法是如何做决策的。要深入这些所谓的"黑箱"去探究它们的固有偏见或错误并不是一件容易的事。有时，人工智能工具解释数据的方式会导致结果出现偏差。例如，一个识别飞机和汽车的算法，可能是根据图片背景来判断的，因为大部分飞机图片的背景是天空，而汽车图片的背景则是道路。重要的是要了解算法是如何得出结论的。在解释来自可穿戴设备的信号时，这一点同样重要。数据的缺失和过度依赖都可能导致偏见。在临床护理中使用的人工智能算法，需要像评估新药或干预措施一样严格，算法的每次更新或修改也都需要经过同样严格的审查。随着基于人工智能的诊断和治疗手段持续增长，我们需要一种系统性、可扩展和可部署的方法。

偏见经常与视角有关，取决于一个人是从内向外看还是从外向内看。产生这种偏见的原因可能与数据的收集者、数据的检查方式以及检查者有关。医学领域牵涉多个组织和众多利益相关者，他们都有各自的观点。为了限制偏见，使用多学科团队，如临床医生、研究人员、数据科学家、流行病学家和药剂师是非常必要的。此外，整个行业也在努力消除偏见。微软和国际商业机器公司正致力于开发能够自动纠偏的算法。谷歌最近发布了一个名为"What-If Tool"的开源工具，这个工具能够评估机器学习模型的公平性。[20] 在数据集中纠正偏见比在人类身上更简单，利用人工智能确保不同性别和社会经济地位的人获得公平的医疗服务，可能是一个解决之道。

第 13 章
预测与预防突然死亡

杰克·韦尔奇
如果外部的变化速度超过了内部，那么终结可能就在眼前。

　　玛雅是一个 38 岁的博士后研究员，她在一个初创公司工作，该公司正在探索前沿的免疫治疗。她与我的朋友结婚后，如今是一对 7 岁双胞胎的母亲。她是一个充满活力、对生活充满热情的人，她爱她的孩子，在职业上非常成功，在公司内部迅速崭露头角。她是我认识的为数不多能够做好一切并且看起来毫不费力的人。2018年 6 月，我接到她丈夫的电话，问我是否可以帮他联系医院的一位癌症专家。当他告诉我玛雅刚被诊断出胰腺癌时，他的声音伤心到有些颤抖。

　　那个星期早些时候，玛雅突然感到严重的腹痛，痛感放射到她的背部。疼痛非常剧烈，她不得不前往急诊室，初步的诊断是胆囊结石。超声检查的结果并不确定，但磁共振成像显示胰头部位有一个大肿瘤，医生还在她的肝脏和脊椎中发现了转移性病变，这也就解释了她的疼痛。这位美丽、充满活力的年轻母亲，之前从未有过任何值得关注的病史，没有癌症家族史，也没有任何可识别的风险因素，突然间得到一个死亡判决——在接下来 6 个月内有 95%的死亡风险。然而玛雅是一个乐观主义者，她决定全力与病魔抗争，活成幸运的 5%。

我的妻子是一名肿瘤科医生，通过她的关系，我们很快为玛雅安排了专家会诊。接下来的一周，玛雅开始了化疗。由于无法对肿瘤进行手术切除，医生们希望化疗能够缩小肿瘤，这样就有可能使手术成为一个可行的选择。然而，4 个月后，玛雅离开了我们。

我们无法预测和预防每时每刻都在我们身边发生的类似情况，这反映出我们除了头脑已经知道和眼睛清楚看到的东西之外，还对其他许多东西一无所知。我们需要机器来增强我们的智慧，而关键的问题是我们能否实现这一目标。电子病历的出现会帮助我们找到这些答案吗？遗憾的是，我们目前采取的大多数措施或解决方案都是临时应急的，而不是长期的、根本的解决办法。医院认为电子病历的作用是零散的，主要将其作为一种计费工具，缺乏全面视角来预测未知情况。我们需要找到一种机制，在官僚体制中开发、测试并扩展技术和预测模型，尤其是在面临细分和专业的要求时。

无论我们是要制定综合策略来预测和预防心血管疾病，推进再生医学，开发基于免疫和纳米颗粒的药物输送系统来对抗癌症、控制传染病、治疗结缔组织病或代谢性疾病，还是开发新的成像模式来识别可能预示不祥的临床结果的微妙变化，我们都需要共同合作。这里有许多问题需要解决，而完善的人工智能方法似乎恰逢其时。

研究证据在发表后以令人难以置信的速度过时。新冠肺炎疫情向我们证实了这一点，每天都有最新消息推翻一周前还被视为主流的疗法或理论。羟氯喹治疗在疫情初期得到了强烈的推荐，但很快就出现不良效果，甚至可能导致副作用而提高死亡率。我自己在感染新冠病毒时就接受了备受争议的羟氯喹与阿奇霉素的联合治疗。两个月后，这种治疗已经不再出现在美国任何一家医院中。在压力和紧张的情况下迅速跟上不断变化的数据并做出决策，或者在不断变化的情境中试图计算概率，都有可能疏漏。再次，人工智能衍生的逻辑和算法可以帮助我们理解这种信息过剩。

重新分类疾病

随着人工智能持续为我们揭示冰山下的信息或证据，我们需要重新审视疾病的定义、风险分层和治疗方式。一旦人工智能对疾病重新进行分类，目前由人工分类驱动的治疗方法可能很快就会改变。这将促使我们重新思考常见临床病症的分类，而我们可能错误地认为自己已经很好地了解了这些病症。

以心力衰竭为例，它是一个消耗大量资源的疾病，而针对这个复杂疾病的治疗方案可以推广到大多数其他疾病。我们现在知道，当心力衰竭恶化时，它可能导致多器官衰竭。心力衰竭患者最大的担忧之一，就是他们出现恶性心律失常和猝死的风险更高。预测这一点最经得起考验的风险分层工具是左室射血分数。[1] 有很多研究证明，如果一个人的心脏射血分数低于 35%，那么这些人就是心脏功能减退的高风险人群。他们可能会受益于在胸腔中植入除颤器装置，通过电击使心脏恢复正常节律来对抗恶性心律失常。现在看来，这似乎有些简单，因为人体如此复杂，仅用一个变量来划分高危人群似乎并不英明。

事实上，随着时间的推移，我们在患者身上植入了太多这样的设备，已经达到数十万还不止。每植入的 20 个设备中，可能只有一个能挽救生命。尽管医生的初衷是好的，但许多植入设备的病人其实并不需要使用它们。更令人痛心的是，相当一部分没有植入设备的患者，实际上死于恶性心律失常。许多人试图增加其他临床变量（如年龄、性别、肾功能和患有心血管疾病的严重程度）来完善这个风险模型，从而更精确地识别那些可能会从某种治疗中获得最大益处的患者或人群。[2] 这些衍生的回归模型或风险评分无法提供足够的价值，因而无法成为病人选择过程的一部分。模型可能更好地排除了那些不需要设备的人（提高了特异性），但它们在识别真正需要设备的人群时效果不佳（敏感性较低）。其中部分原因是许多其他临床因素的相互作用存在不确定性，而这些因素可能并没有被考虑到。此外，我们还知道一系列社会、环境、经济和种族因素可能会放大这种风险，而这些因素在我们的决策中都没有涉及。除颤器在医疗决策中的重要性不言而喻，虽然价格会因为型号、供应商、与医院的合同以及所在国家和地区而有所不同，但这个产业的规模已达数十亿美元，并且仍在不断发展和完善中。

在这种不完美的背景下，有人尝试使用人工智能为病人进行风险分层。瑞典最近的一项研究使用机器学习检查了 4 万多名心力衰竭患者，并将他们分为 4 个不同的群体。[3] 他们发现了许多变量之间的相互作用，这些变量将病人重新划分为不同的风险类别，这与传统的基于心脏功能的简单分类法截然不同。瑞典的这项研究显示，有一组心脏功能较差但伴随某些临床特征的患者表现得非常好，而那些心脏功能正常的人却有猝死的高风险。这充分说明，也许我们需要重新审视心力衰竭的分类，并重新评估迄今为止积累的所有证据。

随着医院系统计算能力的增强，用于风险预测的机器学习将进一步提高。显然，这将利用更大的数据库，包括蛋白质组学、基因组学以及环境和生活方式等数据。存储在中央服务器的电子病历将通过云计算开发新的算法，从而通过应用程序接口在适当的临床环境中使用这些算法。在算法、深度学习和神经网络的喧嚣中，我们真正的挑战是区分理想与现实。我们希望能够在既定的范围内，及早发现并处理像玛雅这样的情况，当疾病在分子层面显现之前就捕捉到信号，这样我们才能预防，哪怕无法彻底治愈。[4] 进展将是迭代的和渐进的。在开始看到任何形式的收益之前，我们会面临很多痛苦。事情在开始变得简单之前，先会变得复杂得多。

我们能预防猝死、心力衰竭和心脏病发作吗？

22 年前，一个星期日的下午，我第一次在急诊室遇到埃里克斯。当时他 42 岁，而我还是一名心脏病学的实习生。埃里克斯因为严重的心脏病发作来到急诊室。他描述了一种难以忍受的不适，仿佛有头大象压在他的胸口。他说胸口有一种紧绷的感觉，伴随着呼吸困难，于是他才拨打了急救电话。当急救人员赶到时，他痛苦地扭曲着身体，浑身冰冷，湿漉漉的，几乎要昏倒。急救人员在现场为他记录了心电图，显示埃里克斯正处于心肌梗死急性期。心电图显示他的心脏前壁有急性活动性损伤。我们赶紧把他送到心导管介入手术室，发现冠状动脉（左前降支动脉）完全闭塞。这种病通常被称为"寡妇制造者"，它差一点就让埃里克斯遭遇这种命运。

经过诊断，我们将导管插入他的冠状动脉以溶解血栓，我们对冠状动脉的狭窄部分进行扩张，为了保持通畅，随后在其中放置了一个支架。这成功地恢复了心脏受损部分的血流。他的胸痛消失了，病情稳定后，他被转移到冠心病护理病房，在那里住了一晚。三天后，他在心脏功能相对良好的情况下出了院。人们常说时间就是肌肉，及时的干预让他的心肌免受损伤。20多年后，埃里克斯的状况仍然很好，他仍然是我的病人。尽管他不愿承认，但他生活在心脏病复发的恐惧中，不知道下次能否挺过来。

埃里克斯并没有常见的患上心脏疾病的风险因素。[5]他是一个年轻、健硕的希腊裔男子，没有不良的生活习惯。他每周只在社交场合饮酒一两次，而且保持适量。他不吸烟，也不存在其他风险因素，如糖尿病、高血压或高胆固醇。他每年都去看家庭医生，大约四年前他做过一次常规心电图，之后就再也没有复查过。他是一名小企业主，与妻子和兄弟共同拥有并经营着几家餐馆。用他自己的话说，他的生活几乎没有压力。他总是觉得一切似乎都在掌控之中。我无法解释为什么他会心脏病发作，只能猜测他的冠状动脉中有一小处胆固醇斑块破裂，或者发生了冠状动脉痉挛。原因尚不清楚。这仍然是现代医学实践中的一大难题：不是所有的事情都能合理解释。正如玛雅的案例一样，很多超出常规知识范畴的情况并不符合我们对疾病和结果的理解。

尽管心血管疾病是导致心肌梗死的主要原因之一，但现代的诊断、护理和治疗方法相对简单。我们仍然根据高血压、胆固醇、年龄、吸烟和糖尿病等公认的风险因素来预测未来罹患心血管疾病的风险。这基本上就是我们目前了解的全部。我们对基因的了解正在增加，但仍然处于初级阶段。[6]我们知道不是一个基因在发挥作用，而是多个基因相互作用，社会和环境因素也可能是罪魁祸首。因此，像埃里克斯这样的患者，尽管没有任何常规的风险因素，仍然可能存在大量其他的风险。而另一方面，也有一些人虽然有多种风险因素，却从未患过心脏病。

超过一半的心脏病和脑卒中发生在传统风险评估系统可能永远无法预测的人群中。我们常常认为，某些明确的风险因素与心血管疾病之间存在线性关系，风险越高，得心脏病的可能性就越高。这在某种程度上是正确的，但并非完全如此。疾病与风险特征之间的关系非常微妙。在这里，机器学习利用大数据揭示了各种习惯、社会、环境和临床风险因素之间相互作用的复杂性，帮助我们缩小预测和观察结果之间的差距。虽然我们可能无法解码这种关联性，但它肯定揭示了许多超出我们对人体生理学现有理解的可能性。我们倾向于使用所掌握的信息，这意味着用从西方患者中得出的风险评分来预测东方患者的风险。我们知道这种方法并不奏效。除了已知的风险因素外，还有更多未测量到的协变量，这些协变量更具有人口特异性。东南亚的一项研究进一步证实了这一点，在预测心脏病发作后的死亡率方面，针对特定人群的机器学习算法明显优于西方传统的风险评分。[7]

当我们考虑预防心血管疾病（或者任何疾病）时，我们可以从三个层面进行预防。首先是原始防护层面，目的是防止风险因素的产生；其次是初级预防，针对那些已经存在心血管疾病风险因素的人群，避免心血管疾病的发生；最后是二级预防，旨在防止已确诊心血管疾病的患者病情进一步恶化。不论是在原始防护、初级预防还是二级预防，当我们利用传感器和人工智能进行风险预测和疾病预防时，采用的原则都是一致的。

风险预测：一个不断变化的目标

谁能想到，通过查看心电图，我们不仅能了解当前的心脏状况，还能预测未来的心脏状况。这种贴在体表记录下来的综合电信号，似乎不太可能告诉我们心脏的结构和功能。[8] 但事实上，它不仅能描述心脏当前的状态，还能预测未来 20 年心脏的可能状况。令人惊讶的是，一个简单的动态心电图甚至能预测谁在未来可能会心脏病发作，或是突然去世。这种技术既令人震惊，又极为强大！

通过深度学习，我们现在可以从简单的心电图中观察到这些。[9] 研究人员通过扫描数百万张心电图，训练算法识别这些结果。之后，人工智能算法可以读取电信号中的微小变化，这些变化肉眼无法感知，也判断不出意义。如果心电图能够提供如此深入的信息，那么它就可以帮助医生采取预防性措施，并说服病人遵循医生建议的生活方式。如果四年前在埃里克斯心脏病发作之前，主治医师就从常规心电图中了解到他有心脏病风险，那么事情的发展可能会有所不同。

除了风险预测之外，目前经过训练的深度学习算法能够准确地分类动态心电图数据。[10] 实际上，这种方法的效果甚至超过了一般的专科医生。最近的一项研究对比了深度神经网络的分析与一个专家小组的成果，结果显示，人工智能的表现从统计学层面看更好，而且具有更高的再现性。[11] 如之前提及的，我们最近的努力是使用机器学习自动测量关键的心电图间期，如 Q–T 间期，以预测恶性心律失常的风险。[12] 不仅如此，我们已经开始在智能手表的单条简单电信号上做到这一点。这将在许多方面改变风险预测和护理服务的游戏规则。

除了心电图，人工智能还应用于评估和解读超声心动图。[13] 不同之处在于，超声心动图是一种显示心脏收缩和舒张情况的二维图像。这意味着要将算法分解成许多阶段，然后进行整合。现在，人工智能能够高精度地量化心脏的射血分数。人工测量射血分数是一个费力的过程，需要在心脏收缩期和舒张期的不同视图中手动标注心内膜。这个过程可能会出现系统性错误或随机错误。人工智能可以大大提高整个过程的准确性、重复性和效率。我们在全面应用这种动态的人工智能之前，仍需要经过长时间的探索和实践。

人工智能技术的进一步完善不仅仅停留在计算功能上，而是深入疾病本身。现在，人工智能能够诊断心脏淀粉样变性和肥厚型心肌病（心肌异常肥厚）。开发这些算法需要使用数千张超声心动图来帮助开发和测试算法。最近，我们已经从传统的大型超声心动图机转向使用手持式超声多普勒血流仪进行基于智能手机的点对点评估。当机器学习应用于此，我们就可以理解，这不仅能减少实际操作中的差异，还能在全球范围内获得更多技术和专家级医疗服务。

无论是心脏重症监护室，还是外科重症监护室，人工智能都是急症护理的未来。在重症监护室中，情况变化如此之快，即使是经验丰富的临床医生或重症医生，也可能遗漏很多情况。研究者正在使用远程监测和血流动力学数据，预测哪些病人可能会突然恶化。随着基础数据集变得更大和更复杂，预测算法将变得更加稳健。现在，一些用于治疗心力衰竭或者给重症患者提供支持的血流动力学设备（例如介入式人工心脏 Impella），已经与基于云的远程监测平台相连。这些系统能够预测接下来 6 分钟的动脉压模式，预测休克，为临床医生提供预警，从而采取措施避免此类情况发生。此外，人工智能系统还能对重症监护室甚至医院所有的住院病人进行败血症筛查，从而实现快速和有针对性的护理。

未来的医疗护理面临着令人惊叹的革命性变化

医疗护理的未来面临着令人惊叹的革命性变化。其中，科学家们一直对人脑与机器融合的技术很感兴趣。曾经只存在于科幻世界的脑机接口（BCI）如今已成为现实。尽管这些技术仍然处于初级阶段，但它们给治疗瘫痪等严重脊神经疾病带来了希望。[15] 可以想象，那些失去行动能力的患者有朝一日将恢复如初。患有四肢瘫痪或"闭锁综合征"的病人能够重新与家人沟通。脑机接口的强大功能得益于人工智能驱动的高级算法，这些算法能迅速解读大脑皮质的复杂电活动，并将信息转化为动作，例如打字、移动机械臂或解读视觉图像。将人工智能与脑机接口结合，研究人员已经能做到帮助瘫痪患者恢复触觉，这对于任何活动都至关重要。这种技术还让患者通过"思考"来执行如拿起叉子或杯子之类的动作。将电极引入大脑处理触觉的区域，并配合手部的传感器，从而建立起使患者再次能够感知的连接。虽然这些技术目前处于研究阶段，但它们预示着人工智能技术增强的神经科学技术有望恢复患者的力量和感觉，帮助瘫痪患者重新与外界交流。传感器和人工智能的结合，为患者创造了内置摄像头的假肢，以感知物体的大小和形状，帮助他们恢复正常生活。没有集成的智能，这一切都不可能实现。利用深度学习技术，计算机可以清晰地识别物体，然后做出捏、拿或抓的动作。

远程医疗服务已经改善了脑卒中的治疗效果，远程站点的神经科医生可以帮助指导社区医院或农村地区患者的治疗。其中的一个障碍是如何快速地为患者进行影像检查并解读结果，以便及时治疗。最近，美国食品药品管理局批准将神经成像技术应用于治疗脑卒中，这是人们期待已久的重大进展。[16] 这项技术能准确地定位大脑中容易受到持续性不可逆损伤的区域，并确定哪些区域适合进行紧急的血栓清除手术。这可以加快患者分级，将其转移至三级医院，从而提高治疗效果。虽然人工智能软件 Rapid AI 是根据全球 65 万多个扫描数据建立的，但效果取决于建立算法的数据集。

如前所述，1 型糖尿病患者不能产生胰岛素，因此每天需要多次注射胰岛素。由于剂量需要不断调整，遗憾的是，在现实环境中，患者可能要等待数周才能见到内分泌科医生，从而调整合适的剂量。因此，我们需要一种人工智能算法，帮助患者在每天甚至每小时的基础上更好地进行自我管理。最近，科学家们开发了一种人工智能算法，可以通过传感器辅助葡萄糖监测，为糖尿病患者持续调整胰岛素剂量。[17]

在眼科领域，利用人工智能诊断糖尿病视网膜病变和其他视网膜疾病已经比较成熟。人工智能在治疗失明方面也展现了令人振奋的应用前景。[18] 人的视网膜再生能力有限，神经元的逐渐丧失可能导致完全失明。[19] 通过传统的神经网络，人工智能帮助识别干细胞分化为视网膜细胞，这让我们离治疗视网膜疾病的细胞疗法更近了一步。[20] 随着移动处理器越来越小，人工智能有望支持各种感官功能，无论是视觉、听觉、触觉还是认知，从而在多个层面增强医疗技术。举例来说，"像人类一样行走"就是将多种传感器与人工智能进行整合的一种复杂形式。这可能涉及计算机视觉和自然语言处理技术，以帮助盲人导航。[21] 视力正常的人在行走时能够轻松识别和响应各种环境线索（如道路、台阶和交叉路口），人工智能系统可以捕捉这些线索并将其转化为视觉障碍者可以理解的提示，帮助他们从一个地方走到另一个地方。

玛雅的病例该怎么解释呢？事实上，提及癌症，有很多因素尚未被发现。我们知道，癌症的发生可能是多种因素相互作用的结果，包括不明的内在易感性、遗传倾向、环境诱因和致癌物质、免疫系统问题、自发的基因突变，又或者是我们尚未想到或无法量化的其他因素。玛雅去世后，我不确定肿瘤科专家能否更聪明地预测或预防这种情况的发生。深度学习利用未来会患胰腺癌的患者的大量扫描数据，可能会为我们增强预测的洞察力。利用大型临床数据集，结合以前未经测量的环境和社会因素进行机器学习，也许可以给我们一些启示。通过传感器策略实现的持续监测系统，像一个展示器官功能状态的信息面板，可以及时发现胰腺功能的早期异常信号。这能否足够及时地预测和预防胰腺癌，或者至少提高治愈率？只有时间才能告诉我们答案。但很明显，我们还有很多工作要做。

第 14 章
解决、失败与未来

马丁·路德·金
我们必须接受有限的失望，但永远不要放弃无限的希望。

人工智能能否成为终极解决方案？它能否解决所有的医疗问题，提高医疗价值，同时提高诊断准确率、风险预测和治疗效果，减轻医生的负担，并提升患者的治疗体验呢？

在当前的临床实践中，人工智能可以在许多层次上逐步引入。具体阶段可以根据干预程度和领域来分类，即根据对临床医生的自主性和临床实践的影响程度进行分类。虽然在后端使用人工智能来管理患者就诊流程时，干预的程度可能较低，但对效率的影响可能相当明显，例如，通过处理海量信息，来组织成千上万名患者在医院系统中流动，在确认急诊室病人的严重程度和相关床位的可用性后进行适当分流，或者帮助患者在非住院环境中做好护理。对大多数临床医生来说，使用人工智能来扮演这一角色似乎相当容易。[1] 这样既能控制在一定限度内，又能不着痕迹地优化医护流程和效率。然而，当人工智能的目标是协助医生进行决策和改变医护流程时，它就会侵犯医生的自主权，并可能被视为一种威胁，尤其是对那些多年来故步自封的临床医生而言。

解决床位容量问题

现代医疗实践中最大的问题之一就是床位容量。我无法描述当医院没有空床位时，接收转院患者有多困难。每天医院里都在重复着相似的场景。因为没有空床位，急诊室会将病人转到其他医院。由于无处安置，患者在急诊室一待就是好几个小时，有时甚至超过 24 个小时。在这种情况下，对患者的护理和患者的体验都降到了最低点。由于没有空床位，计划好的入院或手术被取消。这是美国三级医疗中心多年来一直存在的现象。

医院有多名管理人员专门负责这个问题，每天早晚都要开床位容量会议。一个由护士和医生组成的团队专门负责对患者进行分流。他们协助每个楼层的医生和团队做出出院决策，并将患者从重症监护室转移到普通病房，为急诊转院腾出空间。这听起来不可思议，实则是对资源和智慧的巨大浪费。用人工智能来控制床位流量和安置患者似乎是不二之选。一旦患者进入医院，机器学习算法就会对当前和计划的床位占用数据进行筛选。算法会处理患者的临床资料、病情严重程度、感染状态和器官损伤状况，以及大量其他临床特征。人工智能分析工具会将提取的数据与之前开发的优化模型进行比较，该模型是根据几个月来接诊的数千名患者的情况建立的。

使用机器学习算法，人工智能可以帮助患者分配到过去测试和验证数据集中预定义的群组。这种分析基于前几个月的成功和失败案例。这让医院能够更合适地分配病床，同时大大缩短了分流时间，提高在医院正确区域安排病床的准确性，从而优化治疗效果。在这里，重新审视偏见非常重要，因为偏见可能会影响治疗路径。而且，一些算法是针对特定医院的，不能在其他医疗机构通用。

患者的服务流程和前置操作的效率

人工智能能够并将在门诊方面影响医疗服务。人工智能在诊室的后端操作系统中发挥着重要作用，提高和优化了日常的诊疗流程。具体来说，它可以用系统化的方式主动填补预约空位，或者在患者临时取消的情况下迅速自动填补。此外，虚拟助手还能在患者就诊之前提供一些信息。我们每个人都曾在搜索引擎上"问诊"，以确认我们的症状不会危及生命，也不符合某种慢性疾病。很多患者在搜索与他们相似的心悸或胸痛症状后，在焦灼的状态下给我打电话，担心自己心脏病发作或者突然死亡。

尽管医生尽力安抚他们，但患者还是会前往急诊室，因为一通电话并不能消除他们的恐惧。很多时候，患者在实际就诊之前，已经通过互联网自行初步判断了病情。在线症状检查工具已被证明有助于确定诊断和回答问题。这通常需要输入自己的症状并回答一些问题。[2] 现在，有一些新的应用程序、工具和虚拟助手可以自动完成这个工作。伊莎贝尔（Isabel）是一个诊断支持系统，它利用自然语言处理技术，可以迅速查询包含一万多种疾病的数据库。这种症状检查工具有很多，但最大的问题是它们的准确率通常低于50%。如果诊断不准确，可能会导致许多负面后果。

对于虚拟门诊或在线互动，机器学习算法有助于识别临床问题、确立诊断，甚至提供治疗方案。患者首先与智能软件进行交互，软件会询问许多问题，然后整合这些信息，并呈现给临床医生，以帮助缩短门诊时间。接着，这些建议会传达给医护人员，由其批准建议的治疗方案。经过采纳后，人工智能系统可以将远程诊断和处方发送给患者，这种虚拟交互75%以上可以通过人工智能进行。

在治疗皮肤疾病、监测伤口状态和诊治高血压方面，人工智能在医学会诊中的应用已经进入一线。目前尚不清楚这种方式是否适合所有患者，但它确实可以满足那些寻求快速解决方案的 Z 世代患者。当提到快速时，多快才算快？Bright.md 就是一个智能检查平台，它能将患者的就诊时间从 15 分钟缩短到 2 分钟，从而使一天的患者数量从 30 人增加到 150 人。[3] 如前所述，这种上游的效率提升可能会对下游的临床医生产生消极影响。快速的流程和迅速的交接会减少人际交往的时间，从而减少人与人之间的情感交流。医疗服务变得过于交易化可能是一个潜在的威胁。

在急诊室，人工智能能起到什么作用呢？事实上，已有的分析型人工智能软件能够持续监控急诊室的患者流动情况。[4] 虽然这些软件目前还不是很完善，但当患者的等待时间超出预期时，它们可以向工作人员发出提醒。此外，负责监督床位容量和分布数据的算法能够加快识别潜在的障碍和瓶颈。证据显示，采用这种方法可以将病人从到达医院到获得住院床位的等待时间缩短 20%。我们可以设想，随着算法变得越来越精密，并在无监督或有监督的方式下不断学习，医疗系统的效率将逐步提高。

在实践中，人工智能的效能可以呈现多重面貌，这取决于我们如何看待它。任何能够减少冗余、重复点击和不必要文书工作的事情，似乎都可以增加价值。医院和保险公司正在开发算法，以确定病人是否有资格入院、接受检查或手术。其中大部分都可以通过自动方式进行评估，从而避免了现代医疗实践中多次提交和修改预授权限。如果人工智能在后台进行排程或加快预约，那么似乎会更为有效。它的成功取决于可扩展性以及与医疗系统和电子病历的集成应用。

机遇与干扰

人工智能及其处理大数据的能力可以在多个层面上提供价值。从风险分层和预防的角度来看，这是非常有价值的。但值得注意的是，对于不同的患者或疾病，这种风险评估是不断变化的。而在医学实践中，预防的方法有很多种。

初级预防是评估一群健康的人罹患某种疾病的风险，如溃疡性结肠炎、结节病、肾衰竭、癫痫、脑卒中、癌症或肝硬化。通过电子病历或者基因组信息，人工智能数据团队能够预测从而预防这些疾病，这就是初级预防。还有一些患者面临病情加重或恶化的风险，这时候，二级预防就能发挥作用，防止患者复发、病情恶化或住院治疗。在这方面，针对慢性病患者的人工智能指导策略可以帮助患者走向更健康的路径。人工智能还有助于特定疾病并发症或功能障碍的三级预防。一个大规模应用的简单例子就是，被动传感器和人工智能被用来预防老年人和体弱者摔倒，这些人可能患有其他疾病，也可能没有。考虑到人口结构的变化和老年人口比例的增加，如果在整个人口层面部署这种预防策略，其价值是显而易见的。

人们常说，问题越大，机会就越大。由于各个机构之间缺乏信息共享，每年浪费的资金超过一万亿美元。数据之间缺乏互通性和标准化是一个巨大的问题。我们经常忽视的另一个重要事实是，从临床试验中得出的护理数据可能并不能真实地反映我们正在照顾的患者的状况。这种现实世界中的差异（来自特定人群中筛选出来的研究个体）让我们对现有的医疗流程产生了质疑。如果我们能够利用来自真实世界大规模样本得出的算法，以更加个体化的方式评估患者的治疗效果，那么现有的医疗指南还有存在的必要吗？大多数指南都是针对"普通患者"制定的，它们反映的是平均策略，这与精准医疗的概念背道而驰。那么，我们是否应该重新定义疾病的分类，放弃随机临床试验，真正实施个体化护理呢？这是很有可能的，但我们能够信任由人工智能协助的决策吗？尤其是当人工智能给出的干预建议或诊断可能超出人类医生的理解能力、无法清晰解释合理性时。这种"黑箱"让我们重新思考和评估之前的认知和假设。

面对这种"黑箱"效应，我们应该如何应对？[5] 首先，我们需要对数据质量、数据整理和算法应用的目标人群充满信心。以新疗法、治疗方案、影像学和诊断手段的出现为例，相同的算法需要重新思考和优化，因为它可能不再适用。为了建立人们的信任，算法的工作原理需要是透明的。随着数据的输入和医学的实践，算法需要具有适应性和灵活性。固定的算法难以经受时间的考验。

解构这个"黑箱"也需要创新。例如，人们一直在尝试提高医生理解人工智能分析结果可信度的能力。[6] 以乳腺疾病的影像学检查结果为模型，基于像素逻辑生成热力图，显示出与传统放射科医生所能看到的视觉信息之间的直接关系。人工智能的读取和人类专家的读取之间的关联，增强了人们对人工智能逻辑的信心，从而更容易被采纳。此外，数据集还能生成热力图，显示正在接受临床评估的个体与算法来源的人群之间的密切关系。这让人们对人工智能分析的潜在价值充满信心。

通过随机试验来评估算法在临床上的表现，将会是一个持续的、复杂的过程。我们都知道算法并不完美，并且必须允许它持续学习。但是，什么时候才能将这种学习锁定并应用于临床试验呢？

在用于生成算法的数据集中，使用的疗法是否经过优化并且足够标准化？数据是否足够多样化？计算机科学家和临床试验人员都在努力探讨如何评估软件算法在医疗领域的有效性和安全性，以及如何将它们与传统的医疗设备或药物作对比。

我们能否通过创新来解决高昂的医疗成本，实现财务的可持续性，这是一个价值万亿的问题。人工智能在药物研发、治疗方法、提高疗效，以及在医院环境中为重症患者提供护理方面大有可为。这在很大程度上取决于我们能否打破障碍、分享数据并改变工作流程，同时让患者成为明智的消费者，帮助我们做出更智慧的决策。众多公司正在投资人工智能的各个层面，从患者数据和风险分析，到医学影像和诊断、生活方式管理和监测、营养建议、可穿戴设备监测、住院和医院管理、急诊室管理等。据预测，到2026年，通过应用人工智能算法，在机器人辅助护理、虚拟护理、行政工作流程、欺诈检测、药物剂量错误、临床试验、自动图像诊断和网络安全等领域，将节省1 500多亿美元。[7] 关于这个话题，我将在第18章进行详细的讨论。

手术能否自动化？

过去，我曾使用立体定向设备进行过磁导航手术。我可以坐在控制室中，距离病人三四米远，使用操纵杆在心脏内部操纵导管。这套设备提高了导管移动的精确度，并定向到可能导致心律失常的特定区域，同时减少了医生的射线暴露量。下一步就是利用人工智能自动导航至病变区域，然后经过一些确认测试，通过射频消融来终止心律失常。我们已经开始使用全息增强现实技术（SentiAR）来实时、交互式、三维地反映心脏内部的解剖结构。虽然带有自动导航功能的全息导管图像听起来似乎有些虚构，但事实上，我们即将在临床中应用这一技术。

人工智能与介入科和外科的交叉将带来许多伦理问题，其中大多数与偏见和责任有关。随着我们逐渐进入完全人工智能的操作模式，这些伦理问题会变得更加突出。这对于人工智能发起的反应或自主干预尤为重要。正如另一节详细讨论的那样，用于训练人工智能的数据集可能起初就存在偏见。这将带来伦理挑战，尤其是当下游影响在不同患者亚群中存在差异时。这可能意味着不同的干预措施会给不同的患者带来不同的结果。

让我们以整形外科手术为例。人工智能可以分析和识别某些面部特征来预测一个人的年龄。基于这一分析，它能够提出手术建议，通过面部特征的调整来减少外观年龄。在韩国，整容手术非常盛行。外科医生使用运动传感器手术器械实时收集数据，指导外科医生进行微调，以改善手术效果。但这些人工智能算法也存在一些固有的偏见。2013 年，"韩国小姐选美大赛"引起了轩然大波，原因是那些做过整容手术的选手面部特征非常相似。[8] 人们常说，美在观者之眼，如果这双眼睛受到人工智能的指引，这一定义会变得复杂。不言而喻，这样的人工智能算法不适用于不同的种族和社群。

在手术室或医疗实验室中，风险与挑战更为紧迫。人工智能训练的机器人在手术过程中，无论是因为技术问题而冻结，还是在解剖、缝合或钳夹导管时失控，都可能导致灾难性的后果。伦理问题的严重程度将与人工智能的参与程度成正比。在对机器人进行训练时，重要的是使用在不同地点由多名操作员在各种条件下进行的数千次手术的数据集对其进行训练。避免伤害至关重要。但如果真的发生了意外，责任将落在谁身上？是开发自主操作机器人的公司，还是外科医生、医院甚至数据集的贡献者？

人工智能无法复制外科医生基于直觉所做的决策。这种凭直觉做出的反应很难被完全捕捉和替代，因为它大部分来源于难以量化的临床经验。此外，一个完整的外科手术需要成千上万个复杂的步骤，包括切割、解剖、切除、连接、烧灼、冷却、夹紧、结扎和缝合。在可预见的未来，机器人只能作为助手。随着它们对基本功能的掌握越来越熟练，复杂性也将随之增长，但必须非常谨慎。

抗击这一场以及下一场流行病

当我写下这段文字时，新冠病毒仍在对美国和全球发起攻击，对社会的健康、心理和经济造成了巨大的威胁。这场大流行肯定激发了我们的创新动力，特别是预防病毒的传播，更重要的是，为未来几年可能出现的再次暴发做好了准备。我们已经看到新冠变异株反反复复带来的疫情高峰。疫情让我们认识到，需要利用强大的计算能力来研究全球的大量数据，以研究传播模式并为下一步行动提供见解。人工智能发挥了巨大的作用，不仅预测了疫情的传播，还加速了研究和治疗进程。在后疫情时代，支持远程护理和增强传感器辅助自我管理策略的人工智能方法，将在降低成本、重新分配资源以及应对未来威胁人类生命的自然灾害和灾难性事件方面发挥重要作用。[9]

在与新冠病毒的斗争中，人工智能在多个方面实现了可扩展的自适应对策。通过使用机器学习算法整合病人信息、社会与经济数据、邮政编码等，技术的进步为指导治疗和提高更广泛地区临床治疗效果提供了真知灼见。为应对新冠大流行，出现了机器学习支持的聊天机器人，帮助患者指导医疗护理。人工智能聊天机器人不仅改善了患者的体验，还有助于筛查患者的症状。它们还能协助分诊和为患者提供教育资源，而且这一切都是无接触的。Alexa 这样的虚拟聊天助手能够获取最新的信息，并且回答大量关于症状和护理路径的问题，甚至呼叫中心也可以由人工智能辅助应答。自然语言处理技术帮助进行情感分析，然后通过语音分析来量化来电者的困扰和年龄等变量，帮助确定回复的优先次序。[10]

在了解新冠病毒的传播路径时，我们仍面临着挑战，而人工智能似乎可以发挥作用。加拿大一个名为 BlueDot 的机器学习系统能够处理来自全球的新闻报道、航空动态、临床实践和医院系统的大量数据。这为医院和公共卫生领导者提供了传播信息，预测了新的热点，并为遏制传播提供了直接的资源和努力。对于判断可能涌入的感染者、规划医院床位的可用性、评估当地急诊室的容量以及决定缓解措施的持续时间等方面至关重要。

另一家名为"ClosedLoop"的人工智能初创公司，通过脆弱性指数[11]，能够定位高风险地区中容易感染的个体，并帮助公共卫生官员将资源、物资和教育工具引导至这些地方以确保安全。像这样基于云计算的人工智能策略允许这些模型在全球广泛传播，其目标不仅是监测疫情热点，还关系到预测易受感染的地区以及可能出现高风险并发症的州。此外，它还可以预测结果和开发算法，以确定哪些患者的病情会更加严重。其中一些涉及可能导致病情恶化的风险因素，从而防止轻度病例恶化。然而，最关键的仍是数据，而且是大量数据，所有数据都必须经过注释、清洗，并有明确的结果。

在实时监测社交论坛方面，人工智能技术也有助于评估公共卫生紧急情况的严重性和传播范围。这可能是通过追踪社交媒体中的特定词汇，关注旅行和消费模式的变化，或是通过与病例和死亡相关的讨论来引起人们的好奇心。通过追踪社交平台Reddit的对话，结果显示，在新冠肺炎疫情袭击美国一个月后，洗手和戴口罩成了更受关注的话题。将社交媒体与人们的想法和行为相结合可以更好地追踪和控制疾病的传播。在宾夕法尼亚大学医学院的数字健康中心，研究人员应用了机器学习和自然语言处理技术来研究Reddit论坛。[12] 丹尼尔·斯托克斯及其同事表示，监测对话的变化可以为早期干预提供机会，从而防止病毒的传播。此外，还有一些人工智能辅助的应用程序和传感器，用于追踪高风险个体的健康和行为。这些都被用来构建算法，以更好地了解个人的易感性，从而制定措施保护弱势群体。

美国和其他国家新冠病毒感染病例的频繁波动，在很大程度上是由于缺乏基于数据的决策。由于缺乏预测性应用，或者至少没有充分利用它们，新冠肺炎疫情的影响加剧了。现在，机器学习模型可以准确地估计病毒的传播率。结合病史、症状、实验室检查和影像诊断，人工智能模型可以提供即时诊断，甚至是在PCR检测结果出来之前。

在应对未来的疫情大流行时，结合临床信息使用人工智能的方法似乎比试剂更好。人工智能不仅有助于预测和跟踪疾病的传播，还可以为我们应对下一次疫情大流行做好准备。从医学影像中获得的大量数据集，帮助创建了读取X线影像和CT的算法，这些算法可以预测临床过程，并按照病人的严重程度进行适当的分流。[13] 纽约大学的科学家开发了一种人工智能方法，帮助对急诊室的病人进行分流。[14] 这个方法分为两部分：第一部分使用深度神经网络通过胸部 X 线影像来预测预后；第二部分通过使用机器学习模型加强常规实验室测试结果，以提升影像信息的能量，包括其他临床参数和实验室标记在内的算法可以进一步预测住院病程。尽管这种技术专门用于对付新冠病毒，但同样的技术也可以在各种疾病状态中复制。

人们一直在努力将人工智能应用于药物研发，甚至疫苗研发。在新冠大流行期间，我们看到了这种整合如何缩短疫苗开发时间。[15]除此之外，它还允许我们根据模型筛选化合物，用于可能在未来出现的病毒变异株。有些人工智能公司正在开发基于云计算的方法和算法，用于风险分层、预测和推荐治疗。基于云的技术将在供应链决策和短缺问题上发挥作用。例如，预测分析的应用将帮助我们准确指出个人防护装备的供应在哪些方面受到限制，以及如何改变分配方式。我们将能更好地预测疾病的再次暴发，并估计潜在的需求和资源限制。这将给我们留出准备时间，为下一次可能发生的情况做好准备。因为毫无疑问，未来还会有更多的挑战。

第四部分

让我们的医疗系统
可持续发展

第 15 章
价值主张与激励变革

珍妮·罗斯博士

数字化转型不仅仅关于技术。这关系到重新定义组织的价值主张，最终能够实现重新设计组织。

我的传呼机在周日早上 6 点 59 分响了起来。你会认为我已经习惯了这种反复响起的刺耳的声音。但答案并不是！它仍然会把我惊醒，让我心跳加速。周日是一周中我最喜欢晚起的一天，尤其是当我不值班的时候。但现在，我被粗暴的呼叫铃声吵醒了，它本该知道当日我不值班。我非常恼火，忘记关掉传呼机使我现在不得不起身回应。我接起电话，尽量让自己听起来专心且关切，哪怕我丝毫没有这种感觉。打来电话的是 73 岁的玛西娅，我认识她已经快 11 年了，她那柔和、忧郁、充满歉意的声音立刻打动了我的心。我知道，如果有人在早上 6 点 59 分给我发信息，那就意味着他们在给医生打电话之前已经耐心地等待了一段时间。我立刻明白过来，她心里的问题已经困扰了她好几个小时，她尽了最大的努力保持耐心并等到合适的时间给我打电话。她的问题其实很简单。她昨天晚上忘记服用血液稀释剂，不确定是否要在早上加倍服药来弥补。

这是一个常见的问题，答案很简单。但很明显，这个问题让她非常焦虑，以至于她在周日的早上给我打了紧急电话。玛西娅曾经脑卒中过，幸运的是她已经康复了。她的身体左侧曾经完全瘫痪，现在差不多恢复到了正常状态。与此同时，她的肾病、腹主动脉瘤和多发性骨髓瘤都在恶化。她的运气不太好，生活给她发了一副不太好的牌。她非常害怕再次脑卒中，并且她知道复发的风险非常高。

对临床医生来说，在深夜或周末接到病人的紧急电话并不是什么稀罕事，但他们的问题往往不是真的那么紧急；对病人来说，事情往往令他们感到焦灼，但医生可能不这样认为。二者的立场并不相同。患者所看重的事情，对医生来说并没有那么重要；医生认为重要的事情，从支付费用（如保险公司或其他付费机构）的角度看，可能被视为没有那么重要，而只是一些细节。如果某个事项或服务不能节省费用，那么对于负责支付费用的健康计划或保险计划来说，这个事项或服务可能就没有那么高的价值。在那一刻，我确信我提供了有价值的服务，玛西娅也这么认为。但从创收的角度来看，这只是又一次影响有限的临床实践。如果几个小时前就能迅速解决玛西娅的焦虑，那该多好。这是一个简单的问题，完全可以由健康护理导航员解决，而不需要护士、高级护理甚至医生来回答。或许，一个由算法支持的自我管理协议就能解决这种简单的问题，这样电话的两端都会感到满意。我可以多休息一会儿，玛西娅也不用再焦虑不安。通过建立正确的流程，每天可以避免数百万个类似的电话，这些就诊流程可以通过数字技术实现，由算法驱动，并且提供个体化方案，只在需要时由体贴的临床医生在后台提供支持。

对于价值的需求

过去 10 多年一直存在一种论述，即医学正在从以数量为主导转向以价值为导向。[1] 这场争论关乎医学未来的发展方向，因此有必要在此进行深入的讨论。最主要的问题是，由于存在众多的利益相关者，定义什么是"价值"变得非常具有挑战性。尽管患者可能将"价值"定义为富有同情心、及时且个人成本最低，保险公司则（有些冷漠地）将"价值"定义为以最低的成本实现整体人口的健康。医生感到自己被夹在中间，担心无论选择哪个方向，追求价值医疗都会对他们的实践和收益产生负面影响。[2] 为医疗保健达成一个共同的价值主张，似乎给我们带来了挑战。

这要求我们跳出传统的思维框架。无论是门诊、急诊、急救部门、物理治疗、康复、住院治疗还是去药店购药，我们都需要建立新的流程、减少中间人（如保险公司和转诊医生）并提高就医效率。新工作流程和治疗方式的可持续性需要变革。这种变革可以在多个层面进行，并且需要数据的支持和驱动。数据在现代医疗服务中非常重要，可以帮助医疗机构提高服务质量、管理合同、改进工作方式。在技术上的投资和构建数据基础设施以启用机器学习，将对于个体化护理创造未来价值起到关键作用。这将确保每个人都能公平地获得高质量的医疗服务，消除健康不平等，同时确保采取措施提高整个社区或庞大群体的健康水平，而不仅仅是关注个体。

"不言而喻，现有的运作方式和不断升高的医疗保健成本是难以为继的。显然，美国的医疗系统在护理质量、交付效率以及可用资源的使用方面仍然存在很多不足。现有的按服务收费（FFS）模式造成了过度利用，增加了实践模式的变化，并与创新竞争。它们将自身利益置于集体进步愿景之前。根据病人数量和临床互动次数获得激励的临床医生自然倾向于提供更多护理，但其中一些可能是不必要的。按照临床实践指南来规范医疗实践模式，并关注医疗护理的质量，这样做可以提升医疗服务的整体价值。"

专科服务以及那些报酬较高的复杂手术和程序在新的付款方案中被视为"高成本"。[3] 实际上，市场力量已经开始迫使亚专科医生重新定义日常工作的价值，同时逐渐减少昂贵的"低价值服务"（通常是高科技领域）。这将显著影响亚专科医生的收入，并改变他们的实践模式。随着时间的推移，他们越来越认识到预防措施的重要性。未来的医疗服务应当更加注重服务的价值，而不仅仅是服务的数量或规模。

我们必须明白，医疗的价值标准是不断变化的。[4] 随着"结果科学"日益聚焦于患者真正关心的临床结果，特别是在数字化医疗服务领域，价值的定义和量化会不断进化。如前所述，为了使医疗模型更加自动化和持续，我们需要更多地采用传感器技术。但这也意味着我们必须重新理解和调整工作流程，以及如何将医疗与费用报销相匹配。未来的医疗服务工作量及其描述和价值都会发生变化，这些都是为了取得更好、更经济、更高效的医疗效果。[5] 在未来，患者自己管理疾病的角色会越来越重要，同时他们在医疗费用方面也会承担更大的个人财务责任。这是使医疗保健变得更加经济实惠的关键因素之一。以糖尿病、胆固醇过高或高血压患者为例，他们如果不遵医嘱服药，可能会加重家庭和医院系统的负担，因为疾病加重、并发症和住院治疗的概率会增加。在这种情况下，患者要么会失去因健康习惯获得的"奖励"，要么会因为他们的个人健康状况而面临保险费增加的"处罚"。

在确定如何支付医护人员的费用时，我们不仅要考虑服务的数量，还要考虑服务的质量以及如何控制成本。一个很好的实践方向是多年前实施的"捆绑支付模式"。根据具体的临床护理类型——无论是一种疾病状态还是一种手术——有一个预先确定的金额。例如,医疗保险将为髋关节或膝关节置换这样的手术支付固定的金额。如果医疗机构运作高效，提供的护理质量好、效果好，它们就能节省资金，而那些因系统问题导致患者住院时间过长或出现并发症的机构则会亏钱。这是一个通过创新的报销方式来减少护理中的差异、增加透明度并使医生更加有责任感的例子。最终目标是以结果为导向，而减少实践中的差异并不意味着减少了个体化护理。其他采用类似捆绑支付模式的例子包括脓毒症、尿路感染、冠状动脉搭桥手术、急性心肌梗死和心力衰竭治疗等。虽然实施捆绑式付款并不容易，但如果能通过门诊、住院、康复和居家护理，将病患的全生命周期管理数字化，事情就会变得容易得多。这就构建了一个不可更改的护理记录，将整个团队紧密地联系在一起。

在线创造价值

我与德里的一位同事交谈，了解到印度已经取得很先进的技术。她告诉我她是如何为她的母亲轻松安排医疗预约、进行在线支付、完成其他与医疗相关的任务的，几乎不需要与人接触，也不需要与自动电话系统对话。在美国，许多小型服务已经开始提供在线预约，因为它们在努力地与大型医院系统竞争。但是，还有很多大型医疗机构仍然沿用传统的工作模式。无论如何，现代医疗服务的核心价值主张是提高效率、提高可访问性和改善患者体验。为了达到这些目标，医疗机构应该更多地考虑如何利用在线工具和技术来为患者提供更好的服务，从而提高他们的满意度和忠诚度。

在线问诊正逐渐成为主流，这可能是针对医疗人员短缺和资源分配不公平的解决方案。想象一下，在一个没有秘书的医生办公室，预约、咨询和后续测试全都是数字化体验，无须在电话旁等待或与医生交谈。尽管这听起来很吸引人（或不那么吸引人），调整或更改传统的医生与病人之间的互动关系，是一个重大的文化上的改变。但比赛已经开始。在美国和世界其他地方的许多小型实践甚至医院改革中，在线预约已经成为常规。与此同时，一些规模较大的一流学术机构却不那么灵活，多年来它们一直在讨论这个问题，但在尝试过程中遇到了不少挑战。更糟糕的是，还有一批老一代医生，他们习惯于掌控自己的日程，将这种"权力"移交给患者是不被允许的。我的一位同事说，这是对传统医患关系的不敬或侮辱，传统关系历来建立在信任和互相尊重的基础上。但当技术改变这种互动方式时，某些医生可能会感到不安。这种不安可能是因为他们担心与患者之间的权力关系发生了变化——医生失去了控制权，而患者获得了更多的决策权。

在线策略不仅对患者有价值，对临床医生也是如此。医生们可以通过线上方式，就简单的临床问题与患者进行交流，而不需要让患者等待数周或数月来见专家。线上会诊正在快速受到欢迎，特别是对于那些已经习惯在同一家医院系统中合作的团队。他们可以使用电子手段，针对患者护理的具体问题进行交流和咨询。在麻省总医院的变革实践中，我们发现这种方式能够有效地避免用简单的临床问题过度占用专家的时间，因为这些问题可以被直接且快速地解决。[6] 这些问题可能是来自初级医疗保健医生的，例如是否需要增加影像检查或者血液检测，是否应该增加药物剂量，或者是否需要与专家预约。这种方式节省了时间和资源，实现了更高效、更快速的诊疗，以较低的成本提供了高价值。为了个体化护理的可持续性和成本可控，需要更好地整合医疗系统并激励临床医生。

相较于面对面诊疗，通过 Zoom 召集专家举行线上会议更加简单。这种方式为患者提供了"一站式"个体化医疗服务。最近，我的团队就开始以这种方式为心力衰竭患者服务。[7] 我们会让护士、心脏病专家、心力衰竭专家以及心脏电生理学家与患者及其家人同时进行视频通话。这种方式不仅给患者带来了出色的体验，也给医疗提供者带来了不一样的体验。我们聚集在同一个虚拟房间内，一起交流，共同承担责任，没有比这更好的了！

众所周知，大多数诊所面临着预约取消、患者爽约或者迟到、电话呼叫、处方续写和电子邮件等问题。如果我们用金钱衡量浪费的时间，那每位医生每周的损失大约是 5 000 美元。我们已经知道，使用远程医疗服务的患者未到诊或取消率要低得多，但当患者能够在线自行预约时，情况也是如此。一款名为"open-table"的应用程序正在渗透医生的实践。这使患者能够查看他们的主治医师或专科医师的日程，并选择最适合他们的时间。某些医疗诊所更为开放，允许患者查看并预约诊所内所有医生的可用时间，而不仅仅是他们指定的或常见的主治医师。这使患者可以根据自己的时间更换医生。谁能想到这将成为可能呢？个人的便利可能会胜过连续性的护理！这并不一定是好事，但有人认为所有的信息都在电子病历中，这使得每一位医生都能针对患者特定的医疗状况提供合适的护理，即使他们之前并没有为该患者诊疗过。

数字化交互不仅仅是简单的预约功能，它的复杂性远超于此。这并不适合每一个人。最近的一项研究详细分析了2008年到2018年150多万名医生与患者的咨询对话，其中就用到一系列机器学习技巧，目的是理解患者的特征和交互中至关重要的因素，从而预测用户的参与度。结果毋庸置疑，决定服务质量的因素不止一个。[8]咨询对话的深度（即体验质量）、医生的响应速度以及患者的特点（比如他们是否经常去线下门诊），均是影响患者再次选择在线平台的重要因素。对于生活中大部分时间用来刷手机的千禧一代、Z世代和X世代来说，选择打字而非语音更加高效且压力更小。但最核心的考量在于确保患者对整个在线体验感到满意，并愿意再次选择在线咨询服务。这不能只是简单总结为预约简便。

调整激励机制

只有病人不健康，医院系统及其服务提供者的财务才会"健康"。如果每个人都是健康的，就不需要医疗服务了。在个人利益的驱动下，医生倾向于更多且更昂贵的治疗实践。更多的影像检查和更多的手术为医生和医院带来更多的收入。为医院带来更多收入的医生会受到管理层的赞许，并得到对应的奖金。[9]这就是激励机制出错的根源所在。

举一个例子来解释。一位62岁的律师患者来找我咨询，他总是在劳累后出现胸痛。他觉得自己的身体状况很好，但当他爬完三层楼梯后会感到呼吸急促，胸部也会有些不适。这种情况是最近才有的。他甚至发现如今跑5公里就会有点喘。他非常明确地告诉我，这种情况在过去的6个月里逐渐出现，并不是突然加重。除此之外，他的日常生活并没有受到任何限制。面对这种情况，我可以采取很多方法。我可以花时间更深入地了解他的整体状况，探讨他的风险因素，如高血压或糖尿病，通过调整药物来控制他运动时的心率反应，以此看看效果如何。我可以实施这些预防策略来减少他的风险因素，从而改善他的症状，并预防未来心脏病发作。另一方面，我可以调整他的药物并安排一项心电图运动试验。或者，我可以考虑进行非侵入性的冠状动脉检查（如冠状动脉CT血管成像），或进行侵入性的检查（如心导管检查）。总之，可选的策略有很多。人们常说，医学是一门艺术，无论选择哪种策略都没有错。通常，选择的策略基于对病情的怀疑程度。而在这个选择过程中，我们潜意识地考虑了一个变量，那就是相对价值单位（RVU）。不同的策略所产生的相对价值单位、收入或医疗费用可能相差数千美元。

在一些地方，医生和医院在做决定时，往往是由潜在的相对价值单位和可能产生的收入驱动的。然而，如果根据循证医学来治疗，有些病人其实不需要复杂的治疗，只需要改变生活方式和降低健康风险。但是，这种简单的治疗方法不会给医生或医院带来很多收入，而手术、检测和影像学检查会。现在的问题在于，医疗系统的付费方式鼓励了这种以赚钱为目的的行为，这就是付费方式需要改变的地方。如果继续这样，医疗系统会坚持不下去，注定要失败。现在需要的是一种新的政策，这种政策应该奖励那些提供高质量医疗的医生，同时鼓励他们做出更注重病人治疗结果的决定，而不只是为了营利。这样，医疗体系就会更注重预防疾病，从而避免在并不必要的昂贵程序上不可避免地引起大量开支。

鼓励行为改变

健康医疗领域虽然有许多引人注目的进展，如器官移植、细胞治疗和微创手术，但最好不要让疾病发展到需要开出昂贵的药物、切开人体皮肤进行手术修复的地步。在这方面，我们可以利用虚拟医疗技术和传感器进行持续的疾病追踪和管理。这样我们就可以根据需要适时地进行治疗，而不是等到病情严重再进行手术。不断地获取数据有助于我们预测和预防疾病，并寻找治愈之法。如果我们能控制所有的风险因素（或者至少是我们目前认识到的风险因素），我们就有可能阻止疾病的发展，甚至有可能使疾病的严重程度逐渐减轻，最终的目标是治愈疾病。以新诊断的2型糖尿病患者为例，我们可以选择昂贵的药物治疗，也可以鼓励他们调整生活方式，从而真正治愈疾病。这或许会令很多人感到惊讶，但事实上，早期的糖尿病，甚至某些较为严重的糖尿病，都是有可能治愈的。

激励措施的成功取决于全新的模型，这需要我们彻底解构现有的体系，并根据新的优先事项重新进行调整。雇主将通过支付员工保险费来进行激励，使员工更加关心自己的健康。在医生层面，通过"实时数字登记"辅助的报销模型将明确治疗结果，并推动报销模型超越现有的相对价值单位。标准化和透明化将是两个指导性原则，有助于清除现行"按病种收费"制度中的不足。

相对价值单位

首先要理解系统的激励方式，找出激励临床医生做出改变的正确策略。医疗服务以相对价值单位进行结算，这是大多数（但不是所有）医生工作的核心。[10] 他们参与的每一次医治、接诊的每一个患者、进行的每一项程序，都要用相对价值单位来计算。在委员会、护士或住院医师培训上花费的时间，不能计入产生相对价值单位的时间。这样说可能有些以偏概全，希望不会损害这个职业的神圣性，但在某种程度上，事实的确如此。如果我们想挑战现状，最好还是实事求是。

相对价值单位几乎成了一种执念。虽然医生们一直在想这个问题，但大多数医生都反感将自己的价值等同于这样一个无意义的指标。为了进一步解释这个问题，美国联邦医疗保险计划使用了一个收费表，明确了医生在手术和非手术领域中 7 500 多种不同服务的收费方式。每项服务的费用都根据相对价值单位来确定，这些单位已被分类和排名，并在医学领域内形成了一个标准。[11] 这种排序直接取决于特定任务所占用的资源，可能包括医生的工作、医生实践的费用和责任保险。大多数执业医师并不完全清楚这一切是如何计算出来的，但显而易见，这项工作既费力又有缺陷，因为它试图客观地反映不同工作环境下的资源需求。[12]

相对价值单位是一种评估医疗服务价值的方法，它综合考虑了时间、技术能力和努力、提供服务的压力以及脑力劳动和判断力。很明显，这些所谓的客观标准中有许多是定性的和主观的。计算结果进一步受到审议委员会的影响，分配相对价值单位的方法或策略也会对结果产生影响。此外，随着技术的进步、新的程序和干预措施不断变化，相对价值单位也在不断变化。任何手术所需的技能和努力在增加，其相对价值单位也会相应地增加。例如，开胸手术的价值明显高于导管术和心脏支架手术，尽管在某些情况下它们的结果相同。同样的论点也适用于药物疗法和介入疗法。尽管在某些患者中，药物治疗能达到相同的结果，甚至可能更好，但它产生的费用和相对价值单位都较低。这就是为什么医学界越来越偏向于手术或侵入性策略。

你可能不会感到惊讶，医学、医疗经济和华尔街在很大程度上是被新的、昂贵的治疗方法驱动的，而不是长期的预防性治疗，哪怕从大局来看，后者可能更有意义。当我们步入一个可以持续监控患者的数字医疗新时代时，这种技术赋予了我们提前远程介入的能力，以预防疾病的恶化和随后可能出现的问题。因此，我们需要重新考虑相对价值单位的评估方式。我们需要重新评估医疗服务的真正价值。我们需要明确什么更有价值：是对病人进行持续管理，穿越健康和疾病期，以预防疾病，还是采取昂贵、复杂的下游干预措施，以缓解或治愈疾病。选择一种方式并不意味着在适当的情况下不能采用另一种方式。此外，生活中颠扑不破的道理是，人们始终需要保持健康。为了确保这一点，激励方案需要改变，商业模式也必须改变。

数字价值单位会是未来的概念吗？

受新冠肺炎疫情的影响，美国的远程医疗服务飞速增长，达到了之前的 50 倍。这种变化不仅限于患者和医生之间的视频咨询，通过数字化平台进行互动、发送消息进行提醒同样翻一番。我从许多基层医生的对话中可以感受到，试图回复每一条消息所带来的压力正在增加。在与好友兼同事大卫的一次聊天中，我了解到一名初级保健医生每月通过患者门户网站会收到350～400条新的电子信息。这些都是"新的"互动，还不包括每条消息可能产生的额外往来。大卫接着说，大部分回复消息和电子邮件的工作在晚上进行（占用了个人时间），而且是在当天的大部分临床任务完成之后。与患者保持联系的所有工作都没有得到认可、评价或报酬。这就是一个免费的服务。正如之前所说，系统只承认相对价值单位和医疗单位。它没有一个机制来处理对日常实践至关重要并能带来更好结果的数字化互动。

这是一个复杂的问题。如何将多次数字化互动转化为医疗服务单位？每一次数字互动是否应该对患者或保险公司收费？你能想象为了这样的系统，一个医疗机构会面临多么复杂和密集的管理任务吗？为每次数字互动计费，需要精细化的管理和跟踪，这将导致机构的运营变得异常复杂，也需要大量的劳动力。这种变化可能会威胁公平性，因为经济条件较差的患者可能无法承担这些经常性的费用，或者没有途径进行频繁的数字互动。为了构建数字价值单位，这种关于医疗服务、单位规模和价值调整的复杂系统将成为患者和医生的噩梦。随着数字医疗和远程医疗的兴起，医疗服务的提供方式和时长都发生了变化。这种模式很难为一次简短的数字咨询和一次长时间的面对面诊断设定合适且公平的价格，这使得支付模式变得不再适用。报销问题导致许多医生选择回归传统的面对面医疗服务。尽管数字化医疗的技术已经到位，但支付方还没有找到合适的解决方案，因此人们要么回归传统方式，要么继续疲于新方式。有人说，数字策略在实践中的可行性将取决于医疗保健的商业模式。或者更确切地说，医疗保健行业的生存能力和可持续发展取决于为实施数字化医疗开发正确的商业模式。

现状是会变化的。按服务收费的模式，尝试为每一次的数字接触都进行明确的计费和评估，可能既不现实也不高效。固定支付、基于价值的模式似乎是唯一合理的解决方案。我们正处在一个必须进行创新和实验的路口。那些拥有健康计划的学术医疗中心或许能帮助我们解决这个难题，关键是要准确定义价值主张并激励变革，使之成为现实。

第 16 章
选择正确的道路

克莱顿·克里斯坦森
没有唯一正确的答案或前进的路径，但有一个正确的方式来定义问题。

　　能够认识哈佛商学院教授克莱顿·克里斯坦森真是我的荣幸。每次与他见面，我都被他的真诚、谦逊和纯粹的天赋所打动。如果你从未听过他的讲座或看过他的视频，他那认真的、不带批判性的、充满智慧的语气和尽可能简单明了阐述问题的能力，总会让你对他心生敬仰。他的著作《创新者的窘境》改变了商界对于颠覆式创新的思考。[1] 借鉴他的教导，我认为我们有机会利用技术来颠覆当前不可持续的医疗系统。关键不在于技术，而在于我们如何围绕技术开展工作。克里斯坦森间接地指出，快速发展的（数字）技术本身无法影响世界，除非将它嵌入成功的商业模式中。我们有幸生活在一个真正有希望实现这种变革的时代。我们需要为患者更好地定义医疗保健可以以及应该是什么样子，而不是简单地满足当下。然后，付诸实践！

变革的趋势

就在我写作本书的时候，医疗保健领域正在发生巨大变化。一些知名的科技公司（如亚马逊、谷歌、苹果和三星）已经进入这个领域，并与无处不在的云服务相结合，开始主导这一不断演变的趋势。灵活的客户友好策略和卓越的市场研究将使它们继续领先于大多数医疗系统。即使是在这个领域面临挑战的大型医疗保健公司（如飞利浦医疗和通用电气医疗）也开始收购初创公司，以便跟上主流的科技公司。现在的重点是以患者为中心。患者如何接受治疗、在哪里接受治疗以及何时接受治疗，将决定他们获得治疗的方式。而且，不同的患者和不同的疾病，其治疗方式和关怀方式也会有所不同。患者必须服从于权威医疗体系的日子已经一去不复返——角色发生了逆转。问题的核心是，良好的就医体验到底是怎样的，给人什么样的感觉。事实已经证明，良好的体验能促使患者更为坚定地遵循医嘱，进而取得更好的疗效并节约成本。

数字产业一直在寻找缺口，并试图通过创新来填补缺口。例如，苹果公司早就洞察到简单的可穿戴设备具有获取和分析健康数据的巨大潜力，并通过苹果手表将这一洞察变为现实。苹果手表在测量身体活动以及评估心率和节奏方面发挥了明显的作用，甚至通过应用程序进入了临床试验领域。苹果公司不断地研发新的传感器、应用程序和关怀路径，以满足消费者市场，同时在临床具有潜在耐用性。此外，还有众多初创的数字医疗公司，与上述行业巨头一起，正在重塑患者与医疗服务提供者之间的关系。最初，这种连接可能是虚拟的、周期性的，如远程诊断或定期检查。但随着技术的发展，这种连接会升级为一个持续的、无缝的过程，数据（健康时）持续被收集和传输。护理路径不是等待患者生病，而是通过编程来预测和预防。

克莱顿·克里斯坦森教授指出，在传统的医院中，管理费用占总成本的近90%，这主要是因为它是一种"一刀切"的选择。同一家医院有多种商业模式，大多数是不兼容的。为了解决过高的医疗开销，我们需要持续地寻找提高效率、降低成本的方法。这种追求主要是通过提高效率来实现的，但却牺牲了对创新的投资。我们的目标是通过增加医疗服务量来应对报销额度的下降。尽管提高了服务的数量和效率，但医疗机构依然重视医疗服务的质量和就医体验。在加快提供医疗服务的同时，我们一直在努力确保医疗质量和患者体验不受影响。

例如，以前需要多天计划和长时间住院的手术，现在变成了门诊手术或当天出院。30年前，心脏病发作后病人需要住院3周，现在只需要两三天。长时间的外科手术现在大大减少了创伤，缩短了住院时间。过去，心脏搭桥手术后患者通常要住院长达14天，但现在4天就可以回家了。大多数骨科手术和泌尿科手术都是当天完成的。变革已经发生，但这只是开始。提前出院意味着更多的居家护理和病人自我管理（在适当的指导下）。无论在哪里提供医疗服务，可以肯定的是，相当一部分医疗服务将在医院之外进行。通过改变生活方式、监控个人传感器数据、调整剂量或坚持用药，个人责任将成为经济等式的一部分。

转移医疗成本

医疗保健的融资方式可能会发生变化。目前，根据我们的了解，医疗保险公司是我们的付款人，它们从患者那里获得保费，保费可能是由个人、雇主、独立组织或政府机构直接支付的。医疗保险计划通常是将所有参保人员的健康风险集中在一起，并假设大量健康、低成本的参保人员"承担"少数高成本参保人员的支出。护理文化正在从以治疗疾病为目的转变为以保持病人健康为目的。[2] 人们希望这种理念上的转变，以及随之而来的以健康和生活方式为重点的医疗模式，将从长远角度降低医疗成本。[3]

大部分此类医疗服务将是虚拟的。虚拟医疗的增长将减少与空间和人员有关的基础设施需求，从而降低成本。这也将改变临床医疗的开支结构。虚拟或视频就诊是在医院环境之外进行的，因此使用附加诊断服务的可能性会减少。那么，当医院减少了与实际设备和服务有关的开销时，这些节省下来的资金会不会成为医院的利润？或者，由于各种原因（如保险报销的减少）导致的资金减少，会不会给医疗机构造成财务负担？这无疑将降低整体的医疗成本，而节省下来的资金再分配将使医疗服务更为公平和均衡。这在很大程度上取决于支付方、保险商、监管机构和国会的参与程度，以及医院、制药公司、医疗设备、科技公司及其说客的态度。

在医院外提供门诊护理的轻资产医院环境所带来的新经济，将为重新构建门诊业务的结构以及人员和空间的重新分配提供机会。连带效应总是存在的，随着虚拟医疗和传感器的出现，一部分住院病人的护理可能会转移到非住院环境中。这会对医院和临床医生的收入水平产生不利影响，但同样会降低总体医疗成本。

住院病人向门诊病人的转移可以用一个例子来说明：很大一部分患者在开始服用控制心律的药物期间，会被例行收住入院。之所以在医院进行监测，是因为药物会改变心脏的电信号，非但不能控制节律，反而可能导致恶性心律失常（如心肌纤维化）、心搏骤停甚至猝死。在医院开始用药时，我们可以记录用药前后的心电图，这有助于降低由于电信号异常延长导致患者猝死的风险。尽管猝死的风险很低（1% ~ 2%），但其严重性足以使目前的实践要求通过住院患者监测来积极应对。现在，患者通过可穿戴设备，如手表或应用程序 AliveCor，在家中记录心电图。因此，患者开始在家中接受监测，从而将住院护理转移到家庭护理环境中，这并非不可能。人工智能公司 Cardiologs 的最新研究表明，基于云的算法能够从智能手表生成的心电图中测量这些电信号。我与法国的研究人员合作开展了一个项目，对 81 名症状轻微、接受有争议的羟氯喹－阿奇霉素联合治疗的病人进行了监测。[4] 我们使用智能手表记录心电图，使用基于云的人工智能算法监测电信号。幸运的是，没有患者在医院外发生恶性心律失常，我们通过手表心电图监测和预测风险的能力与医院内记录的传统心电图相当。这种创新的核心因素包括安全性、效率以及员工和患者的参与度。虽然这些创新措施可以为医疗系统节省资金，但会对临床医生和医院的财务状况产生负面影响。目标是好的，只是需要正确的商业模式。

变革中的医疗期望

医疗模式和人们的期望正在发生变化。想象一下，一位心力衰竭的重症患者，可能更愿意选择一家数字化医疗公司为其提供全天候的监护，而不是选择一家有多种业务的诊所或医院。如果费用合理，人们自然会选择只做针对性医疗服务的医生团队，这毕竟是他们最擅长的。他们全天候用数字技术仔细地追踪患者，一旦传感器数据显示治疗进展不如预期，他们就会积极干预。

我们知道，这些传感器能够在心力衰竭表现出来前几天预测并监测到它。[5] 但是由于资源限制，目前临床医生并没有全天候地关注这些传感器数据。更重要的是，当基层医生或心脏病医生需要管理数百名患有各种疾病的患者时，他们很难为每个人提供个体化的关注。即使他们注意到了，也可能不在最佳时间。这表明我们在为这些病情复杂的患者提供医疗服务时存在巨大的差距。各种慢性病，包括糖尿病、慢性阻塞性肺疾病、冠状动脉疾病、癌症以及帕金森病、癫痫等神经系统疾病，都有类似情况。时间至关重要。及时发现疾病的进展或发作，有助于预防并发症，从而避免更高的医疗费用。

在当前的医疗体系中，从医院到非医院，再到针对特定疾病的数字化护理平台乃至家庭护理，都需要一个高度协调的角色。现在，这个核心角色往往是主治医师。但在未来，很可能是医疗保健导航员（非医生），或者是信息灵通、具备数字化能力的患者自己。[6] 这样的转变是为了提供更优质的医疗服务，确保患者的健康，并节约医疗成本。随着时间的推进，患者和消费者将决定他们所接受的医疗服务的价值，以及应该由谁来为他们看病。[7] 这将是一个不断变化的目标，而数字经济、分类账以及随之而来的透明度将有助于更好地展示这一目标。

未来的医疗模式将是怎样的？

随着健康数据的透明性和可获取性，结合人工智能的建议，患者可以全天候与健康护理专家进行互动，不再受制于传统医院的时空限制。这意味着，传统的医疗方法和整个医疗行业的经济模式都会面临重大挑战和变革，以逐渐适应更加个体化和高效的健康护理需求。患者对自己生活的更大控制力将改变保险和医疗的购买与销售方式。随着医疗行业的进步，为特定疾病提供的个体化保险将逐渐被接受。同时，医疗行业正逐步走向"优步化"，即提供更为便捷、个体化的服务。就像优步一样随叫随到，未来的医疗服务也将更加灵活，能够根据患者的时间和地点提供所需的医疗服务。大型科技公司或初创数字护理平台可能会直接对患者负责，为他们提供专门的医疗服务。同时，心力衰竭或糖尿病等疾病患者很可能会选择退出传统的团体医疗，而选择数字医疗服务商为他们提供的护理套餐。这些第三方提供商直接与患者签订合同，而不是通过传统的保险方式。这将是个体化、分散式医疗的新起点。当然，目前的综合保险仍会存在，但患者可以选择退出特定慢性病的保险。这样可以节省保费，将其投资于特定疾病的数字化治疗。一些健康计划可能会有自己的个体化数字护理方案，与传统的保险和自我管理相结合。

领先的医疗系统正在积极地筹划未来。其中，那些前瞻性的组织宁愿采取冒险策略，也不愿意等待虚拟医疗服务的正式报销。现在，人们正在努力重新设计数字化医疗路径，使其更加以消费者为中心，并且体验流畅。各种组织正积极地与数字领域的变革者建立合作关系。那些官僚作风较少、执行高效的医疗组织正受到亚马逊、谷歌和微软等科技巨头的青睐，而这些科技公司也对此展现出极大的兴趣和急迫感。对他们而言，未来的关键不仅仅是将传统医疗服务数字化，更重要的是重新规划和设计医疗服务的全流程，以满足现代患者的需求和期待。医疗体系正努力打破传统的患者与医生的交互模式，期望通过数字化手段为患者提供更为个体化且更具人情味的医疗服务。为此，无论是门诊、住院治疗、急诊还是药品配送，都需要进行革新和整合，确保患者在整个治疗过程中获得连贯、高效和满意的体验，从而构建一个能适应未来发展和需求的持久健康之旅。

轻资产文化

大致回想一下，书店、录像带租赁店和激光唱片商店就像传统机构。我们也看到，实体店逐渐转型为展示厅，其商业模式完全由数字体验所主导。每当我看到 Barnes & Noble 书店时，我都会感到无比怀念，并特意走进去浏览一番。但我很快意识到，尽管我非常怀念这种购书方式，但它实际上效率低下且成本高昂。我进去找一本书，费了九牛二虎之力，最后发现它并不在货架上，我只能选择在线订购或是两周后再来书店购买。我的生活方式已经转型。我已经跨过了那个门槛。怀旧之情依然存在，但只是在边缘徘徊，也许不久之后，这种怀旧感也会消失。

优步和爱彼迎这样的企业在竞争中取得了领先地位，且大大减少了基础设施。医院也将逐步转向这种模式，核心是减轻资产负担。疫情防控期间的远程医疗为我们展示了这种可能性。大型医院可能会缩小规模，主要关注三级和四级医疗服务，因为大部分基础医疗服务和二级医疗服务将转移到患者家中或附近的非住院护理地点。患者的家将变成门诊，他们的床将成为病床。利用传感器的虚拟医疗将有助于减少基础设施和人力资源的需求。再加上在线预约，我们现在可以从家中直接联系医生。在后端，我们可以建立一个自动化或由管理人员辅助的流程，以提高检测、咨询和手术前各种准备工作的速度。这将确保整个医疗体验更加无纸化、高效，方便患者预测，并为他们提供全面的一站式服务。

将人工智能与远程医疗相结合，甚至有可能使远程医疗成为无须医生参与的体验。这正是拉丁美洲心脏病远程医疗网络正在努力实现的目标。[8] 该网络通过中心辐射策略，改变了巴西、哥伦比亚、墨西哥、智利和阿根廷的医疗护理路径。远程医疗服务覆盖了一亿人口，重点是帮助确定诊断和防止不必要的病人转院。其他基于人工智能以预测心脏病发作的工作，可能会受到气候条件的影响（在极冷天气下会更容易心脏病发作），通过分析邮政编码等数据，人工智能能够更好地了解特定区域的社会经济情况、人口分布和医疗资源配置，从而有针对性地分配医疗资源，特别是在医疗需求容易被忽视的地方。在未来，医疗护理的重要方向之一将是重新利用和重新配置现有资源，而这正是深度学习有助于医疗保健系统保持财务可行性的地方。

医疗保健的"优步化"不可避免，这意味着医疗服务随时随地可以跨越国界。未来将涉及一个轻资产的医疗护理系统，汇聚全球经过资格审核的临床医生，全天候为患者提供意见和医疗服务。这将需要翻译服务，并在必要时将患者转诊到附近的医疗机构进行医疗测试、检查和治疗。未来就诊将涉及不止一种学科专业，可以随时邀请家庭成员、社会工作者和营养师参与。也许下一个成功案例将围绕一个轻资产组织展开，该组织可以在全球范围内提供咨询、研究、教育和门诊护理服务。这也将有助于在全球性危机（新冠肺炎疫情就是一个例子）中建立统一的医疗服务。然而，实现这一目标无疑要克服许多障碍。

数字化平衡：整合的必要性

远程医疗的加速发展催生了对传感器的需求，以便在虚拟访问期间提供可靠的数据。在某种程度上，这模拟了临床检查，并给医疗提供者带来安慰，让他们不至于在临床评估中"靠感觉"。患者通常会感觉良好，但传感器数据会讲述一个不同的故事，因此客观证据的重要性不言而喻。正如前几章讨论的那样，即使是心率、血压、血氧饱和度和体温等简单的传感器方法，也能提高虚拟就诊的价值。

现在，我们可以通过传感器将不同器官的功能数字化。更多的传感器意味着更好的医疗护理，并对人体不同的生理过程之间的平衡进行评估，也就是所谓的"数字平衡"。尽管这一过程还处于实验阶段，但显然，通过传感器获取的关于心脏、呼吸、神经、胃肠和肝脏功能的临床信息很快就能远程评估。只要有可持续的商业模式支持，在每次就诊时整合这些信息就将成为可能。到目前为止，还没有一个数字化公司、医疗保健公司或医院能将所有临床信息整合在一起。有几家新成立的数字医疗公司正以极快的速度填补这些空白，但数字化实践仍然缺乏整体愿景，这主要来自监管障碍和电子病历集成的挑战。

初创公司与科技巨头、医疗保健行业或医院的整合将形成一个新的生态系统：一个由传感器驱动，并由预测性分析工具支持的临床环境。如果没有与电子病历相连接的技术，任何公司要想真正影响临床医疗似乎都是不可思议的。这不仅适用于初创公司，也适用于所有大型数字医疗公司。这种整合并不容易，尤其是美国数千家医院在采用电子病历和实践方面存在差异。另一方面，还有成千上万的可穿戴设备和小工具提供数据，每种设备都以不同的形式提供不同的数据，因此构建一个单一的集成平台几乎是不可能完成的任务。从手机、手表、可穿戴手环、戒指、项链、文身、衣服和鞋子上的夹子等处获取的信息，使得建立电子病历的共同入口这一简单要求变得相当困难。这些健康数据可以在病人健康时收集，也可以在他们患病时收集。在整个过程中，每个病人的早期或基础数据将作为参照标准，这样可以与后续的健康数据进行对比。当数据达到预先设定的某个水平或标准时，系统会自动发出警报，通知医疗服务提供者关注与数字化平衡相关的问题或异常情况。而这种持续不断的数据监控方式，无疑将改变我们传统的医疗实践方式。

随着传感器的不断进化，持续的数据采集需要达到非常高的准确度。虽然误报可能会让医生不堪重负，导致资源的过度使用和增加后续成本，但如果检查不够准确，则可能产生严重的临床风险并伤害患者。在患者病情逐渐恶化的情况下，传感器提供的有关临床稳定性的错误信息可能引发严重的不良后果。仅仅一次不好的体验，就足以摧毁一个先进的医疗照护理念。

管理自己的疾病

　　"管理自己的疾病"（Manage Your Own Disease，简写为"MYOD"）是一种鼓励患者积极管理自己健康状况的理念，当我们把这种理念纳入健康管理中，医疗领域的治疗方式和病人的参与度都将发生深刻变化，好像进入一个全新的时代。试想一下，患者自己来管理自己的健康——根据个人的数据、个体化警示、针对性的教育和已有的处方来进行治疗。这种情况已经出现，并在小群体中进行了测试。在我参与主持的国际研究中，我们在患者心脏中植入了传感器，以测量左心房的压力。⁹开展这项研究的目的是限制心衰患者因临床病情恶化而再次入院甚至死亡。我们在房间隔中植入的传感器，通过导线与植入锁骨皮下组织、类似起搏器的装置相连。通过手指触摸电极片，便可以读取经导线传输的左心房压力。它能用实际数字显示左心房压力是高、正常还是低，并能与病人的左心房基线压力进行比较。这反过来告诉我们，当左心房压力超过患者的基线压力时，患者的状况是否不佳，并在患者出现临床症状的前几天显示是否即将发生心力衰竭。患者管理分为三个阶段。初始的观察阶段为期数周，我们通过跟踪左心房压力来了解患者情况；第二个阶段为期几个月，我们评估患者对药物剂量变化的反应，并对患者进行教育；第三个是处方阶段，患者检查左心房压力并根据第二阶段制定的比例调整利尿药的剂量。例如，如果左心房压力上升了一定量，患者就会根据第二阶段的评估结果，按照预先开出的40毫克呋塞米剂量自行用药。这样做的目的是让患者有能力进行自我管理，防止病情恶化导致住院。尽管植入式传感器看起来可能复杂，但在现实世界中并非如此。我们现在认识到，从手表和侵入性较小的皮下监护仪中观察的变量可以为即将发生的心力衰竭提供可替代的参考指标。

当智能手机触发了警报，它会指导患者根据精心设计的算法自行调整处方。如果这种技术应用到可穿戴设备上，那么它有潜力减少数百万次的住院治疗，这将深刻地影响医疗服务的提供方式以及整个医疗系统的可持续性。最近的研究也显示，利用智能技术来调节血压能够获得与常规医疗访问相似的结果。如果我们将这种技术推广到数百万高血压患者，并考虑到他们每周和每月都要亲自到医生那里进行血压评估并调整药物，那么我们可以想象，去掉这些常规的医疗流程会节省多少资源。

随着我们进入慢性疾病的自我管理，医疗报销模式应该如何发展呢？在现实中，大多数数字医疗公司都能提供支持自我健康监测的无线设备。这些设备已经开始监测我们的身体活动和心率了。目前的激励措施非常多，而且通常可以自己设定。这些激励措施可能包括减肥、提高身体健康、与亲朋好友比赛，在某些情况下，甚至可能是医疗保健服务提供者的要求。但当我们从关注健康转向关注疾病时，情况就会发生变化。改变生活方式是一回事，但疾病管理又是另一回事。例如，2 型糖尿病是一种生活方式疾病，很大一部分患者是可以治愈的。药物有助于控制血糖并减轻这种疾病带来的并发症，但不能治愈疾病。药物只是用来帮助治疗不良生活方式造成的代谢紊乱。真正的治愈方法在于改变生活方式，有确凿的证据表明，改变生活方式甚至可以避免用药。

让我们来看一下这些数字。美国有 120 万糖尿病患者，他们可以从更好的生活方式中受益，并有可能不需要药物。传感器技术（如 FreeStyle Libre 和 Dexcom）能够为患者提供持续的反馈，使他们能够严格控制饮食，并根据血糖的 24 小时走势促进锻炼。如果患者受到激励来管理自己的疾病，那么简单的生活方式干预每年就可以节省数十亿美元。或者，我们可以考虑一个新的方法，即疾病管理平台，允许患者与特定的数字医疗公司签约，目的是帮助患者更有效地管理自己的疾病。这种合约与保险公司的合约互不干扰。患者与数字医疗公司签署外部合约，是因为他们觉得传统的医疗实践和医生可能无法为他们提供足够的个体化关注，特别是对于那些患有可治愈或可预防的疾病的患者。

智能技术运用个体化算法，通过健康导航员或直接调整药物用量，可以节省数亿美元，同时还能提高患者的就医体验，避免定期就医耗时耗力。正如人们经常说的，自我健康管理并不是自我放纵，而是自我保护。

第 17 章
未来的医疗模式

威廉·詹姆斯·梅奥
医学的目的是预防疾病并延长生命，医学的理想是消除对医生的需求。

当我走进办公室迎接布兰妮时，我很惊讶地看到了一个与我预想中完全不同的、年轻娇小的女子。为了这次诊疗，我提前熟悉了她的病历和过去的医疗史。我预料中的她应该是沮丧、消瘦、无精打采的，但我却被她乐观的性格、健康的外貌和那能照亮整个房间的微笑所震撼。在布兰妮接受多器官移植评估期间，我为她看病是为了帮助她避免猝死。

布兰妮 39 岁，是两个女儿的母亲。她在 11 岁时被诊断为 1型糖尿病，习惯了自己注射胰岛素。尽管她严格控制自己的糖尿病，但在过去的 4 年中，这种疾病已经开始对她的身体包括各种器官系统造成伤害。她开始患有肾脏疾病，并开始服用药物以减缓肾衰竭恶化。大约 2 年前，她的心脏功能开始恶化。这使她感到意外，因为她感觉自己状态良好，而且能够积极地为一年级学生授课，没有受到任何限制。然后，在一年前，她患上了骨髓炎，这是一种侵犯大脚趾的骨骼感染。为了治疗这种疾病，她必须接受为期 6 周的静脉注射抗生素，这无意中进一步损伤了她的肾脏，导致她出现全面的肾功能衰竭。她在 6 个月前开始接受透析治疗。此时，尽管服用了药物，她的心脏状况还是进一步恶化，现在她实际上患有肾衰竭、心脏衰竭和胰腺功能衰竭。她正在接受三重器官移植的评估。我的任务是为她的心脏植入除颤器，这样就可以在她进行下一步评估是否适合器官移植时，保护她免于恶性心律失常。这可能需要几个月或几年的时间。

当我们把其他因素考虑进去时，情况会显得更加复杂。布兰妮居住在新罕布什尔州的农村地区，为了获得这些治疗，她每周必须多次前往波士顿，单程开车时间略超过 2 个小时。尽管她在当地医院接受透析治疗，但她必须在麻省总医院布里格姆医疗系统接受多位专家的治疗。她的内分泌科医生在布里格姆医疗系统，肾病科和心脏科医生在麻省总医院，她的基础医疗和透析治疗是在当地医院进行，而她的普通外科医生则在新罕布什尔州的温特沃斯－道格拉斯医院。实际上，她在 4 个地点接受治疗，有 6 位主要的亚专科医生为她提供治疗，另外还有 20 多位医生在不同的诊所、医院和州参与对她的检查和评估。

可想而知，要在医院和医生各自为政的情况下协调这种医疗服务是多么复杂。对于患者来说，出行、等待、不同的预约时间、不同的诊疗模式，以及每次临床就诊的额外不确定性，都会给他们带来痛苦的经历。但这些问题能解决吗？我们能让它变得更好吗？

这就是"系统性"和"网络性"概念发挥作用的地方。医院系统是一个动态的、不断演化的庞然大物。部分演变是为了应对当前不断变化的需求自然发生的，另一部分则是为了满足未来的需求而刻意为之。临床医疗的世界正在从单个的、孤立的方式转变为一种大型的医疗形式，即系统性，这反过来又会导致一种更宏大的连接形式，或者称之为网络性。[1] 网络时代是一个开放的时代，人们可以在任何地方向任何人寻求医疗服务。这里没有国界，没有规则，医学实践和医疗服务的社会秩序正在发生变化，为星球上的每一个人提供医疗服务。

系统性：通往连通性的道路

无论你是患者、医生、护士、任何形式的医疗工作者，还是医疗机构的管理人员，你可能都见过"系统性"这个词。每当提到系统性的概念时，总是伴随着许多议论、炒作和大量的焦虑。当医生们讨论医疗体系正在经历的变革时，他们对"系统性"的提及常常伴随着一种担忧。他们担心这种新的管理和运作方式会限制他们的决策自由和治疗患者的个体化方式，给他们带来负面的影响。

简单来说，系统性是指在广泛的地理范围内，在专科医院、社区医院、诊所和非住院诊所之间建立一种相互连接的医疗策略。有些可能仅限于区域范围，但也可能跨越州界，扩展到全美甚至国际范围。这通常涉及医院及其分院、附属机构在工作方式上的集体变革，目的是让医疗模式、工作流程、技术、数据共享，甚至让人员部署无缝衔接，使不同的组成部分能够作为单一实体共同发挥作用。这样做的目标是在整个系统中为患者创造最佳体验，同时提高患者的就医机会，改善临床结果，并提高整体的护理质量——这对布兰妮的护理工作大有裨益。

显然，这并不容易。系统性要求一种高度的整合，在利益相关者之间产生了明显的压力和挑战。[2] 这种不适可能出现在执业医师、高级医疗服务提供者、护士、技术员、辅助支持人员或行政人员层面。为了确保整个系统能够为大规模的患者提供最有价值的医疗服务，就需要强有力的领导来强调优先事项，并打破组织孤岛，确保紧密合作、相互协同，从而在整体上为患者提供更好的服务。医护人员和医生可能会遇到心理和组织上的障碍，习惯于独立工作的医生和医疗人员需要更多地与他人合作，而不是独立决策，未来他们可能会感到不适。

其中一些变革相对简单，不那么有争议。相对容易实施和接受的系统性变革包括优化后端操作流程、简化冗余的业务功能和提高供应链的效率。这些措施旨在降低整体成本，提高医疗服务的质量，并为患者提供更快捷、更高效的医疗体验。当系统寻求标准化的临床实践模式（减少医生之间的诊断差异）以提高护理质量时，医生的自主性开始受到威胁。医生在长时间的医疗实践中积累并完善自己的治疗技能和方法，因此，他们可能会对突然的改变表现出抵触和不满。我们大多数人认为，我们的身份在于我们的独特性。医生和医疗机构经常持有类似的观点，即他们是与众不同的。从他们的角度来看，要求他们的治疗行为统一，他们的个性就受到了威胁。技术能够促进数据的分享和交流，帮助整合和简化医疗流程，并增强医疗实践之间的连续性。通过共享的数字仪表板和数据，各个组成部分可以更紧密地连接和协作。

系统性是一个持续的过程。医疗保健系统是一个有生命的有机体，从来不是一成不变的，它不断适应和发展，以适应不断变化的时代和环境。它为实现"互联互通"这一更大目标铺设了道路。系统性可能是启动的平台，但目标是通过网络性实现互联互通，允许人们在系统内的任何地方，甚至系统外——全国或全世界——都能得到医护人员的护理。

网络性

数字化转型是一个社会变革过程，涉及社会价值观和规范。对互联互通的需求是这场变革的催化剂。与系统不同，网络没有固定的规则。它不设边界。它不是自上而下、等级分明的结构。网络是开放的、可渗透的。它能让患者更好地获得医疗服务，让他们在没有中层管理人员的情况下，不受传统限制和工作流程的约束，到自己想去的地方寻求医疗服务。现在，人们期望能立即获得信息，未来也会期待即时获得医疗服务。传统的医院系统无法满足这种需求。更重要的是，网络存在于系统内部，但也可以与系统外部连接。与系统并行的网络要求我们重新思考组织模型。这种平行结构需要整合到透明、开放和可信的医疗路径中。

这种连通性造就了一群新的患者，他们愿意超越传统系统进行连接。这种数字化患者是受过教育、有能力、参与度高、掌握主动权的人。[3] 患者通过平台相互连接，他们可以与其他患有相同疾病的患者互动。通过这种互动，他们可以从其他患者的实际经验中学习，了解其他患者是如何应对这种疾病的。我们总是忘记，患者是与疾病共存的专家。实际上，患者可能是我们最为忽视的资源。

随着患者进入网络，护理的商业模式也将发生变化。这些网络未来在多大程度上会被保险计划覆盖，而不是自费，很大程度上取决于它们的价值。它对成本和结果的影响将决定其在未来的作用。不言而喻，网络将会增长，并超越传统的地理和政治边界。它们需要某种治理，但得在一个灵活的框架内进行，该框架应能不断发展并适应不断变化的需求。网络将带来远程数字诊断和治疗的机会，从而实现全球卫生公平的目标。

远程医疗平台

远程医疗并不是新鲜事物。多年来，它已经有了许多版本。在早期，远程医疗主要是基于电话随访，通常由护士或医生进行。这是针对那些因病情严重无法出行，或未遵循医嘱的患者。在许多情况下，这种方式并未对治疗效果产生太大影响，因为随访的间隔过长，患者的服药依从性仍然存在问题，而且健康不平等的影响也未得到充分重视。[4] 最近，远程医疗已发展到对传统临床环境之外的植入式设备和可穿戴设备中提取的数据进行监测。

正如前几章所述，近 20 年来，我和我的同事一直致力于对心脏病患者进行远程监测。这是通过植入式设备和传感器实现的，数据从患者单向流向临床医生，由临床医生进行干预，包括亲自出诊或调整药物剂量以缓解潜在问题。随着各种传感器和一系列数字化治疗方法的出现，远程管理不同疾病患者的潜力巨大。这将对医疗保健的可持续性和成本效益产生巨大影响。

尽管看似直观，但实际上却充满挑战。这意味着改变现有的医疗实践文化，改变医生安于现状的心态。它意味着重新塑造医学的艺术，使其能够在网络中无缝运作。医疗领域的进展非常缓慢，这个行业极为保守。我们更多地关注当前的问题，确保不会因失误而跌倒，而不是规划和实施长期的策略。试图预测未来会增加我们的脆弱感，这可能不利于形成一个团结的、有凝聚力的愿景。因此，很多医院系统似乎选择了"避免前进"的态度，不愿迎接变革。这些直接负责病人护理的系统，在面对变革时显得过于保守，再加上烦琐的官僚程序、监管障碍，以及对变革的抵触情绪，会让整个系统瘫痪。

另一方面，一些更为灵活的医疗保健公司正在推动变革。它们与软件公司建立了合作关系，已进入远程医疗领域。与行业中的其他参与者一样，它们的目标是为医护人员、患者家属和患者自己提供一个远程照护平台。近期，这方面的应用程序增长迅速，主要目的是转移护理职责，并鼓励患者自我管理。例如，有些应用旨在管理患者手术前、手术后和出院后的情况，有些还提供居家康复服务。

针对各种疾病开发的医疗应用程序包含视频辅助建议、指导以及全天候专家支持。像美敦力、雅培、Amwell 和 Boston Scientific 等公司正在建立疾病管理平台，通过移动设备增强医疗中心与患者的连接。这将有可能实现远程跟踪患者信息，实现延续护理，并对高风险住院患者或因疾病进展而发生意外的患者进行主动干预。这里的重点是确保病人在从急症医院向家庭非急症环境过渡时，有专人负责监护。由于病人在家的时间比在医院的时间更长，因此家庭环境越来越重要。利用一系列数字工具在家中对病人进行护理，可以让他们保持健康，从而防止再次入院。[5] 这将需要高水平的协调、疾病监测、数据分析、解释和护理指导。

数字公司（如 VitalConnect 和 Cadence）提供了一套与远程监测平台相连的设备，并不断向前推进。它们自愿承担起管理和监测最严重病患的责任。与此同时，它们还试图激励庞大的医疗保健系统开始考虑新的报销模式，勇敢地尝试改变组织之外的文化。这听起来可能具有破坏性和挑战性，但障碍仍然困扰着变革。

医院可能会决定建立大型远程监测平台，配备全职的远程医生和护士。医院需要重新定义工作，并将临床医生重新安排和部署到这些大型平台中，以提供即时护理，减少对医院内服务的需求。

不同医院和医疗系统在实现远程医疗方面可能有所不同。在这种情况下，医院内部的技术将与患者家中的小工具或设备相结合。这些工具和设备通过集成平台与医院连接。这样，医院能够从患者家中获取数据，进行监测和护理。这个远程监测平台是开放的，也就是说，它需要兼容多种第三方设备和技术，因为医院正在向模块化医疗模式发展（本章后面将讨论）。最终的目标是实现远程、持续的护理，重点关注异常情况，并根据患者的需要，通过疾病管理平台提供服务。

慢性病、延续护理与自我管理

有句话说："有病长寿，无病短命。"这句话乍听起来可能有悖常理，却也有道理。与那些自以为始终健康，从而忽视健康不佳的早期迹象的人相比，知道自己出了什么问题并照顾好自己的人往往更长寿。承认早期迹象并及时进行干预，是慢性病护理的要义。

在接受远程护理的同时，我们需要为传感器指导的延续护理时代做好准备。智能手表、可穿戴设备和蓝牙监测设备所提供的持续数据流会实时告知我们，患者的健康状况是否偏离正常状态。与其等待患者发病，我们可以预先规划治疗路径，从而实现预防性干预，这在慢性病管理中尤为适用。据估计，到 2030 年，将有 8 300 万美国人患有三种或以上的慢性健康疾病，而 2015 年这一数量为 3 100 万。[6] 通过预设标准触发警报的连续数字监测，可以对糖尿病、高血压、慢性阻塞性肺疾病、房颤、心力衰竭等一系列疾病的患者进行主动护理。这种数字化健康监测和管理措施，有些已经开始实施。传感器发出的逐秒、逐分钟、逐小时或逐日的电信号，经过精细的机器学习技术处理，可以浓缩成有意义的信息，从而实现早期检查，做出更有效的临床决策。

为了实现护理文化的转变，利益相关者（如保险公司、医疗机构和患者）需要适当的激励。同时，还需要市场的支持和推动，使其得到广泛的应用和实施。[7] 与患者的互动将不再是交易性的，而是为每位患者确定一个目标支出额。目前，虚拟医疗对未来成本的真正影响还是未知数。医院和医疗公司在评估和计划其财务和运营成本时，通常更侧重于短期的、一年内的预算和开支。换句话说，它们的财务策略和决策主要基于近期的经济考虑，而不是长期的、跨越几十年的视角。从另一个角度看，通过提高医疗服务的可达性，虚拟医疗可能会导致成本增加。由于缺乏个人接触，对实验室检查和影像学检查的需求可能会增加，从而导致过度检查。然而，我们期待通过高精度的传感器和经济实惠的智能手机辅助即时检测，并且推广全民健康生活方式，这样可以有效降低医疗成本。

权力动态的转变

病人与医生之间的关系正在发生变化。我们的目标是提高病人的能力和参与度，让他们更加积极地参与自己的健康护理。[8] 在目前的医疗实践中，当疾病或身体状况恶化到某个极端时，患者才向医生求助。显而易见，大多数疾病在早期阶段没有明显的临床症状。等到症状出现，直至疾病发展到被医生明确诊断的临床症候群阶段，往往会浪费很多时间。很多时候，当我们认识到这些疾病时，它们已经恶化到无法逆转的程度。通过智能手机和可穿戴设备收集数据，可以在疾病的亚临床阶段采集早期信号。来自一系列被动或主动传感器的数字技术能够识别出与正常状态的偏差，从而鼓励患者在疾病加重之前寻求医疗帮助或自我管理。[9]

鼓励患者自我管理慢性病已经纳入报销模型和保险费用中。这种观点认为，自我管理不仅会减少急诊室的就诊次数，还可以改善某些疾病的长期预后。目前，已有多种针对患者行为的保险计划，如凯撒保险公司规定，如果患者前往健身房则可以降低保费。在降低保费以激励患者采取更健康行为的同时，涉及传感器技术的报销模型也将使患者以较低的成本参与自我护理，这对患者和整个医疗系统都是有益的。如果激励患者管理自己的疾病，每年将节省数十亿美元。[10]

这一新的数字化环境将鼓励患者参与医疗服务。患者将与医生并肩工作。患者可以将自己的客观传感器数据输入应用程序辅助算法和决策树中，以判断是否需要寻求医疗帮助。这可以用于控制胆固醇、血压、血糖水平、过敏症或银屑病。将其纳入护理路径、工作流以及日常使用的趋势，正以极快的速度发展，并取决于信号的可靠性、准确性和互操作性。由患者共同推动的延续护理，将重新定义许多疾病的分类，提供个体化治疗的适当时间，并改变护理服务的模式。患者和医生之间的平衡随时可能被打破。在采用和实施新的护理平台或技术之前，需要对所有患者群体和人口统计学进行仔细验证和通用性评估。医院、医生和管理者必须做好准备，测试这些新的护理平台，并考虑在未来尝试创新的可持续报销模式。

基于异常的医疗

"只在需要时提供医疗服务"似乎是一个合理的概念。然而，不论是在线医疗，还是传统的面对面医疗，目前的运作模式都是基于"服务模式"收费的，而不是持续、综合的护理计划。我们知道疾病或健康是一个持续的状态，疾病的发作与我们定期、预定的复诊时间并不一致。在新冠肺炎疫情前期，当我们重新设计临床实践时，我们需要精心设计一种经济模式，既能鼓励提供持续的医疗服务，又不会使系统负担过重。也许我们可以从远程监测心脏起搏器、回路记录器和除颤器的作用中学到一些东西。在不久以前，植入设备的患者每三个月需要进行一次面对面的评估。随着这些设备的持续无线远程监测技术的出现，现在患者每年只需就诊一次，除非通过监控发现问题需要提前就诊。这等同于"基于异常的医疗"，即根据传感器数据的指示，持续跟踪患者并仅在需要时提供治疗。如果只考虑对预设的数字警报进行护理，那么用于植入式设备的"例外护理"模式能否推广到可穿戴设备上呢？当然，技术、积累的数据以及对数据的持续解释都必须足够强大，才能实现这一点。但这似乎是未来的方向，尤其在治疗慢性病时。

很大一部分医疗消费者正在寻求按需护理。当他们遭遇尿路感染、普通感冒、发烧、鼻窦炎等问题时，他们不一定要马上看医生，但如果情况严重，他们就会希望迅速得到医疗护理。关键在于，当他们需要医疗服务时，他们希望立即得到，无须等待。这是一个庞大的年轻患者市场，他们乐于在半夜从医生那里获得即时护理，因为他们可以向医生提供一些与生命体征相关的基本传感器驱动数据。在他们的日程表中，与主治医师建立联系并不重要。[11] 由于这一代消费者的需求变化，系统也将发生变化，以适应他们的需求。

疾病管理模型

许多创业公司已经意识到，试图为众多疾病亚型开发一个全面的医疗模型并不容易。每种疾病的微妙差异和特定护理路径的需求都带来了独特的挑战，所以为了更有效地应对这些问题，很多治疗和研究的方向正专注于特定的疾病领域，而不是试图开发一个全面适用于多种疾病的模型。有一些特定的临床表现或情况，如果治疗结果或医疗质量不达标，相关的医疗机构或医院可能会被联邦政府处以罚款。这样的制度是为了确保医疗机构提供高质量的医疗服务，并避免不必要的再次住院或其他不良医疗结果。这些罚款是由医院较高的再入院率增加了医疗成本而造成的。一些先前提到的公司在特定的医疗领域中占据了特殊的位置或角色，特别是在处理与心力衰竭、慢性阻塞性肺疾病、哮喘、心脏病后再入院以及社区获得性肺炎等疾病相关的再入院问题上。这些公司可能提供了一些解决方案或技术，有助于减少患者的再入院率。它们的目标是为护理者提供帮助，管理这些复杂的疾病，改善患者的临床疾病轨迹，并最终控制医疗费用。但是，将这种方法融入报销策略的过程仍然充满了挑战，因为每家医院在流程和路径设置上的差异都很大。

例如，在麻省总医院，我们拥有一个运转良好的内部系统，能够协助完成出院后的教育，在出院后两周内安排门诊随访，且拥有一个警报系统和快速响应团队，以确保如果患者被重新送入急诊室能及时得到护理。[12] 这一机制运作得很好，我们医院心脏病发作后的再入院率是美国最低的。尽管该方法在减少心脏病发作后患者再入院率方面表现良好，但由于患者监测和干预是间歇性的，存在患者病情监测和管理中出现漏洞的风险。患者在出院后可能会遇到一些问题，例如感到焦虑或有其他持续的症状，这些问题需要在预定的复诊之前得到处理。为了更有效地处理这些问题和症状，一个数字化的系统，配备了按需视频通话功能和持续收集数据的传感器，可以使医疗护理过程更加流畅和高效。这不仅能给患者提供更好的体验，还有可能提高治疗的效果和结果。最终甚至可能减少对人员的需求或改变人员类型，并可能演变为专门的面对面远程监测策略，未来这种策略可以得到算法、医疗卫生导航员和聊天机器人的支持。当使用人工智能和相关的算法来处理问题时，如果遇到较为复杂的情况，那么可能还需要人类来亲自参与并进行决策或处理。医院或相关机构对于投入资源和资金来发展新的概念或技术可能持有保守态度，因为在它们看来，即使采用这些新方法，对于医院取得的质量指标（如再入院率）而言，这种创新只会带来最小的增量变化。换句话说，从医院的角度来看，这种投资可能看不到明显的回报。但最终，是否进行这样的投资取决于医院的长远规划、确定的重点目标，以及如何使用或重新配置它们现有的资源和资金。

鼓励患者主动管理自己的健康并激励他们做出适应性的行为改变是很重要的。目前的医疗体系在处理肥胖和糖尿病导致的各种并发症上花费了大量的资金，但这些都只是针对症状进行治疗，而没有从源头上解决问题。真正的方法应该是解决导致肥胖和糖尿病的原因，而不是仅仅对其引发的并发症进行治疗。为此，赋予患者更大的权力和责任感将是实现所有人可持续的医疗保健的关键。除此之外，根据患者的临床状况为其提供个体化的数据分析和药物配送方法以确保其坚持用药也将发挥作用。可能会向糖尿病、高血压、哮喘、皮疹或过敏反应这样的单一疾病患者发出警报并将处方送到其家门口。当前的医疗过程中有一些步骤，随着技术的发展和应用，可能会变得自动化，就像我们如今看到的优步、网飞和爱彼迎那样。基于云的基础设施和先进的远程监测，进一步利用预测性分析来加强护理，似乎是医疗护理的自然演变方向。此外，未来的商业模型或医疗服务模式将由云服务、为患者提供传感器数据的友好型创新工具和可扩展的技术基础设施来决定。

对于各种疾病的治疗，人们常讨论的是如何为数字化通道这项技术付费：是让患者额外支付费用，还是根据治疗的效果和质量来决定支付金额。共享储蓄模式看起来是最有可能的解决方案，其中数字化公司帮助医院节省资金，并可能分享利润。医疗行业的所有参与者都需要做好适应准备，这些新模式正加速冲向我们，可能会让我们不知所措。只有那些有远见并为这一转型做好规划的人，才能够跟上时代的步伐。

向模块化医疗转型

我个人在印度、英国和美国都进行过医疗实践，这让我有了一个独特的机会，看到现有的医疗保健系统存在不足。现在是时候重新思考医院和医疗保健系统，预期即将到来的业务模式的变革。三级医院和大型学术中心可能需要进行自我革新。医疗机构不应仅将数字技术用于改进系统的后台运营和提高工作效率。它们更大的目标应该是彻底改变目前的工作和操作方式，使这种新的操作模式既创新又能够长期稳定运行，不再依赖传统的运作模式。这种策略不仅可以提高医疗机构的盈利能力，还能提升患者的治疗效果。而当两者都得到提升时，医疗机构就能实现总体的经济增长和业务拓展。对当前工作的深入了解能够帮助它们更顺利地进行变革。

以银行业为例。我们都知道，银行的业务并不仅仅局限于我们的储蓄和支票账户。它们提供的服务涵盖了多种需求，例如转账、贷款、信用卡、资产管理和抵押贷款等多种功能。尽管人们可能很喜欢亲自去实体银行办理业务时得到的服务，但像 Venmo、LendingTree.com、Kabbage、Robinhood 这样的独立平台提供的许多功能，其效果和便捷性往往要比在实体银行更佳。这些平台提供的服务与大银行类似，但速度更快、费用更低、导航更简单且个体化程度更高。银行也开始意识到，与这些新的专用平台建立开放的模块化入口可能有助于降低成本并保持客户的忠诚度。选择合适的合作伙伴并确保适度的相互依赖性对于实现经济上可行的合作十分关键。虽然会丧失一定的控制权，但如果客户获得了最佳的体验，那么这样的策略就是成功的。

医院比银行业复杂得多。[13] 在这里，我们面对的是远比转账或取款复杂且深入的个人问题。这并不只是简单的转账或取款，而往往是生死攸关的重大决策。但总体目标是相同的，即以更低的成本确保客户满意度和良好的结果。如今，这个目标比过去看起来更易于实现。特别是由于传感器、数字连接和人工智能的出现，医疗领域的服务和管理方式有机会变得更为高效和个体化。其中一个方法是从模块化角度审视医院。病人是否更希望通过疾病管理模块得到更好的服务？事实上，第三方供应商已经开始在这个方向上努力，它们的目标是为每位患者提供更加个体化的医疗体验。提供以患者为中心的护理，我们现在称之为精准医疗。现在的医疗方法主要基于广泛的经验和通用指南，为大部分患者提供一般性的治疗建议和服务，而模块化医疗则是为每位患者提供更加个体化、针对具体病情和需求的治疗和服务。为了实现这种个体化的医疗服务，医院需要与其他医疗服务提供者和机构建立合作关系，共同提供更全面、更高效的医疗服务。这可能需要医院超越传统的运营范围，与外部组织建立紧密的合作伙伴关系。

学术医疗中心：向新时代迈进

与此同时，成立已久的学术医疗中心正在发生变革，尝试重新定义自己。许多临床医生对传统医疗实践中的惯性和变革阻力感到失望，因此离开，转而创办注重提供个体化初级医疗服务和疾病管理项目的初创公司。与传统的医疗服务体系不同，新的结构性变化正在形成。新技术和人工智能正在被采纳，以创造新的工作流程，这些流程有望超越初级和专科医疗的界限。将来的学术医疗中心将扩大其服务范围，不仅仅局限于一个州或一个国家，而是跨越多个州或国家来提供高级的医疗服务，这些服务主要是针对那些不常见的和医学上比较复杂的疾病。而对于常见的基础医疗需求，这些学术医疗中心将与当地的第三方供应商合作来满足需求。

安迪·埃尔纳是萤火健康（Firefly Health）的创始人，这是一家正在实践上述愿景的初级医疗服务公司。[14] 安迪的基本观点是，如果我们想实现所有人都能获得医疗服务的梦想，那么医院系统内部需要进行深刻的结构性改变。根据他的观点，通过视频访问的远程医疗是一个良好的开始，但远远不够。初级医疗体系需要进行一次根本的变革，不再仅仅由医生单独扮演主导角色。医疗服务的提供应更广泛地涉及一支包括非医生专业人员在内的团队，这个团队还应该考虑到患者及其家庭的需求和参与。当前医疗实践中的传统结构，即医生处于顶端，患者和其他医疗工作者处于底部的模式，需要被重新构思，以便更有利于平等合作。新的医疗模式强调团队合作，能够迅速响应和做出决策，不再仅仅基于传统的收费模式，也不再完全依赖传统的诊所访问模式。这种新模式的推进需要一个经济上可持续、财务上可行的模型。

美国医疗保险共享节省计划已经显示了这种可能性。医生团队与其他相关方合作，通过某种合同形式共享节省下来的成本。具体来说，这种"共享储蓄合同"通常意味着，如果医疗服务提供者能够以低于预期的成本为患者提供医疗服务，并确保服务质量不受影响，那么他们就可以获得一部分节省下来的费用作为奖励。这些第三方初级医疗服务中，有一部分是基于诊所的，但正逐渐向云计算转变。其中一些公司（如 98point6、Firefly Health、Galileo）与商业健康保险公司签约，而像 Heyday 和 Patina 这样的公司，则与联邦政府运营的医疗保健计划合作。[15] 医疗生态系统正在发生变革，大部分新兴的、与众不同的初级医疗服务寄希望于数字化转型将打破国界，增加全球医疗机会。这将推动大型学术医疗中心进行调整，以满足更加复杂的亚专科需求，不局限于提供初级医疗服务或日常的健康管理。患者们希望从他们的初级医疗医生那里获得更便宜、更快速的医疗服务，而不必与复杂的大型医疗机构打交道，这种需求只会进一步推动数字转型。

随着医疗领域的发展和进步，现在的关注点不仅仅是治疗已经生病的患者，而且是越来越多地在人们健康的时候进行干预和关怀，以预防疾病的发生。为了实现这种转变，可能需要足够的技术带宽并确保这种方法在经济上是可行的，这两个因素可能成为推进模块化医疗的主要驱动力。目前市场上有一些供应商专门为某些特定的疾病如糖尿病、哮喘、某些癌症（这些癌症的特点是它们的治疗和管理方式与慢性疾病相似）和心力衰竭等提供专门的管理服务。它们不仅提供治疗方案，还与患者共同承担治疗过程中的风险。为了更好地服务于患者，可能有必要将这些专门的供应商和疾病管理平台纳入一个更大的风险共享策略中，从而确保患者获得真正以自己为中心的医疗护理。

此外，目前可能被视为高频次低价值的服务（例如健康管理）在未来可能很快成为高价值的服务，因为按服务收费越来越多地转为按人头付费。[16]（按人头付费是指给予固定金额用于患者的医疗护理，节省下来的资金则转变为收入。）预防正在成为这场游戏的关键词。智能医疗服务商 Forward Health 就是这类机构的一个例子，强调长期健康和预防性护理。这家机构的就医体验与传统医院完全不同。这里没有传统的候诊室。当患者进入诊所，他们会经过一个自动化的称重区和红光光谱检测站，上述设备可以测量他们的体重、体温分布图（或称身体的热分布图）、生命体征以及血氧饱和度。在与医生正式见面之前，他们的血液样本会被抽取进行检测。如果认为必要并得到同意，与基因测序公司 23andMe 的合作也可以在面对面或虚拟访问时提供遗传信息，以增强综合预防计划。此外，还提供 24 小时不间断的聊天功能，以及可以预约当天就诊或电话咨询的服务。

像 Nudj 和 Omada 这样的公司专注于治疗和预防慢性疾病，如高血压、肥胖以及与行为相关的健康问题。这些公司和其他类似的组织都有一个由医生、护士、执业医师、医师助理、健康导航员和行为健康专家组成的团队，他们共同努力，提供线下面对面的医疗服务和线上的虚拟医疗服务。然而，对于大型的三级或学术医疗中心来说，想要模仿并放大这种运营模式是相当困难的。这种困难不是因为它们缺乏政策支持或专业人才，而是因为在这些大型医院中启动和维持这类项目所需的成本非常高。

在便利的基础上发展

便利性是一大关键。药房最初与便利商店结合可能是为了为顾客提供一个方便的、一站式的购物中心，使他们可以在同一个地方购买各种商品和药品。但现在，这些联合企业的目标不仅仅是销售药品，而是要进一步发展，为顾客提供医疗服务。CVS 和 Walgreens 正在通过参与远程医疗来扩展其业务范围。CVS 最近与 Teladoc 合并，提供由虚拟护理护士团队提供的在线医疗服务。他们解决的大多数问题都是明确且直接的，例如感冒、耳痛、皮疹或发烧。Walgreens 和 Rite Aid 也紧随其后，推出了远程医疗服务亭，患者可以进行保密咨询，如果需要的话还可以进行临床护理测试，然后在出门时取走他们的药物。与传统的医疗机构相比，年轻的消费者更可能选择前往 CVS 和 Walgreens 进行医疗护理。[17] 重要的是要认识到便利性是相对的，需求是不断变化的，这将持续决定我们前进的方向。如果传统的医院设置不能适应并使整个交易变得简单，患者将在其他地方寻找紧急和初级医疗护理。

这一代的医疗消费者没有时间进行复杂的人际互动，特别是当他们只需要一个简单的处方，如治疗痤疮、皮疹、过敏、反流、超重、脱发或勃起功能障碍时。[18] 他们更愿意避免人与人之间的接触，更希望在一天结束或睡前、在火车上或午休时解决这些问题。这一需求催生了如 Hims、Hers & Ro 这样的消费者远程医疗公司。对于某些消费者来说，他们更看重能够方便、迅速地获得所需的医疗处方，而不愿意为了获得稍微便宜一点的价格而经历与医生尴尬的长时间对话，或是等待保险公司的复杂审批过程。对这些消费者来说，为了获得稍微低一点的价格而经历这一切并不值得。许多年轻的消费者开始避免寻求主治医师，主要是因为他们担心自己的隐私可能会在电子医疗记录系统中被多人查阅或访问。这种趋势不仅在健康的年轻人中存在，甚至那些健康状况较差的患者也更倾向于选择类似私人医生的服务，这种服务可以提供更加个体化、专注的护理，以满足他们对于复杂疾病的治疗需求。未来将取决于患者对即时、经济实惠和按需护理的要求的坚持。

医院系统的发展最终将取决于其可持续性，这与增长和盈利能力密切相关。医院如何变革将取决于如何适应这个日益发展的背景。不一定适用于所有情况，因为根据所服务的人口统计数据和次专业服务的可用性可能会各有不同。医院在变革时需要决定是更多地为少数高收入患者提供服务，还是普遍地提高大多数人的医疗质量。简单地说，可以将医院划分为三个层次。主流包括健康模块，中游包括慢性疾病和疾病管理模块，上游包括高度专业化的医疗治疗，例如特定的手术或其他专业治疗。学术医学中心或大型医院系统可以满足这三个层次的需求，但必须面对中游和主流领域中更加灵活的竞争对手。是单打独斗，还是与模块化平台建立有益的互助关系，将是一个价值数十亿美元的问题。这需要前瞻性的视野、坚定的领导力和一些非常艰难的决策。

我们都是一体的

尽管美国国内和全球的政治分歧日益加深，但我们需要开始超越局部和区域的视角，特别是当我们思考提高医疗质量和进一步为人类服务的长期策略时。我们需要超越当地的视野，着眼于全球层面的障碍。我们不仅需要考虑传染病，还要致力于解决如癌症和心脏病等非传染性疾病构成的威胁。我们将要努力克服许多难以想象的巨大障碍。在后疫情时代，我们认识到很多大型机构在显示领导力的关键时刻失败了。美国联邦政府和州政府的反应各不相同，在很多情况下都是不可预测且不值得信赖的。人类精神、坚韧不拔的意志和对生活的深深热爱，让我们得以在困境中存活至今，并将在未来继续给予我们力量和支持。但是，世界将不再和以前相同。由于与病毒的抗争以及人与人之间的争斗所带来的经济衰退不会很快消失，全球经济和医疗行业的复苏将需要很多年的时间。

危急时刻，医院聚集了许多之前从未合作过的医疗组织中的个体，这使我们感到集体能力远超我们曾经的想象。接下来几年，医疗保健将是什么样子？地球一端的疾病可以影响另一端的健康和经济。这种全球的相互依赖性和脆弱性不只是关于传染性疾病，它还涉及由生活方式引起的疾病，如癌症和心血管疾病。这些生活方式引起的疾病在很大程度上受到西方生活方式的影响，强调了无论在何地，我们都与其他地方的人紧密相连。

我们可能觉得隔离自己是解决问题的方法，但事实恰恰相反。世界经济秩序和医疗行业的生存依赖于跨境的持续连通性和流动性。如前所述，关于报销、监管障碍以及跨州和国际边界的医疗提供障碍将会消失。上述这些事情会发生，是因为病人会推动它朝这个方向发展。所以现在是重新调整的时候，我们需要确定哪些事物是必要的，哪些是非必要的，哪些具有高价值，哪些价值较低，并对这些议题进行深入的讨论和解决。在新的全球格局中，任何不具有经济效益或不划算的事物都会被人们质疑，并可能最终被淘汰或放弃。

　　显然，国内和国际的健康问题现在是最重要的议题，尤其是当我们看到这些健康问题对全球经济产生的巨大且长期的影响时。在新冠大流行期间，很多人已经指出，如果人口的健康状况不佳，那么经济的健康状况也会受到影响。而令人震惊的是，真正的医疗服务只对人们的健康有 15% 的影响，其余 85% 的健康状况是由社会的各种因素决定的。[19] 因此，我们必须解决这种社会造成的健康不平等，并为未来制定策略，以避免不平等继续发生。而现代的技术，例如数字化策略、先进的传感器技术、数据共享和人工智能，为我们提供了解决这些问题的机会。技术可以帮助我们更好地预防疾病，并确保所有人都能享受到高质量的医疗服务。但是，为了实现这一目标，我们必须确保这些技术应用是公正和全面的，不会造成新的不平等。

第 18 章
未来的医院

大卫·鲁思文

技术必须成为维系连续性医疗服务的纽带。

索菲亚是一位 42 岁的母亲，育有三个孩子，现在正计划进行结肠癌手术。大约一个月前，她开始受到严重腹痛和便秘的困扰，这促使她去寻求医生的建议。利用苹果手机进行了一项色差测试后，接着腹部扫描结果显示，她的结肠被一个大肿瘤覆盖，这正是导致她疼痛并影响肠道蠕动的原因。医生诊断她患有晚期结肠癌。对她来说，这简直是晴天霹雳，因为她的家庭从未有过癌症病史，且她过去的身体状况一直良好，没有任何疾病的高风险，癌症对她来说更是遥不可及。更何况，按照常规，她还没有到需要定期进行结肠镜检查和癌症筛查的年纪。

她现在隐约记得，在过去的 6 个月里，她的腹部总感到有些饱胀，而且在这段时间里体重减轻了 10 斤，但她并没有太在意。实际上，她对减重感到非常满意。然而，现在她的腹部长了一个恶性肿瘤，尽管医生告诉她肿瘤尚未扩散，但因为太大，无法通过微创手术切除。她的症状持续恶化，体力逐渐衰退，现在总感到恶心，照顾自己和年幼的家庭变得越来越困难，她迫切需要进行探查性经腹手术，并广泛切除结肠肿块及其周围的健康组织。

试想一下，几年后的医疗照护可能是怎样的。这种对医院护理路径的推测可能适用于任何形式的预约手术，无论是脊柱手术、疝气修复、胆囊切除术、心脏手术、脑部手术还是前列腺切除术。

　　索菲亚预约了手术，而在入院前两周，她接到了医疗导航员阿尼塔的实时视频通话。阿尼塔向她表示欢迎，并自我介绍说索菲亚住院期间出现任何问题都可以联络她。她将通过手机或电脑给索菲亚发送视频形式的教育材料，提供术前指导和答疑的联系方式，帮助索菲亚与之前患有结肠癌并接受过同样手术治疗的患者建立数字社区联系。这些患者自愿帮助解答索菲亚的个人问题。这是一个正在形成的"数字患者社区"，他们久病成医，成为护理团队的一员，根据需要彼此照护。

　　在预定入院的 3 天前，索菲亚的个人健康监测系统已经启动。通过一套邮寄到家的传感器，她开始进行常规健康监测。由于这些传感器已经跟踪了她的心率、血压、体温、血氧饱和度、肺功能（通过语音和肺功能测定）、血糖以及其他与心脏功能相关的指标，所以她不再需要进行术前检查。此外，动态心电图也在持续监控中，这可以帮助医生了解她的血液电解质，预测心律失常，并评估死亡或术中并发症的风险。在手术的前一天，她接到一个高级医疗从业者的视频通话，为她解释接下来几天在医院的经历会是怎样的。与此同时，索菲亚收到了一个"数字通行证"，里面有一个欢迎视频，介绍了医院的布局、她的病房、照顾她的医护人员，并提供了一个实时地图指引她到达病房的路径，以及她的详细日程安排。

　　索菲亚心情平静，因为她知道接下来会发生什么，所以对未知的事物没有恐惧。当她到达医院时，那里的宁静氛围、医院的布置以及病房的人性化设计都进一步增强了她对即将接受的治疗的信心。家具和病床都内置了传感器，这些传感器不间断地监测并记录她的生命体征和其他重要数据，并直接记录在她的电子病历中。病房墙上有一个大屏幕，允许她同时与多位医生、孩子和家人进行视频通话。她甚至可以在屏幕上查看自己的病历和视频教育材料。所有设备都可以进行语音激活，包括床边的虚拟助理设备，这使她可以随时与护士站、医院管理部门、厨房或医疗专家取得联系。她不再需要记住电话号码，也不用按呼叫按钮等待护士的到来。任何关于诊断、手术程序、住院时长和用药计划的问题，都能立即得到答案。

当索菲亚到达时，她得到了一款数字手环，其中包含了所有的私人信息。在进行任何检查或手术之前，都可以通过被动扫描手环来确认她的身份。这款数字手环上装有传感器，可以跟踪她的身体活动、血氧饱和度以及其他生命体征。这些数据与她病房的网络系统连接，并自动上传到她的医疗记录中。这些数据的记录是实时的，与她得到的医疗照顾一样连续不断。一旦数据出现异常并超出设定的阈值，内置的人工智能系统会处理这些数据，并随时准备提醒护士团队。索菲亚也可以随时查看自己的信息。

她惊讶地看到一台机器人在各个病房之间滑动，为患者送药和物资。机器人将一台便携式 CT 机推到病房，扫描得到的高分辨率图像通过 3D 打印机打印模型，显示她的腹部器官和结肠，这将为外科医生的手术提供帮助。这个参考模型可以从不同视角观察结肠，有助于缩短手术时间和降低成本，从而有助于她的康复。同时，这个模型也作为一个教育工具，帮助她了解手术的详细过程，而这一切都在她不必走出病房的情况下完成。

手术后，经过简短的恢复期，索菲亚被送回她的病房，这个病房经过改造，已经具备提供重症护理的条件。所有的常规记录和指令都通过语音捕捉功能数字化上传。当主治医师和团队到达时，天花板上的摄像头无缝捕捉到他们身份徽章上的射频识别（RFID）标签，并在大屏幕上显示他们的名字和照片，从而简化介绍过程。医生可以不用点击键盘，仅通过语音激活功能就能在大屏幕上查看手术中的图像。讨论内容自动由内置的人工智能处理并转录到电子病历中。出院计划是根据她在住院期间特定时间点的个体化数据以及预测性分析来制定的，从而帮助决定她的下一个目的地是回家、康复中心还是护理机构。索菲亚决定回家。手术后的第二天，她将从自己家的床上醒来。从医院到家的过程非常顺利。在她康复期间，有一个护理团队负责照顾她。在家的护理设备与医院基本相同：虚拟医疗、传感器、风险分层和警告系统、语音激活的虚拟助手以及视频屏幕仍然是她的护理核心，都由家庭医院团队提供。在恢复期间，她会面对面和远程医疗团队互动。她的物理治疗和康复计划最初是面对面的，但很快就转为远程（数字化）计划。

　　这相较于如今那种分散、难以预测且笨拙的医疗体验，差别真的很大。现在的情景是：多次排队办理入院手续；错过留言、呼叫机和反复拨进来的电话；充满怨言的医生和秘书；在医院内部迷路并不断询问路线；长时间住院；频繁查房打断睡眠；错过用餐时间；不同的医生和专家会诊时反复测试；难以获得正确信息；出院时冷冰冰且混乱的指示。而最主要的是，身处一个陌生的环境中，你对未知的事物感到害怕。

变革的需求

医院就像一个有生命、有脉动、动态的、多细胞的生物体。为了生存，它依赖于一个协同工作、相互联系的有机体。未来的医院需要连接当前彼此分隔的单元，不仅是在实体建筑内部，还包括与外部的连接。通过在患者身上、体内及其周围的传感器实时传输数据，这些数据允许优化质量监测、个体化干预和资源分配，它们构成了整个医院的连接点。未来的医院将与现在的形态大相径庭。那些设计和建造新建筑的人，必须为一个他们可能还不完全理解的未来进行规划。但现在正是重新思考医院未来的形态和运营模式的时候。

由于成本问题、质量问题和立法改革，医疗保健每周都在变革。目前很多变革是基于对当前问题的即时反应，这样的反应性变革导致了系统的不稳定性和风险。因此，是时候对整个健康系统的核心业务模型全面进行重新考虑和创新了。小步迭代的方式已经不能满足需求。你要么全身心投入，要么根本不入局。事实上，这样的变革在新冠大流行期间已经开始，并为构建未来奠定了基础。我们甚至有机会着手解决全球医疗护理的不平等问题。重要的是，我们需要掌控局势，重新思考未来的医院，并实施变革。那句古老的格言仍然适用：如果你不创造变革，变革就将塑造你。

重新定义医院？

现代医院似乎注定要失败。它们的财务前景堪忧。医院在运营方面存在效率低下的问题，同时也没有办法为来自不同背景的患者提供全面的服务和关怀。这些问题不仅是医院内部的，也涉及与医院外部的交互。因为这些问题，当前的医疗系统可能难以持续，面临着崩溃或失败。当讨论未来时，我们必须明白未来总是在不断变化，关于它的形态可能有很多不切实际的负面预测。为了确保我们的考虑和探讨都基于实际和可行的前提，我们此次讨论预期的时间跨度是 5 ～ 10 年。但是，我们也明白，随着时间和技术的发展，实际情况可能会有变化，新的技术和方法也可能随时出现。因此，我们应该持有一个开放的思考态度，准备应对这些变化和新的发展趋势。过去几年，我与众多医院的领导者和多家机构的首席执行官进行了无数次的交谈。决策者们的视角各异，但他们一致认为数字技术的发展对医疗服务的提供方式产生了深远的影响。最关键的是，他们认为未来的医院将会是文化、观念和期望的体现。它将揭示我们认为什么是最重要的，以及我们期望应该为患者提供何种医疗服务。

医院将逐步发展，以提供持续的医疗服务。这种改革的核心是一个数字化中心，它的功能是协助医疗团队进行跨学科的决策，而决策过程可能会用到人工智能算法，也可能不用。在幕后，随需整合的虚拟、传感器和人工智能技术，辅以一个处于智能环境中的系统，将决定工作流程的形态。医院的结构将像中枢神经系统那样有一个指挥中心（类似于高级皮质中心），通过树突连接到医院的各个节点，确保从患者进入医院再到出院以及之后所有的医疗护理过程。

医院不再是由混凝土浇筑出来的互相分隔的病房、手术室和办公室。随着医院结构的不断发展和变化，医院应该清楚自己的目标和使命，即为患者提供的承诺和服务。同时，医院应该将最新的设施和技术与其日常工作无缝整合，确保高效运行和服务提供。整座大楼都要营造出一个以患者为中心的治疗和康复环境。院墙之内的每一寸空间都要体现团队合作的精神，多学科的综合治疗核心目标是提高患者的体验并改善治疗结果。医院将采用促进健康的设计，内部空间和照明布局都将使用无毒材料，帮助患者产生舒适和安宁的感觉。此外，这样的环境还将鼓励进行研究、教学，并增强社区和团队之间的联系和凝聚力。

成为一个数字化组织意味着将这种文化融入组织的战略、运营和流程中。灵活性和可扩展性是实施过程的核心，特别是如果我们希望在长期竞争中持续获得胜利。设计需要促进身体、精神和心理健康，同时为病人的恢复做出贡献。宽敞的访客休息室、康复花园、可以调色的柔和照明、安静的环境以及能够促进健康的可变色墙壁，都将成为患者体验的一部分。

护理文化的变革

很多时候，经济因素决定或激励着文化的方向。在我的记忆中，管理层的关注点一直是提高患者的周转率、降低平均住院日和住院总天数。这主要是为了让财务分析师满意，因为患者的周转率和流程似乎是决定经济健康的关键因素。一方面，医疗机构面临着提供价格合理、大多数人能够承担得起的医疗服务的压力；另一方面，这些机构也需要确保自己的经营能够盈利。这两个目标在某种程度上是冲突的，因为为了降低成本使医疗服务更加平价可能会降低机构的盈利能力，而追求更高的盈利可能会提高医疗服务的价格。尽管这两种目标似乎矛盾，但医疗机构都需要努力实现它们。答案在于找到合适的平衡点。过去 10 年里，虽然"基于价值的医疗"已经被多次提及并讨论，但医疗领域实际上向这个模式的转变进展得相对较慢。与此同时，尽管数字医疗技术有巨大的潜力改变医疗行业，但其投资和采纳速度也是相当缓慢的。在这样一个总是盈利困难的环境中，投资新技术意味着要从传统医疗中调配资源。医院一直希望政府提供的经济激励能够推动这一进程，而美国医疗保险和公共医疗补助服务中心以及其他机构似乎乐于维持现状。两种方式都在玩等待游戏，试图互相对峙。因此，各方面都倾向于保持现状而不是积极推动创新或变革。尽管双方都认识到采取行动的必要性，但都表现出一种伪装的冷漠态度。然后，新冠大流行袭来，变革迫在眼前。

未来的医院将由临床医疗的进化来塑造。很多这样的变革已经在院墙之外发生，我们需要做好准备，去拥抱并引入这些变革。医院将不再仅仅是一个建筑或设施，更是一个生态系统。[1] 这样的构建方式反过来又会影响医护人员的行为和文化。随着智能手机的普及，利用云基础设施进行大规模扩展的应用将有助于清除杂乱。未来医院的核心运营方式将注重去除不必要的浪费、提高效率并利用先进的数据分析技术预测和解决可能的问题以做出更好的决策。临床医疗的结构路线图将由技术进步和技术应用来决定。正如书中所讨论的，将有机器学习、虚拟医疗和由传感器驱动的移动健康相互作用。这将扩展到随时随地方便问诊、紧急护理、门诊护理以及家庭医院计划，使低急性的患者从医院顺利过渡到家中。现在的问题不再是为什么或怎么做，而是什么时候做。

医疗指挥中心

在不久的将来，与航空业相似，每个医院体系都将拥有一个指挥中心。[2] 这个中心的初步目的是提高效率，更有策略地利用医院内的床位，集中管理如药物、床单或食物的配送，监督门诊空间的使用，并调整手术室和操作室之间的工作流程。除此之外，指挥中心还将帮助提供个体化护理，跟踪患者的治疗路径和疾病管理平台，检查趋势和偏差，从而实现预防性医疗护理。这些指挥中心将通过传感器提供关于患者的临床状态、风险因素和疾病发展轨迹的不间断信息。机器学习将帮助对患者群体进行分类，实时重新分配医疗资源和关注特定的患者区域。[3] 预测分析的使用将进一步支持行政任务，如在设施间的转移，同时更好地管理患者的住院时长和出院程序。

当我们构建或发展某个系统或基础设施时，我们不应仅仅关注财务收益或处理的数量。它还应当促进研究发现，并为数据驱动的基础和临床科学创造环境，从而引导到新的治疗策略。为了促进医学研究的进步，研究的基础设施需要进行扩展和升级。这样可以更好地实现跨学科之间的合作，使不同领域的专家能够共同合作，进行转化医学研究。医院的指挥中心接收所有数字数据，从而在疾病初期，甚至是亚临床状态，对患者群体进行风险分层，以便管理、跟踪、参与临床试验并改善治疗结果。我们有责任建立一个与疾病管理平台相连接的医院基础设施，跟踪患者在其生命周期内到门诊的过程。这不仅可以增强连续性医疗护理，还能使我们在利用技术监控治疗结果、服药依从性、药物不良反应或手术后的晚期并发症方面变得更加智能。

一个经常被提及的问题是报警疲劳。⁴ 当你走进远程监测单元时，你会不断听到警报声，但工作人员的反应很平淡，这其实是因为他们对此已经麻木了。每天，医护人员可能面对每张床上高达200次的报警，其中99%的报警实际上都是误报。人工智能提供了自动分类警报的方法来减少误报，从而降低工作人员的疲劳感。中央指挥策略更明智地使用资源和人员来监测患者，从而提供帮助。

未来的灵活状态

　　传统的医疗方法效率不高，但是费用很高。而医院之外的医疗服务，或者说这些服务的不足，往往会导致患者需要重新回到医院接受治疗。这两大组成部分在每个个体的生命周期中的相互依赖将激发临床医学和未来医院的发展方向。技术应用将带来灵活性，它将努力缓解延续护理的压力，同时提高效率并降低成本。

　　医院的架构将具备与发展中的医学同步演变的能力，这样的架构将由数字化的模块来构建。技术将成为现在和未来医疗服务的纽带。我们建立的支撑结构将模仿人体的神经系统，反映人脑功能的指挥中心将无缝连接医院内外的患者和传感器，嵌入式数据监控中心将持续为患者提供反馈，鼓励自我学习，人工智能辅助的算法将加强自我管理。未来医院的关键组成部分将包括几个基本要素。首先，已经被广泛讨论的是精准医疗，通过传感器和人工智能为每个患者提供个体化的服务；其次是重视提高患者的体验，这将是一个无缝衔接的数字体验，在关键节点与人的接触相结合，以防医疗服务变得冷漠、非个体化；最后会有渐进的自动化步骤。这种自动化将致力于通过使用机器人、供应链、区块链和人工智能辅助的后端增强来提高操作效率。[5] 当重复性的行政任务被剔除后，积极的患者管理将与传统的面对面护理相结合，提高患者的体验和治疗效果，这将成为主要的关注点。

随着手持设备和智能手机的不断使用以及数据的持续流动，如果不完全采纳数字框架，我们将无法充分发挥远程医疗和传感器技术的潜力。此外，随着患者期望的提高和他们的赋权，未来的医院必须建立在一个可以灵活应变的平台上，使系统更为敏捷。正如前文所述，这个数字框架将超越传统医院结构，有助于消除当前社会经济因素导致的数字鸿沟，让那些被剥夺权利和边缘化的人也能享受到数字化的便利。

随着技术创新以令人震惊的速度持续发展，拥有一个数字框架将成为关键。异常的实验室数据（与电子病历中的数据结合）会触发人工智能应用程序，自动发出虚拟或当面诊所的预约邀请。通过数字平台，使患者与医护人员之间的通信更为便捷，如此，使用聊天机器人辅助通信将成为常态。只要拥有智能手机，他就可以通过一系列移动应用程序与智能医院连接。这个数字平台将具有足够的灵活性，能随时升级并融入越来越多的传感器，目标是通过精准医疗帮助患者更加健康，使他们参与自己的医疗护理，并减少对住院护理的需求，甚至减少对医院门诊的需求。未来医院的发展和变化将受到人口结构的变化、老龄化趋势以及追求医疗效益的经济需求的共同影响，并且考虑到如何为增长的老年人口提供服务，以及在经济框架下提供高价值医疗。

床位悖论

　　大家都说一切都与床位有关。平衡适当数量的床位与适当的资源可以使医院盈利并保持偿付能力。但是，这个"适当的数量"是多少呢？值得注意的是，不同地区、国家乃至国际的医院，对于这个数量的理解总会有所不同。在疫情之前，独立机构医疗保险支付咨询委员会表示，美国的医院床位实际上超过了所需。为了支持这一说法，在疫情前的几年中，许多医院相继关闭。然而，这与许多学术性三级医疗中心的实际经验显著不符，这些医疗中心常常面临床位紧缺的问题。

　　每天，医生、护士和管理人员团队都在努力调整病人，以释放病床，接收紧急转院的患者。主要原因是他们没有实时的信息及时做出决策，并且也缺少先进的系统和分析工具来帮助他们更高效地使用和管理病床。疫情已经明确地把门诊护理转向了家庭，我们也可以预见部分住院护理将以家为中心，随着时间的推移，医院的主要功能可能会转变，更多地为重症患者提供服务。这是因为预计病人的出院率会下降，而他们在医院的住院时间则会变得更长。未来的医院可能会成为运营成本高但效率不高的地方。为了保持存在的价值和重要性，医院需要在整个治疗过程，即从患者在家到去医院治疗再到回家康复的整个过程中，持续提供服务并引入创新方法。

　　人工智能和机器学习能够预测医院和各个地区的医疗需求。这种预测将涵盖从急诊或住院需求到虚拟或面对面交互的全方位需求，进一步赋予健康系统优化市场和制定策略的能力。重要的是，分析将是动态的，而不仅仅是偶尔或定期的任务。系统内将具有独特的灵活性，能够根据需要的地点、时间和性质进行调整。门诊和住院区域之间的灵活设计构造将允许在紧急情况下增加病床数量。

住院护理将是怎样的？

虽然医院的外观可能与现在相同，但内部的运营将会有很大的不同。住院体验将融合远程医疗、环境传感技术以及包括自然语言处理在内的人工智能，整个住院过程会更加顺畅。在疫情防控期间，视频平台已经进入病人的房间，通过 iPad 医护人员可以与病人交互，而无须进入他们的房间。结合房间内传感器获取的健康客观参数，这种互动更加有意义和可量化。通过使用虚拟助手的环境智能，医生可以与病人进行详细的讨论并自动创建访问记录，该记录会自动录入电子病历中。[6]

住院病房将根据患者和家庭的需要进行个性化设计，配备最新技术和可通过语音激活的视频屏幕。不再有线缆，患者不再被固定在床上、监护仪或输液架旁。生命体征和其他相关数据将通过嵌入墙壁、家具、电视屏幕和床上的传感器无线收集。病房内的通风口都配有传感器，能监测空气质量。大屏幕将允许患者同时与多位医生和家属交谈，并实时显示临床数据和监测结果。这样，肿瘤学家、外科医生、放射科医生、社会工作者、药师和放射肿瘤学家都可以同时与患者和家属会面，并进行富有建设性的讨论，就下一步的治疗达成共识。

随着大部分的门诊医疗转移到患者家中，一些现有的住院治疗也将转入门诊领域或变为基于更精细监测的居家治疗。随着大数据的应用，人们开始重视从原来的"按服务收费"模式转向"以价值为基础"的模式。这种转变是为了提高医疗质量并减少不必要的成本，因此变得越来越重要。住院护理将变成多个医生团队共同努力，提供高效的个体化护理。持续的数据将要求提供持续的医疗服务，数字框架使之成为可能，同时也提高了医院内的患者体验和效率。利用人工智能的学习能力，可以识别医院运营中的效率瓶颈，例如手术室是否被充分利用或者是否被过度使用。同时，外科医生和提供介入治疗的医生可以使用移动技术来管理他们的手术和治疗时间。如果发现有多余的时间，他们就可以释放那个时间段；如果需要更多时间，他们就可以请求更多的时间；如果另一位医生有空闲时间而他们自己的时间不够，他们就可以与那位医生交换时间。这种方式可以提高医疗资源的使用效率。医疗设备将变得更小、更便携，这将使大多数成像（包括计算机断层成像）和床边操作成为可能。医疗服务将直接面向患者提供，而不是患者到医院来。医疗将变得移动化。

　　未来的医院系统将充分利用物联网的技术。[7] 除了整合多个来源的信息，这也可以作为一个早期通知系统。机器智能平台会从床铺、家具、天花板、建筑系统、临床应用中嵌入的传感器以及患者监控器中收集数据，从而辅助风险分层并及时通知临床团队任何潜在的问题。除了为个体提供定制化的医疗护理，这也为医院提供了一个更好的运营支持系统。早期预警系统将通知医院管理员和医护人员，帮助他们更加合理地分配资源，从而提供更好的医疗效果。物联网和人工智能的连接性将改变传统的工作模式。这个新时代即将来临。

居家医疗护理

当 78 岁的吉姆得知自己的心脏瓣膜受到感染并需要 6 周的抗生素治疗时，他坦然接受了这一消息。但当我告诉他需要住院治疗时，他几乎崩溃。他无法想象自己要在医院或专业护理机构待上 6 周。他独自和他的黄色拉布拉多犬生活，而在他康复期间，吉姆并没有妥善的方法来照顾它。这只是每天发生的无数类似故事中的一个，那些面临住院决定的人，都在寻找这种情境下照顾自己和亲人的方法。针对各种疾病的居家医疗护理已经在进行中，如抗生素治疗、伤口管理、居家临终关怀等，这些都不是新鲜事。除了心脏瓣膜感染外，吉姆还有其他的健康问题或疾病，这使得居家医疗面临挑战。他的肾功能已经接近衰竭，而且他患有需要密切监测的心力衰竭。如果我们有合适的传感器套件，再加上远程监测和以患者为中心的护理，情况会有所不同。我们知道，超过 1/3 的 70 岁以上的老年人以及超过一半的 80 岁以上的老年人在出院时，其健康状况比入院时更差。再加上那些生命末期的患者，他们大部分时间往返于家和医院，有时每天要花几个小时，其实他们完全可以待在家里，专注于对他们来说更重要的事情。

大多数人更愿意待在家里，而不是医院。许多患者出于各种原因不喜欢医院：医院的气味、食物、氛围，还有它引发的焦虑感等。我们也知道，在医院环境中由于医疗失误导致的死亡数量位居第三，仅次于癌症和心脏病导致的死亡数量，还有在医院中感染的风险。如果我们能在家里提供医院级别的护理，那将是医疗的终极追求。家庭医疗服务应该与医院提供的医疗服务一样，包括日常的临床评估、生命体征和实验室检查、静脉注射药物、营养餐以及语言和物理治疗。医院已经开始建立项目，通过数字技术使患者在家中得到监控。[8] 如果传感器能够实时、客观地报告患者的情况，而且血液和尿液检测可以通过智能手机和连接设备进行，那么在更受欢迎的地点提供更为经济的医疗服务将成为可能。如今，一些最常见的疾病，如充血性心力衰竭、慢性阻塞性肺疾病、尿路感染、肺炎和蜂窝织炎，都可以在患者更能接受的环境中更为经济地得到管理。

例如，治疗肺炎的成本，在医院环境中可能是在家中的10 ~ 20倍，但我们仍然看到很多轻度肺炎患者被医院收治。其中许多患者风险很低，完全可以在家中治疗。住院本身还伴随着医源性并发症和其他获得性感染的风险，这些都是可以避免的。家庭医疗护理方案已经发展到一定程度，虽然开始实施，但范围有限。正如科幻作家威廉·吉布森的预言："未来已经到来，只是分布不均。"

在一些地方，这些做法已经开始实施。[9] 患有脱水、肺炎、蜂窝织炎或其他低风险疾病的患者，现在常常会带着已经放置好的静脉导管回家，并接受上门护士和家庭医院的服务。美国有好几家医院已经实施了这样的项目，为患者提供长达一个月的照护，并为他们提供避免再次住院的服务。人们正在努力扩展这些项目，使其覆盖常规的医院住院术后护理。很有可能，医院内的恢复期将进一步缩短，大部分的早期恢复期都将在家中度过。那些刚刚接受了心脏手术并出了重症监护室的患者可能不必在医院的中级护理环境中待上一个星期，而是会在配备了适当服务的情况下回到家中。甚至化疗也可以在家中进行，确保患者有正常的居家生活体验，同时减轻医院环境带来的焦虑、抑郁和压力。据估计，未来几年，医院提供的1/3的整体护理将转移到家中。对于慢性疾病患者来说，这些疾病的近半数护理将在家中进行。显然，远程护理的途径需要在各种临床案例中仔细策划并进行测试。

医院正在逐渐减少固定资产，患者的家正在成为医院住院或门诊的一部分。现在，患者可以在自己的家中接受与医院相似的护理。卧室里的生物传感器可以实时传输生命体征和其他相关的生理指标，代替医院的简单检查。这些传感器提供的客观可量化的数据，加上能够辅助详细身体检查的应用，将进一步增加价值。通过基于传感器的方法监测老年人和虚弱者的行动能力、日常活动和跌倒风险的智能医疗家居，住院时间将进一步缩短，并在将患者转移到自己家之前减少待在疗养院的时间，而智能药盒和射频识别策略将帮助监控服药依从性。[10] 这将伴随着一支远程医疗提供者团队的出现，而医院内的实地工作人员将减少。随之而来的问题是隐私和自主权，以及家庭护理扩展是否可以在所有社区和社会经济阶层中推广。有些团体或组织正在努力创建一个与爱彼迎相似的平台或模式，目的是为需要在家中接受医疗护理的病人提供服务。教堂、寺庙和社区中心也可能成为这一模式的一部分，为无家可归和被剥夺权利的人提供医院外的护理。

未来的医院将不再主要依赖大量的床位来提供服务。相反，它们会优先建设高科技的远程监测中心。这样的变化意味着医院将能够通过家庭医疗项目来照顾患者，这些项目将成为医疗服务的一个重要部分。未来将出现模块化医疗，通过家中或乡村门诊护理站点的系统设施提供常规住院或专门护理。这与涵盖住院和门诊全程的高效疾病管理平台相似。值得一提的是，尽管社区医院内的住院床位数量将会减少，但三级和四级医疗中心可能不会出现同样的情况。我们仍需要一个地方来照顾那些真正病重的患者，他们可能会比以前住院的时间更长。

几年前，在接受《华尔街日报》采访时，西奈山医院的总裁兼首席执行官肯尼斯·戴维斯医生被问及对于减少医院床位数量的担忧，特别是在城市发生大规模紧急情况时。[11] 戴维斯表示："我们不能只为应对极端情况而建设设施。我们需要一个医疗模型，重点关注健康和预防，让人们远离医院。"这确实是一个值得追求的模型，但看看现实中发生了什么。我们经历了一场前所未有的疫情大流行，它暴露了现有系统的弱点。当我们从这次危机中恢复后，类似的事情还会发生。无论下一次危机是疫情大流行、自然灾害还是战争，一个基本的前提是，拥有一个既灵活又能够适应需求，并且可以满足人类需求的医疗系统。我们必须考虑到在危机或疫情大流行下有足够的可以灵活利用的医院空间。这意味着停车场、门厅和接待区可以轻松转化为分类和保留区域，而办公空间、医院走廊和大堂区域可以容纳额外的床位以及增加的住院患者。我们需要开始相应的规划。

人员配置

在这个生态系统中，人员配置将持续发展与变化。高级临床医疗人员，包括医生助理和护士执业者，将在这些远程监测设施中发挥领导作用，同时我们还期待深度学习算法能为新的世界格局提供支持与助力。医生的工作描述也将发生变化。除了传统的医疗实践，所有专业的医生都将全天候为需要的患者提供远程咨询服务。这将伴随着家庭护理和专家支持的增加，所有这些都将由患者的期望来驱动。

预测分析将帮助审核数据、提高效率，并依据算法提出干预建议，这一过程将帮助智能管理和分配医务工作人员。这将使医生助理和护士执业者能够将责任委派给注册护士和健康护航员，帮助每个人发挥他们的执业上限。这是健康护航员的时代，他们将为当前缺失的个体化医疗提供服务。他们将帮助进行初步评估、提供教育、回答问题，并使用指导算法来管理患者。

在将远程医疗技术引入医疗体系后，医疗机构会根据临床医生的个人需要和情况来制定他们的工作时间和任务，目的是避免医生因长时间工作或过度工作而感到疲劳，同时确保医疗机构的工作人员不会因人手不足而导致工作质量下降。退休的医生数量将减少，因为希望继续执业的资深医生可以选择参与这种新的以远程医疗为重点的工作队伍。人工智能将帮助我们分析供需模式，确保更好地利用工作力量，以便在患者需要的时候为他们提供服务。这些远程监测中心很可能不会靠近实体医院，但仍然在数字化框架的覆盖范围之内。根据机构的愿景和努力的可扩展性，医院的地理位置将超越州和国家的边界。正是通过这种方式，未来的数字化医院将帮助解决健康公平性的问题。但这并不意味着医院不再需要提供前沿的癌症治疗、复杂的神经外科手术、复杂的心血管手术干预以及各个学科的创新治疗，除此以外还要提供急性和重症护理的基础设施。

门诊护理

疫情初期迅速采纳的远程医疗方式非常有说服力。这显示了大部分患者可以通过远程医疗方式进行评估。尽管每次疫情高峰后都会出现线下就诊人数增加，但未来的趋势将是线上线下相结合的策略。大部分常规的门诊医疗会转移到远程医疗。医院的数字框架会延伸到患者的家中。医院主体结构内的门诊部会逐渐转移到离主要医院较远但更接近社区的门诊点。这些地方会设有医疗智能化的诊室，配备基础设施和信息技术系统，以协助医生进行现场或按需的远程监测和治疗。传感器和人工智能在这一背景下的影响已在之前的部分详细讨论过。尽管面对面和远程健康咨询可能会定期安排，但在二者之间，传感器带来的监控将是持续的。虚拟医疗将帮助门诊预约转变为一站式服务，其中包括所有专业医生都通过视频参与多学科团队会诊。

在索菲亚的案例中，传感器将使门诊实验室直接移到患者家中的客厅。自动下载的生命体征、体重和血压数据将配合虚拟诊所的访问，专注于手头的问题。之前和之后的等待时间都将被消除，同样的还有出行、交通、停车、电梯和候诊室等。自我管理将成为未来医院构建的重要部分。我们需要创造性的解决方案和资源来鼓励患者主动管理自己的健康。患者将与医生共同承担达到预期治疗效果的责任，他们可以通过专为患者定制的仪表板，清晰地在其医疗门户上看到每日、每月和每年的目标。这些目标可能与生活方式、生命体征、饮食或特定的疾病有关，如血压、胆固醇或糖化血红蛋白水平。高技术与高度互动将转化为高质量护理，并带来更好的效果。那些未按照预测的临床路径进行治疗的个体，将拥有足够的医疗、社会人口统计和遗传数据，以确定差异的原因。未来的门诊治疗将以能实时响应的智能计算为特点。传感器将在后台被动地收集信息。这些传感器可能位于家中、办公室、车内或患者身上。各种传感器的数据将通过物联网以一体化的方式工作，生成个体特定的数据和算法。

重要的是要强调，人与人之间的直接接触和面对面的问诊应该并且始终是医疗系统的核心部分。在没有先进传感器策略提供的客观数据的情况下，远程诊断可能会遗漏很多信息。门诊医疗将逐步进化，主要由数字创新驱动。这些门诊点会更小、更友好、更舒适，与它们现今所嵌套的庞大的四级结构相比，不会给人带来压力。次要的医疗服务，包括手术，将从主要的医院场所转移出去。支付系统也会进行相应的改革以适应这种变化。医院将根据护理的紧迫性来决定如何为合适的患者选择合适的治疗地点。生命末期的护理将在为此设立的中心或在家中进行。这样做不仅仅是为了平衡财务方程和降低成本，更是为了维护人的尊严和改善患者的体验。

面对面的门诊体验将会非常流畅。所有的预约都会在线上完成，不需要现场登记，只需一个数字通行证。手机验证码、面部或数字指纹识别将成为常态。其中很多得益于人工智能的帮助，这些技术已经在体育场和机场得到应用。血液测试可以通过手机上的适配器在家中完成，或者在采血实验室由机器人协助完成。

患者体验

在未来，患者在寻求医疗服务时首先会与一个聊天机器人或者一个能够诊断症状的工具进行交互。[12] 通过这种互动，系统可以根据患者的症状和需求，快速为他们指引到最合适的医生那里。而这些医生可以随时在线，为患者提供咨询或诊断服务。就诊首先会是一次虚拟的交流，帮助医生解决当前的问题。如果存在需要立即引起临床关注的问题，那么在虚拟就诊之前，可能会先呼叫救护车，或者是呼叫一辆共享汽车，将患者送到诊所或医院。

这将是一个整合的、流畅的体验。所有常规的与预约和保险覆盖相关的障碍都将通过后端的人工智能算法自动处理。这种数字化的互动不再是反复的电话呼叫、等待接听或者将患者置于无休止循环中的机器人助手。这种数字化的接入方式能够在病人的全生命周期为其提供关怀。它可以跟随患者从门诊环境到紧急护理诊所，再到医院入院治疗，从住院护理到康复，最后到他们的下一次门诊就诊。

健康或医疗领域正在效仿其他行业，特别是零售和金融这两个行业，因为零售和金融行业很擅长迅速根据消费者的需要调整它们的服务或产品，并为消费者提供多种选择。将医疗服务融入我们的日常生活而不是相反，将变得越来越重要。患者的满意度和治疗结果将成为医疗费用报销的关键驱动因素。虚拟助手已经进入医院病房，能够回答最常见的问题，如出院时间、访客规定、支付计划、保险覆盖以及康复指导等相关的问题。

尽管超过 65 岁的患者只占总人口的 16%，但他们几乎在住院病人中占到一半。随着老年人口的持续增长，到 2030 年，每 5 个美国人中就会有一个超过 65 岁。住院的患者将继续呈现老龄化趋势，且需求更为复杂，因此医疗服务和患者体验需要越过院墙，延伸到他们的家中。这将涵盖从入院前到长期照护的整个过程。目标是创建这样一种环境，鼓励患者的家人和看护者在医院外共同合作和沟通。未来的医院将与出行服务、食品配送和社区服务建立合作。随着医疗服务开始跨越州界和国界，患者将根据价值、绩效和声誉选择医护服务和医院。

各个机构或医疗机构打算使用消费者分析来针对患有不同疾病或属于不同人口统计类别的患者，制定特定的参与或沟通策略。而当我们开始涉足人工智能和自动化技术时，虽然我们可能对这些新技术有所担忧，但这也标志着我们开始了一场关于技术可能带来的机遇和潜在发展的探索之旅。在未来，传感器和人工智能技术将会触达各个领域和角落，其普及程度可以与我们现在所见的无线网络相提并论。但要达到这样的普及程度，并不是一件简单的事，需要付出大量的时间、努力和资源。尽管在当前资源受限的情境下，对技术进行大规模的投资似乎不是一个直观的选择，但为了未来的发展和竞争力，我们必须这么做。而且，从长远来看，这种前期的投资会为我们带来很好的经济和技术回报。

元宇宙、机器人与塑造未来

元宇宙是一个集成的计算机生成网络，通过它，可以在一个三维的虚拟环境中提供医疗服务。[13] 这将使得心理健康疾病的治疗成为可能，并在干预和手术程序中提供个体化术后康复辅助。[14] 以放射影像为例，计算机断层成像或磁共振成像可以用在手术中，明确地显示医生应该在哪里进行切割、放置导管或安装假体。更进一步，元宇宙还能使多位医生聚集在一起，共同处理一个具有挑战性的临床情况，使外科医生可以进行实践，而实习医生则可以通过"游戏方式"进行学习。[15]

元宇宙进一步释放了"数字孪生"的潜力。这种真实人与数字人的双重存在不仅可以预测和预防疾病，还能在数字副本上试验新的治疗方法。数字孪生技术能让我们快速推进时间线，查看某种干预措施可能带来的影响，或者复盘某个不幸的医疗事件，尝试加入新的干预手段以查看它能否改变临床结果。元宇宙将扩大未来医院的影响范围，使其逐渐向虚拟医院的构想靠近。

　　几年前，人们讨论在医学领域使用机器人可能会觉得这是一个不切实际或过于理想化的想法，但在现今，这种设想已经实现，机器人在医学领域的应用已经成为现实。[16] 机器人一直是未来医院宏伟愿景的一部分，可以简单地分为手术用和非手术用。除了帮助管理患者和服务，它们还在预防、诊断和治疗疾病中起到重要作用。装备了一系列高级传感器和人工智能的机器人可以更加接近人性，友善得多。

　　多年来，手术机器人一直在发展之中。[17] 对于涉及心脏、腹部和胸腔的各种手术，以及身体各部位的癌症，机器人辅助的手术干预正在崭露头角。达芬奇手术机器人能够为外科医生提供精准的控制，并进行精准的切割。机器人技术已被用于辅助微创腹腔镜技术，并使用相应的成像技术来指导机器人臂到达最准确的位置。人工智能和传感器被嵌入机器人的肢体中以增强其功能性。通过内部存储的成像，一套包含激光、传感器和路径点的系统将允许机器人避开障碍物。

　　射波刀是一种非侵入性的机器人治疗形式，允许以亚毫米的精度精确地提供放射治疗。这在复杂区域的肿瘤手术治疗中尤其有用，如头部、颈部、前列腺和其他下腹部器官。Veebot 是一款设计用来助力抽血的机器人。[18] 它使用成像技术来帮助机器人快速而准确地找到静脉。尽管它具备自动化功能，但仍然保留了人工干预的选项，这意味着在任何时候，人们都可以手动控制或干预机器人的操作。还有一种纳米机器人，它们非常微小，大小不超过几毫米，能够在我们的血液和淋巴系统中自由移动。这些纳米机器人可以为特定目的提供药物或其他治疗方法。折纸机器人则被制作成一种能被人吞咽的小胶囊形式，当它进入胃部后，胶囊会溶解，释放出其中的机器人。[19] 有了外部磁场的帮助，我们可以控制这个机器人，使其执行如修复胃黏膜上的损伤、输送特定药物或移除胃内的异物等任务。

其他的机器人可以帮助病人在床上和轮椅之间进行移动，还可以帮助病人从卧位站起。随着技术的发展和实践经验的积累，这些机器人将在为老年人提供护理的医疗单位以及为重症患者提供治疗的大型医院中得到越来越普遍和广泛应用。药物助理机器人能够帮助管理和分发药物，它们减少了存储和分发中的重复性管理任务，从而使得药剂师能更多地参与到病人的临床护理中。[20] 新加坡推出了一款名为"XDBOT"的高级消毒机器人，用户可以远程操控它。[21] 这款机器人配备了移动轮子和一个机械臂，该机械臂可以像人的手臂一样灵活移动，从而能够深入一些难以触及的地方进行清理和喷洒消毒液。它的机械臂具有六个动作自由度，并配备了传感器和高清摄像头，这使得它可以精准地在各种环境中导航。而且，这款机器人可以通过笔记本电脑或者平板电脑来操控。还有一种名为"PARO"的治疗机器人，用于改善手术或疾病康复期间的生活质量，以及抑郁或心理健康问题。这款机器人看起来像一只小海豹，能为病人提供动物疗法。它可以回应自己的名字，喜欢被抚摸，会摇摆和眨眼，还会发出有趣的声音，这样能让病人感到开心，减轻他们的压力和焦虑。在中国武汉的一家临时医院，疫情防控期间使用了机器人来给病房消毒、送餐乃至娱乐病人。有一款名为"云姜"

的仿真机器人可以为病人提供信息，甚至还可以跳舞来娱乐他们。在疫情背景下，为了最大程度地减少感染病人与医护人员之间的接触，降低暴露和感染的风险，机器人的使用显得至关重要。

在住院部，众所周知，护士与病人直接接触的时间只占他们工作时间的一小部分。大部分时间都用于行政任务、订购物资以及其他非临床工作。综合考虑这些情况，显而易见，我们需要机器人来完成那些重复、简单的工作，这些工作并不需要过多的人类智慧来处理。在服务层面，首先要认识到医院是一个复杂的运营体系。这里有着持续不断的人流和物资流，如患者、食物、药物、物资、床单和各种商品的流通。根据医院的规模，这可能意味着在一天或一周内需要行走数百里。物资和商品在病房、储藏区、药房、迷你食品室、办公室、手术室、洗衣房之间不断地流动，下一代医院将会有机器人为这些任务服务，无论是送餐、收集检查结果还是运输血液样本和药物。这将释放护士的时间，让他们能够投入更多的时间进行临床任务。医院将需要建立一个能够支持机器人独立操作的生态系统。这需要一些前瞻性的规划，可能需要建造地下隧道和专用通道，以便于自动化配送和机器人在医院内的流动。一些医院已经有了一系列的机器人在等待任务。当一个机器人出发后，下一个就会滑到被腾空的位置，准备接替。机器人可以自行前往合适的装货区，乘坐电梯，然后到达合适的位置完成配送任务。

到 2025 年，仅仅美国就将有近半数的医疗工作者计划离职[22]，而到 2035 年，全球预计会短缺达到 1 290 万的医疗人员[23]，这个数字可能还被低估了。在这样的背景下，机器人将会为医疗领域提供必要的支持，帮助弥补人手短缺的问题。[24] 机器人在医疗领域的角色将继续增加，尤其是替代那些从事重复和乏味任务的人员。它们已经开始执行药物配送、餐饮服务、医疗垃圾处理和医院清洁消毒等工作。还有的机器人正在参与临床查房、远程会诊以及辅助咨询和培训工作。机器人将成为医院团队中不可或缺的一部分，但它们的工作始终会在人类的监督下进行。

计算机科学传奇人物艾伦·凯曾经说过，预测未来的最好方法就是创造未来。而对于医院，其未来发展的方向将与技术的进步有关，与远程医疗技术、各种传感器技术以及人工智能的融合有关。我们不仅要认识到这个未来的必然性，更要主动参与其中，与这些技术成为真正的合作伙伴，共同推动未来的创新和发展。在我们关心和照顾彼此的过程中，我们共同的责任是确保技术不会失控，始终由人来控制和监督。并且，在这个技术日益发达的时代，我们还需要保持人与人之间的真实、深厚的情感联结。正如智者所言："技术是一个有用的仆人，但也是一个危险的主人。"

后记

自美国暴发新冠肺炎疫情已经过去了 3 年多的时间，死亡人数超过 100 万，感染人数达到了 1 亿。我是那 1 亿人中的一员，但我算是幸运的——我有幸战胜了新冠病毒以及它带来的长期后遗症，不像美国甚至全球其他感染者那样。我和家人、朋友多次经历了与新冠病毒的抗争。在过去的几年中，我努力尽自己的一份力量，站在抗疫的最前线照顾患者，无论他们是否感染了新冠病毒。

这场疫情给了我们很多教训，不过我看到事情开始回到原点。虽然不够彻底，但是迈出的这一步已经足够远，我们必须提醒自己不要再犯同样的错误。其中一部分原因可以归于我们的惯性思维，我们总是倾向于回到自己的舒适区；另一部分原因在于一个根深蒂固的体系，其中有太多的利益相关者希望维持现状。这个体系将继续发展，一方面在于临床医生和研究者的创新，更多则在于患者的期待。

我们需要对未来保持乐观，对新技术感到兴奋，但同时不能让自己被那些炫目的新奇设备迷住了眼。尽管技术进步的速度放缓并不是有意为之，但这也许能帮助我们确保不被技术完全吞噬。在医学领域，某些核心价值和原则是永恒的，不仅对当下有意义，对未来也同样重要。其中，最重要的就是人。

我们必须充分利用数字技术的快速发展，但同时也要确保医疗不仅仅变成一个由算法驱动、缺乏人情味的体验。即使是最高级别的人工智能，也无法替代人与人之间的真挚情感、同理心和关怀。医学实践围绕着人性展开，它反映了人们内心最深层次的真实情感，绝不应该彻底变成一种数字体验。将关怀和交流转交给机器人来做，可能不是医疗界的明智之举。基于预测分析的传感器辅助虚拟护理已经成为现实，但它应作为临床医生和患者之间的补充，而不是完全加以替代。

临床医学实践可能不会像新冠大流行初期那样迅速地发生变化，但它们终将改变。技术会继续发展，而病人将成为医疗服务的核心。无论患者身在何处，诊断和治疗都会直接触达患者，而这才是未来医疗的发展方向。

致谢

对于一个在过去 30 年里只写过科学论文的人来说,写作本书意味着踏入了一个未知的领域。这真的是一个充满高潮与低谷的奇妙而充实的旅程,没有大家的支持,我不可能独自完成。

我开始写作本书大约是在疫情暴发前一年。疫情来袭后,所有人的生活被打乱了。在我亲身经历这种传染病之后,本书对我来说有了新的意义。疫情对数字健康产生的催化作用,使我原本以为是未来的事情变得如此现实和紧迫。我们应该改革医疗体系,建立可以照顾所有人的个性化、可持续的系统。这个目标看起来非常有价值并且值得我们去努力实现。这就是本书的核心。

首先,我非常感谢我的患者们,他们总是激励我去思考更好的方法。我所讲述的所有故事都是真实的,但为了保护隐私,我对一些细节进行了更改。

我想感谢我的父母,生活中他们的许多关键决策起到了决定性作用。我的母亲持续地(有时也会主动)告诉我谦逊的美德,这为我大部分的生活以及本书的故事定下了基调。我的父亲总是精力无限,他在生命的每个阶段都积极追求新的机会。他的忠告让我明白,人生并不局限于一个领域，这种理念一次次地激励我跳出传统的学术模式。他们的影响超乎想象，深刻地影响了本书的创作和我的写作。

没有孩子们的爱和鼓励，本书是无法问世的。我的儿子阿珊和女儿阿哈娜在整个创作过程中一直陪伴在我身边——从最早的讨论开始，经历与新冠病毒的交锋，再到每一次我在创作中遇到的困难。尽管在很多时候，他们或许怀疑他们的老父亲已经陷入疯狂的旅程，但他们从未停止为我加油，引导我找到真正的写作风格。他们鼓励我开始写博客，将我的写作转变为更易读的风格。这得益于阿哈娜持续的指导、爱与陪伴。她通过对我早期博客的大幅修改，帮助我找到了写作的正确基调。所以，如果你不喜欢我的写作风格，请归咎于她。

我非常感激我的朋友哈里什·莱坎瓦萨姆和丹尼尔·弗里德曼，他们抽出时间阅读了本书的早期版本，并没有觉得必须阻止我。我必须感谢我的嫂子鲁帕·拉杰·古普塔，她阅读了本书最初的草稿。她坚定地向我指出，我如果希望吸引更多的读者，就需要彻底改进写作方式和信息传达方式。我将这些建议铭记在心。

我不能忘记斯图尔特·霍维茨，在制作本书初稿的书面提案时提供的帮助和指导。我非常感激出色的代理人斯泰西·格里克。斯泰西在提案和我身上看到了潜力，这给了我继续动笔写作的信心。她帮助我进一步完善和优化了一个充满激情和未来感且实用的书面提案。

我非常幸运拥有最好的高级编辑。我对丹妮拉·拉普充满感激，她在我写作本书的每个时刻都与我同在。她帮助我专注于保持开阔的思路，同时不忘关注细枝末节。她鼓励我远离医学术语，并鼓励我添加新的故事，以帮助读者理解故事情节。没有她的指导，本书是不可能完成的。

最后，我要感谢我生命中的爱人，也就是我的妻子诺普尔。她一直陪伴我度过这段旅程，忍受了我的情绪变化。我有时会想，也许她只是因为我忙于写作不再打扰她，所以她才感到高兴。但我必须承认，没有她，我将一事无成。我不断努力，希望有一天能让她感到骄傲。即使如此，本书很可能也无法完全表达我对她的感激之情。

注释

引言

1   Singh, J. P., et al. 2009. "Device Diagnostics and Long- Term Clinical Outcome in Patients Receiving Cardiac Resynchronization Therapy." *Europace* 11:1647–53.

2   Boehmer, J. P., et al. 2017. "A Multisensor Algorithm Predicts Heart Failure Events in Patients with Implanted Devices: Results from the MultiSENSE Study." *JACC Heart Fail* 5:216–25.

3   Merchant, F. M., G. W. Dec, and J. P. Singh. 2010."Implantable Sensors for Heart Failure." *Circ Arrhythm Electrophysiol* 3:657–67.

4   Gardner, R. S., et al. 2018. "HeartLogic Multisensor Algorithm Identifies Patients During Periods of Significantly Increased Risk of Heart Failure Events: Results from the MultiSENSE Study." *Circ Heart Fail* 11. e004669.

5   Maille, B., et al. 2021. "Smartwatch Electrocardiogram and Artificial Intelligence for Assessing Cardiac-Rhythm Safety of Drug Therapy in the COVID-19 Pandemic. The QT-Logs Study." *Int J Cardiol* 331:333–39.

6   Laubenbacher, R., et al. 2022. "Building Digital Twins of theHuman Immune System: Toward a Roadmap." *npj Digit.* Med. 5:1–5.

7   Zhao, M., J. H. Wasfy, and J. P. Singh. 2020. "Sensor-Aided Continuous

Care and Self Management: Implications for the Post-COVID Era." *Lancet Digit Health* 2:e632–e634.

8　Chatterjee, N. A., and J. P. Singh. 2017. "Making Sense ofRemote Monitoring Studies in Heart Failure." *Eur Heart J* 38:2361–63.

9　Singh, J. P. 2018. "Connecting Life with Devices." *JACC Clin Electrophysiol* 4:422–23.

庞大、臃肿、疲弱的医疗系统：变革的必要性

1　Haymarket Media. 2016. "Wide Price Variability for StandardRadiographic Imaging." *Rheumatology Advisor.* https://www.rheumatologyadvisor. com/ home/general-rheumatology/wide-price-variability-for-standard-radiographic-imaging/.

2　Bassett, M. 2014. "Analysis: High Costs, Price Variability Mean Imaging Should Be a Healthcare Savings Target." *Fierce Healthcare.* www. fiercehealthcare.com/it/analysis-high-costs-price-variability-mean-imaging-should-be-a-healthcare-savings-target.

3　Wooldridge, S. 2021. "Healthcare Industry to Undergo Big Changes by 2040." *Treasury & Risk.* https://www.treasuryandrisk.com/2021/02/28/big-changes- trillions-in-savings-deloitte-makes-predictions-about-health-care-in-2040-411-24537/.

4　Miliard, M. 2021. "Kaiser Permanente Inks Multiyear Cloud Deal with Microsoft, Accenture." *Healthcare IT News.* https://www.healthcareitnews. com/news/ kaiser-permanente-inks-multi-year-cloud-deal-microsoft-accenture.

5　Walgreens. 2021. "Walgreens Boots Alliance Makes $5.2 Billion Investment in VillageMD to Deliver Value-Based Primary Care to Communities Across America." https://news.walgreens.com/press-center/walgreens-boots-alliance-makes-52- billion-investment-in-villagemd-to-deliver-value-based-primary-care-to-communities-across- america.htm.

6 "Goldman Sachs: Digital Revolution Can Save $300 Billion on Healthcare." 2015. *EMSWorld.* https://www.hmpgloballearningnetwork.com/site/emsworld/news/12091550/goldman-sachs-digital-revolution-can-save-300-billion-on- healthcare.

7 Muoio, D. 2022. "AHA: Federal Funds Needed to Offset 20% Per-Patient Increase in Hospital Expenses since 2019." *Fierce Healthcare.* https:// www.fiercehealthcare.com/providers/aha-federal-funds-needed-offset-20-patient-increase-hospital-expenses-2019.

8 Gebreyes, K., et al. 2021. "Break- ing the Cost Curve." *Modern Healthcare.* https://www.modernhealthcare.com/finance/ breaking-cost-curve.

9 Mather, M., P. Scommegna, and L. Kilduff. 2019. "Fact Sheet: Aging in the United States." *PRB.* https://www.prb.org/resources/fact-sheet-aging-in-the-united-states/.

10 Zhao, M., J. H. Wasfy, and J. P. Singh. 2020. "Sen- sor-Aided Continuous Care and Self-Management: Implications for the Post-COVID Era." *Lancet Digital Health* 2:e632–e634.

第一部分

第 1 章

1   Walsh, V. 2017. "Sensory Systems." *Reference Module in Neuroscience and Biobehavioral Psychology.* doi:10.1016/B978-0-12-809324-5.06867-X.

2   Vosshall, L. B., and M. Carandini. 2009. "Sensory Systems."*Curr Opin Neurobiol* 19:343–44.

3   Ledford, H., and E. Callaway. 2021. "Medicine Nobel Goes to ScientistsWho Discovered Biology of Senses." *Nature* 598:246.

4   Münzl, M. 2018. "The Human Body as an Analogy for Automa- tion." *Balluff Blog.* https://www.innovating-automation.blog/the-human-body-as-an- analogy-for-automation/.

5   Fraden, J. 2014. *Handbook of Modern Sensors: Physics, Designs, and Applications.* New York: Springer.

6   Merchant, F. M., G. W. Dec, and J. P. Singh. 2010. "Implantable Sensors for Heart Failure." *Circ Arrhythm Electrophysiol* 3:657–67.

7   Dang, W., et al. 2018. "Stretchable Wireless System for Sweat pH Monitoring." *Biosens Bioelectron* 107:192–202.

8   Bussooa, A., S. Neale, and J. R. Mercer.2018. "Future of Smart Cardiovascular Implants." *Sensors (Basel)* 18:e2008.

9   Gardner, R. S., et al. 2018. "HeartLogic Multisensor Algorithm Identifies Patients during Periods of Significantly Increased Risk of Heart Failure Events: Results from the MultiSENSE Study." *Circ Heart Fail* 11:e004669.

10   Zhao, M., J. H. Wasfy, and J. P. Singh. 2020. "Sensor-Aided Continuous Care and Self-Management: Implications for the Post-COVID Era." *Lancet Digit Health* 2:e632–e634.

第 2 章

1   Sana, F., et al. 2020. "Wearable Devices for AmbulatoryCardiac Monitoring: JACC State-of-the-Art Review." *J Am Coll Cardiol* 75:1582–92.

2   Moraes, J. L., et al. 2018. "Advances in Photoplethysmography Signal Analysis for Biomedical Applications." *Sensors (Basel)* 18:E1894.

3   Paiva, R. P., P. de Carvalho, and V. Kilintzis. 2022. *Wearable Sensing and Intelligent Data Analysis for Respiratory Management.* Cambridge, MA: Academic Press.

4   Castaneda, D., et al. 2018. "A Review on Wearable Photoplethysmography Sensors and Their Potential Future Applications in Health Care." *Int J Biosens Bioelectron* 4:195–202.

5   Zhao, M., J. H. Wasfy, and J. P. Singh. 2020. "Sensor-Aided Continuous Care and Self-management: Implications for the Post-COVID Era." *Lancet Digit Health* 2:e632–e634.

6   Sohn, K., et al. 2019. "Utility of a Smartphone Based System (cvr-Phone) to Predict Short-term Arrhythmia Susceptibility." *Sci Rep* 9:14497.

7   Sohn, K., et al. 2017. "A Novel Point-of-Care Smartphone Based System for Monitoring the Cardiac and Respiratory Systems." *Sci Rep* 7:44946.

8   Sohn, K., et al. 2019. "Utility of a Smartphone Based System (cvr-Phone) to Accurately Determine Apneic Events from Electrocardiographic Signals." *PLoS One* 14, e0217217.

9   Bauer, M., et al. 2020. "Smartphones in Mental Health: A Critical Review of Background Issues, Current Status and Future Concerns." *Int J Bipolar Disord* 8:2.

10   Wacks, Y., and A. M. Weinstein. 2021. "Excessive Smartphone Use Is Associated with Health Problems in Adolescents and Young Adults." *Frontiers in Psychiatry* 12:1–7.

11   Duke Today Staff. 2015. "Duke Launches Autism Research App." https://today.duke.edu/2015/10/autismbeyond.

12   Wilhelm, S., et al. 2020. "Development and Pilot Testing of a Cognitive Behavioral Therapy Digital Service for Body Dysmorphic Disorder." *Behavior Therapy* 51:15–26.

13   Zhang, T., et al. 2021. "Smartphone Applications in the Management of Parkinson's Disease in a Family Setting: An Opinion Article." *Front Neurol* 12:668953.

14   Osmani, V. 2015. "Smartphones in Mental Health: Detecting Depressive and Manic Episodes." *IEEE Pervasive Computing* 14:10–13.

15   Liu, Q., et al. 2018. "Highly Sensitive and Wearable In2O3 Nanoribbon Transistor Biosensors with Integrated On-Chip Gate for Glucose Monitoring in Body Fluids." *ACS Nano* 12:1170–78.

16   Hong, J. I., and B.-Y. Chang. 2014. "Development of the Smartphone-Based Colorimetry for Multi-Analyte Sensing Arrays." *Lab Chip* 14:1725–32.

17   Sayol, I. 2020. "Smart Fabrics, a Technology that Revolutionizes Experi-

ences." *Ignasi Sayol.* https://ignasisayol.com/en/smart-textiles-can-be-
programmed-to-monitor-things-like-biometrics-measurements-of-physical-
attributes-or-behaviours-like- heart-rate-which-could-help-athletes-dieters-
and-physicians-observing-pat/.

18   Pai, A. 2015. "Researchers Develop Pressure Sensing Socks for People with
Diabetes." *MobiHealthNews.* https://www.mobihealthnews.com/43511/
researchers- develop-pressure-sensing-socks-for-people-with-diabetes.

19   Sun, A., et al. 2017. "Smartphone-Based pH Sensor for Home Monitoring of
Pulmonary Exacerbations in Cystic Fibrosis." *Sensors* 17:1245.

20   Kabiri Ameri, S., et al. 2017. "Graphene Electronic Tattoo Sensors." *ACS
Nano* 11:7634–41.

21   Bandodkar, A. J., W. Jia, and J. Wang. 2015. "Tattoo-BasedWearable
Electrochemical Devices: A Review." *Electroanalysis* 27:562–72.

第 3 章

1   Jackson, S. L., et al. 2018. "National Burden of Heart Failure Events in the
United States, 2006 to 2014." *Circulation: Heart Failure* 11:e004873.

2   Heidenreich, P. A., et al. 2018. "Forecasting the Impact of Heart Failure in
the United States." *Circulation: Heart Failure* 6:606–19.

3   Merchant, F. M., G. W. Dec, and J. P. Singh. 2010. "Implantable Sensors for
Heart Failure." *Circ Arrhythm Electrophysiol* 3:657–67.

4   Singh, J. P., et al. 1997. "QT Interval Dynamics and Heart Rate Variability
Preceding a Case of Cardiac Arrest." *Heart* 77:375–77.

5   Singh, J. P., et al. 2000. "Association of Hyperglycemia with Reduced Heart
Rate Variability (The Framingham Heart Study)." *Am J Cardiol* A86:309–12.

6   Singh, J. P., et al. 1998. "Reduced Heart Rate Variability and New-Onset Hypertension." *Hypertension* 32:293–97.

7   Moraes, J. L., et al. 2018. "Advances in Photoplethysmography Signal Analysis for Biomedical Applications." *Sensors (Basel)* 18:E1894.

8   Troughton, R. W., et al. 2011. "Direct Left Atrial Pressure Monitoring in Severe Heart Failure: Long-term Sensor Performance." *J Cardiovasc Transl Res* 4:3–13.

9   van Veldhuisen,D. J., et al. 2011. "Intrathoracic Impedance Monitoring, Audible Patient Alerts, and Outcome in Patients with Heart Failure." *Circulation* 124:1719–26.

10   Boehmer, J. P., et al. 2017. "A Multisensor Algorithm Predicts Heart Failure Events in Patients with Implanted Devices: Results from the MultiSENSE Study." *JACC Heart Fail* 5:216–25.

11   Gardner, R. S., et al. 2018. "HeartLogic Multisensor Algorithm Identifies Patients during Periods of Significantly Increased Risk of Heart Failure Events: Results from the MultiSENSE Study." *Circ Heart Fail* 11:e004669.

12   Tsai, N.-C., and C.-Y. Sue. 2007. "Review of MEMS-Based Drug Delivery and Dosing Systems." *Sens Actuator A Phys* 134:555–64.

13   Cobo, A., R. Sheybani, and E. Meng.2015. "MEMS: Enabled Drug Delivery Systems." *Adv Healthc Mater* 4:969–82.

14   Altman, R. K., et al. 2012. "Multidisciplinary Care of Patients Receiving Cardiac Resynchronization Therapy Is Associated with Improved Clinical Outcomes." *Eur Heart J* 33:2181–88.

第4章

1 Hajj-Boutros, G., et al. 2022. "Wrist-Worn Devices for the Measurement of Heart Rate and Energy Expenditure: A Validation Study for the Apple Watch 6, Polar Vantage V and Fitbit Sense." *Eur J Sport Sci* 1–13. doi:10.1080/17461391.20 21.2023656.

2 Lubitz, S. A., et al. 2021. "Rationale and Design of a Large Population Study to Validate Software for the Assessment of Atrial Fibrillation from Data Acquired by a Consumer Tracker or Smartwatch: The Fitbit Heart Study." *Am Heart J* 238:16–26.

3 Perez, M. V., et al. 2019. "Large-Scale Assessment of a Smartwatch toIdentify Atrial Fibrillation." *N Engl J* Med 381:1909–17.

4 Maille, B., et al. 2021. "Smartwatch Electrocardiogram and Artificial Intelligence for Assessing Cardiac-Rhythm Safety of Drug Therapy in the COVID-19 Pandemic. The QT-logs study." *Int J Cardiol* 331:333–39.

5 Singh, J. P., et al. 2022. "Short-Term Prediction of Atrial Fibrillation from Ambulatory Monitoring ECG Using a Deep Neural Network." *Eur Heart J Digit Health* ztac014. doi:10.1093/ehjdh/ztac014.

6 Kowey, P. 2019. "Indeed, Dr. Packer, What Did the Apple Heart Study Achieve?" *Medpage Today.* https://www.medpagetoday.com/cardiology/arrhythmias/78932.

7 Martellaro, J. 2018. "The Apple Watch Is Now the Intelligent Guardian of the Galaxy." *Mac Observer.* https://www.macobserver.com/columns-opinions/editorial/apple-watch-intelligent-guardian/.

8 2019 "Apple Heart Study Identifies AFib in Small Group of Apple Watch Wearers." *American College of Cardiology.* https://www.acc.org/latest-in-cardiology/articles/apple-heart-study-acc-2019A.

9   Pistoia, F., et al. 2016. "The Epidemiology of Atrial Fibrillation and Stroke." *Cardiol Clin* 34:255–68.

10   Bray, H. 2021. "A Smart Watch Could Save Your Life." *Boston Globe.* https://www.bostonglobe.com/2021/08/23/business/how-smart-watch-could-save-your-life/.

11   Sahu, M. L., et al. 2021. "IoT-Enabled Cloud-BasedReal-Time Remote ECG Monitoring System." *J Med Eng Technol* 45:473–85.

12   T. 2021. "Wearable Fitness Trackers Could Detect COVID before You Do." *WebMD.* https://www.webmd.com/lung/news/20211130/wearable-fitness-trackers-covid.

13   Mishra, T., et al. 2020. "Pre-Symptomatic Detection ofCOVID-19 from Smartwatch Data." *Nat Biomed Eng* 4:1208–20.

14   Sherburne, M. 2022. "Wearables Can Track COVID Symptoms, Other Diseases." *University of Michigan News.* https://news.umich. edu/wearables-can-track-covid-symptoms-other-diseases/.

15   Vogels, E. A. 2020. "About One-in-Five Americans Use a Smart Watch or Fitness Tracker." *Pew Research Center.* https://www.pewresearch.org/fact-tank/2020/01/09/about-one-in-five-americans-use-a-smart-watch-or-fitness-tracker/.

第 5 章

1   Centers for Disease Controland Prevention. 2022. "National Diabetes Statistics Report." https://www.cdc.gov/diabetes/data/statistics-report/index.html.

2   Mendola, N. D., et al. 2018. "Prevalence of Total, Diagnosed, and

Undiagnosed Diabetes Among Adults: United States, 2013–2016." 8.

3   Gopisetty, D. 2019. "BlueStar App Now Integrates with CGM and Approved for Type 1 Diabetes." *diatribe.* https://diatribe.org/ bluestar-app-now-integrates-cgm-and-approved-type-1-diabetes.

4   Comstock, J. 2015. "Sleep Apnea Treatment Device with Wireless Compliance Sensor Gets FDA Nod." *MobiHealthNews.* https://www.mobihealthnews.com/44719/sleep-apnea-treatment-device-with-wireless-compliance- sensor-gets-fda-nod.

5   Bonato, R. 2013. "Introducing a Novel Micro-Recorder for the Detection of Oral Appliance Compliance: DentiTrac." *Sleep Diagnosis and Therapy* 8 (3): 12–15. https://www.aaosh.org/connect/introducing-novel-micro-recorder-detection-oral- appliance-compliance-dentitrac.

6   Hu, N., et al. 2020. "Wearable Bracelet Monitoring the Solar Ultraviolet Radiation for Skin Health Based on Hybrid IPN Hydrogels." *ACS Appl. Mater. Interfaces* 12:56480–490.

7   Kumar, S., P. Tiwari, and M. Zymbler. 2019. "Internet of Things Is a Revolutionary Approach for Future Technology Enhancement: A Review." *J Big Data* 6:111.

8   Kang, M., et al. 2018. "Recent Patient Health Monitoring Platforms Incorporating Internet of Things-Enabled Smart Devices." *Int Neurourol J* 22:S76–82.

9   Hong, J. I., and B.-Y. Chang. 2014. "Development of the Smartphone-Based Colorimetry for Multi-Analyte Sensing Arrays." *Lab Chip* 14:1725–32.

10   Viswanathan, M., et al. 2012. "Interventions to Improve Adherence to Self-Administered Medications for Chronic Diseases in the United States." *Ann Intern Med* 157:785–95.

11   Flores, G. P., et al. 2016. "Performance, Reliability, Usability, and Safety of

the ID-Cap System for Ingestion Event Monitoring in Healthy Volunteers: A Pilot Study." *Innov Clin Neurosci* 13:12–19.

12   Girão, P. S., et al. 2013. "Tactile Sensors for Robotic Applica-tions." *Measurement* 46:1257–71.

13   National Institute for Health and Care Excellence. 2014. "The SENSIMED Triggerfish Contact Lens Sensor for Continuous 24-Hour Recording of Ocular Dimensional Changes in People with or at Risk of Developing Glaucoma." https://www.nice.org.uk/advice/mib14/resources/thesensimed- triggerfish-contact-lens-sensor-for- continuous-24hour-recording-of- ocular-dimensional-changes-in-people-with-or-at-risk- of-developing- glaucoma-63498984662725.

14   Elsherif, M., et al. 2022. "Wearable Smart Contact Lenses for Continual Glucose Monitoring: A Review." *Front Med* 9:1–15.

15   "Glucose Sensor: An Overview." ScienceDirect Topics. https://www. sciencedirect.com/topics/engineering/glucose-sensor.

16   Rhee, H., et al. 2014. "The Development of an Automated Device for Asthma Monitoring for Adolescents: Methodologic Approach and User Accept- ability." *JMIR Mhealth Uhealth* 2:e27.

17   Shelly, J., and S. Ferreri. 2012. "iBGStar: The 'iPhone Blood Glucose Meter.'"*Pharmacy Today* 18:28.

18   Milstein, N., and I. Gordon. 2020. "Validating Measures of Electrodermal Activity and Heart Rate Variability Derived from the Empatica E4 Utilized in Research Settings That Involve Interactive Dyadic States." *Front Behav Neurosci* 14.

19   Mahmood, M., et al. 2020. "Soft Nanomembrane Sensors and Flexible Hybrid Bioelectronics for Wireless Quantification of Blepharospasm." *IEEE Transactions on Biomedical Engineering* 67:3094–3100.

20   Singh, J. P. 2021. "Booze Out, Coffee Okay to Outsmart AF?"*Medscape.* https://www.medscape.com/viewarticle/961993.

21   Marcus, G. 2022. "N-of-1 Randomized Trials: CRAVE and I-STOP-AFib as Examples (Gregory Marcus, MD, MAS)." *Rethinking Clinical Trials.* https:// rethinkingclinicaltrials.org/news/grand-rounds-may-6-n-of-1-randomized-trials- crave-and-i-stop-afib-as-examples-gregory-marcus-md-mas/ (2022).

22   Saint Luke's Health System. 2022. "Better Outcomes for Anticoagulation Treatment through Observation of Atrial Rhythm (BOAT OAR)." https:// clinicaltrials.gov/ct2/show/NCT03515083.m

23   Olsen, E. 2021. "Welldoc's Bluestar Lands FDA Clearance for Expanded Insulin Dosing Support." *MobiHealthNews.* https://www.mobihealthnews. com/news/well- docs-bluestar-lands-fda-clearance-expanded-insulin-dosing-support.

24   Data Science at NIH. 2022 "NIH Fast Healthcare Interoperability Resources Initiatives." https://datascience.nih.gov/fhir-initiatives.

25   Singh, J. 2020. "The Digital Divide Can Kill—Can We Bridge It?" *Medium.* https://jagsinghmd.medium.com/the-digital-divide-can-kill-can-we-bridge-it- 93b136bdaf35.

26   Singh, J. P. 2018. "Connecting Life with Devices." *JACC Clin Electrophysiol* 4:422–23.

第二部分

第6章

1　Global Market Insights. 2020. "Telemedicine Market Expected to Hit \$175 Billion by 2026." *Healthcare Facilities Today.* https://www.healthcare facilities today.com/posts/Telemedicine-Market-Expected-to-Hit-175-Billion-by-2026-24943.

2　Wosik, J., et al. 2020. "Telehealth Transformation:COVID-19 and the Rise of Virtual Care." *J Am Med Inform Assoc* 27:957–62.

3　Singh, J. 2020. "Virtual Care: Fad or Here to Stay?" *Medium*.https://jagsinghmd.medium.com/virtual-care-fad-or-here-to-stay-a2afb2ddea50.

4　The COVID-19 Healthcare Coalition Telehealth Impact Study Work Group. 2021. "Telehealth Impact: Patient Survey Analysis." *COVID-19 Healthcare Coalition.* https://c19hcc.org/telehealth/patient-survey-analysis/.

5　Polinski, J. M., et al. 2016. "Patients' Satisfaction with and Preference for Telehealth Visits." *J Gen Intern Med* 31:269–75.

6　Andrews, E., et al. 2020. "Satisfaction with the Use of Telehealth during COVID-19: An integrative review." *International Journal of Nursing Studies*

Advances 2, 100008.

7   Krasniansky, A., et al. 2022. "2021 Year-End Digital Health Funding: Seismic Shifts beneath the Surface." Rock Health. https://rockhealth. com/ insights/2021-year-end-digital-health-funding-seismic-shifts-beneath-the-surface/.

8   Global Market Insights Inc. 2021. "Telemed- icine Market Size & Share, Growth Outlook 2021–2027." https://www.gminsights.com/ industry-analysis/telemedicine-market.

9   2015. "Goldman Sachs: Digital Revolution Can Save$300 Billion on Healthcare." *EMSWorld.* https://www.hmpgloballearningnetwork.com/ site/ emsworld/news/12091550/goldman-sachs-digital-revolution-can-save-300-billion-on- healthcare.

10   Groysberg, B., and K. C. Baden. 2020. "The COVID Two-Step for Leaders: Protect and Pivot." *HBS Working Knowledge.* http://hbswk.hbs.edu/item/the-covid-two-step-for-leaders-protect-and-pivot.

11   Lee, N. T., J. Karsten, and J. Roberts. 2020. "Removing Regulatory Barriers to Telehealth before and after COVID-19." Brookings Foundation 24.

12   Advisory Board. 2022. "Is the Pandemic-Era Telehealth Boom Reversing?" https://www.advisory.com/Daily-Briefing/2022/01/05/telehealth.

13   Blackman, K. 2016. "Telehealth and Licensing Interstate Providers." *National Conference of State Legislatures.* https://www.ncsl.org/research/ health/ telehealth-and-licensing-interstate-providers.aspx.

14   Holko, M., et al. 2022. "Wearable Fitness Tracker Use in Federally Qualified Health Center Patients: Strategies to Improve the Health of All of Us Using Digital Health Devices." *NPJ Digit Med* 5:53.

15   *The Future of Work after COVID-19.*New York: McKinsey Global.

16   Rosenthal, E. 2021. "Opinion: Telemedicine Is a Tool. Not a Replacement

for Your Doctor's Touch." *New York Times.* www.nytimes.com/2021/04/29/ opinion/virtual-remote-medicine-covid.html.

17   Zhao, M., et al. 2021. "Virtual Multidisciplinary Care for Heart Failure Patients with Cardiac Resynchronization Therapy Devices during the Coronavirus Disease 2019 Pandemic." *Int J Cardiol Heart Vasc* 34:100811.

18   Rasmussen, P. 2022. LinkedIn. https://www.linkedin.com/feed/ update/urn:li :activity:6939951602556424193/.

19   Kye, B., et al. 2021. "Educational Applications of Metaverse:Possibilities and Limitations." *J Educ Eval Health Prof* 18:1–13.

20   Skalidis, I., O. Muller, and S. Fournier. 2022. "CardioVerse: The Cardiovascular Medicine in the Era of Metaverse." *Trends in Cardiovascular Medicine.* doi:10.1016/j.tcm.2022.05.004.

21   Ifdil, I., et al. 2022. "Virtual Reality in Metaverse for Future Mental Health-Helping Profession: An Alternative Solution to the Mental Health Challenges of the COVID-19 Pandemic." *J Public Health (Oxf)* 1–2. doi:10.1093/ pubmed/ fdac049.

第 7 章

1   Advisory Board. 2022. "Is the Pandemic-Era Telehealth Boom Reversing?" https://www.advisory.com/Daily-Briefing/2022/01/05/telehealth.

2   American Academy of Dermatoloty Association. 2022."Telemedicine: Overview." https://www.aad.org/public/fad/telemedicine.

3   Woźniacka, A., S. Patrzyk, and M. Mikołajczyk. 2021. "Artificial Intelligence in Medicine and Dermatology." *Postepy Dermatol Alergol* 38:948–52.

4   American College of Rheumatology Position Statement (2020).https://www. rheumatology.org/Portals/0/Files/Telemedicine-Position-Statement.pdf.

5   Scirica, B. M., et al. 2021."Digital Care Transformation."*Circulation* 143:507–9.

6   Wilhelm, S., et al. 2020. "Development and Pilot Testing of a Cognitive-Behavioral Therapy Digital Service for Body Dysmorphic Disorder." *Behavior Therapy* 51:15–26.

7   Ali, F., et al. 2020. "Role of Artificial Intelligence in TeleStroke: An Overview." *Front Neurosci* 11.

8   Kranz, G.and G. Christensen.2022."What Is 6G & When Is It Available?"*SearchNetworking.* https://www.techtarget.com/ searchnetworking/definition/6G.

9   Kopf, M. 2022. "The Cost of a Telehealth Visit." *K Health.*https://khealth. com/learn/healthcare/telehealth-visit-cost/.

10   Cheney, C. 2018. "How Intermountain Saved $1.2M with Neonatal Telehealth Program." *Health Leaders Media.* https:// www. healthleadersmedia.com/clinical-care/how-intermountain-saved-12m-neonatal-tele- health-program.

11   Albritton, J., et al. 2018. "The Effect of a Newborn Telehealth Program on Transfers Avoided: A Multiple-Baseline Study." *Health Affairs* 37:1990–96.

12   Mirsky, J. B., and A. N. Thorndike. 2021. "Virtual Group Visits: Hope for Improving Chronic Disease Management in Primary Care during and after the COVID-19 Pandemic." *Am J Health Promot* 35:904–7.

13   Reed, T. 2019. "Report: US Economic Burden of Chronic Diseases Tops $3.8 Trillion—and Expected to Double." *Fierce Healthcare.* https://www. fiercehealthcare.com/hospitals-health-systems/fitch-rain (2019).

14   Health and Economic Costs of Chronic Diseases https://www.cdc.gov/

chronicdisease/about/costs/index.htm (2022).

第 8 章

1   Gokalp, H., et al. 2018. "Integrated Telehealth and Telecarefor Monitoring Frail Elderly with Chronic Disease." *Telemed J E Health* AU24:940–57.

2   Ikram, U., et al. 2020. "4 Strategies to Make Telehealth Work for Elderly Patients." *HarvBus* Rev. https://hbr.org/2020/11/4-strategies-to-make-telehealth- work-for-elderly-patients.

3   Holko, M., et al. 2022. "Wearable Fitness Tracker Use in Federally Qualified Health Center Patients: Strategies to Improve the Health of All of Us Using Digital Health Devices." *NPJ Digit Med* 5:53.

4   Brown, K. J., et al. 2021. "Social Determinants of Telemedicine Utilization in Ambulatory Cardiovascular Patients during the COVID-19 Pandemic." *Eur Heart J - Digital Health* 2:244–53.

5   Singh, J. 2020. "The Digital Divide Can Kill—Can We Bridge it?" *Medium.* https://jagsinghmd.medium.com/the-digital-divide-can-kill-can-we- bridge-it-93b136bdaf35.

6   Singh, A., et al. 2020. "The Evolving Face of Cardiovascular Care in the Peri-pandemic Era." *Harvard Health Policy Rev.* http://www.hhpronline.org/articles/2020/11/16/the-evolving-face-of-cardiovascular-care-in-the-peri-pandemic-era.

7   Centers for Disease Control and Prevention. 2020. "Risk for COVID-19 Infection, Hospitalization, and Death by Race/Ethnicity." https://www.cdc.gov/coronavirus/2019-ncov/covid-data/investigations-discovery/hospitalization-death-by-race-ethnicity.html.

8   Philbin, M. M., et al. 2019. "Health Disparities and the Digital Divide: The Relationship between Communication Inequalities and Quality of Life among Women in a Nationwide Prospective Cohort Study in the United States." *J Health Commun* 24:405–12.

9   Eruchalu, C. N., et al. 2021. "The Expanding Digital Divide: Digital Health Access Inequities during the COVID-19 Pandemic in New York City." *J Urban Health* 98:183–86.

10   Litchfield, I., D. Shukla, and S. Greenfield. 2021. "Impact of COVID-19 on the Digital Divide: A Rapid Review." *BMJ Open* 11:e053440.

11   Sun, N., et al. 2020. "Human Rights and Digital Health Technologies." *Health Hum Rights* 22:21–32.

12   "Healthcare Connect Fund Program." *Universal Service Administrative Company.* https://www.usac.org/rural-health-care/health- care-connect-fund-program/.

13   Federal Communications Commission. 2020. "Connected Care Pilot Program." https://www.fcc.gov/wireline-competition/ telecommunications-access-policy-division/connected-care-pilot-program.

14   O'Dea, S. 2022. "Smartphones in the US: Statistics & Facts."*Statista.* https://www.statista.com/topics/2711/us-smartphone-market/.

15   "Mass General Brigham Launches New Digital Health Initiatives." Mass General Brigham. https://www.massgeneralbrigham.org/newsroom/press-releases/ mass-general-brigham-launches-new-digital-health-initiatives.

16   World Health Organization. 2022. "Digital Health." https://www.who.int/ health-topics/digital-health.

17   GlobalData Thematic Research. 2022. "The Telemedicine Community Has Rallied to Provide Support to Patients in Ukraine." *Pharmaceutical Technology.* https://www.pharmaceutical-technology.com/comment/

telemedicine-community- support-ukraine/.

第 9 章

1   Stockley, M. 2018. "150 Million MyFitnessPal Accounts Compromised—Here's What to Do." *Naked Security.* https://nakedsecurity.sophos.com/2018/03/30/150-million-myfitnesspal-accounts-compromised-heres-what-to-do/.

2   Newcomb, A. 2019. "Hacked MyFitnessPal Data Goes on Sale on the Dark Web—One Year after the Breach." *Fortune.* https://fortune.com/2019/02/14/hacked- myfitnesspal-data-sale-dark-web-one-year-breach/.

3   Wicklund, E. 2018. "UK's NHS Aims to Build a Library of Reliable Mobile Health Apps." *mHealthIntelligence.* https://mhealthintelligence.com/ news/uks-nhs-aims-to-build-a-library-of-reliable-mobile-health-apps.

4   Gallagher, L. 2015. "Information Handling by Some Health Apps Not as Secure as It Should Be." *Imperial News.* https://www.imperial.ac.uk/news/167866/information-handling-some-health-apps-secure/.

5   Pew Research Center. 2022. "Texting." https://www.pewresearch.org/topic/internet-technology/platforms-services/mobile/ texting/.

6   Kick Butts Program. 2020. "Kick Butts Program,Become a Non-Smoker Again." https://kickbuttsprogram.com/.

7   2016. Patel, M.S. "Patients Had Shorter Hospital Stays When Their Care Providers Used Secure Text Messaging to Improve Communication, Penn Study Finds." *Penn Medicine News.* https://www.pennmedicine.org/news/news-releases/2016/ april/patients-had-shorter-hospital.

8   Patel, M. S., et al. 2016. "Change In Length of Stay and Readmissions

among Hospitalized Medical Patients after Inpatient Medicine Service Adoption of Mobile Secure Text Messaging." *J Gen Intern Med* 31:863–70.

9   Noonan, P. 2022. "Using Personalized Text Messages toImprove Heart Failure Hospital Readmission Rates." *J Card Fail* 28:S50.

10   Eadicicco, L. 2016. "4 Things to Know aboutthe Fitbit Accuracy Lawsuit." *Time.*

11   Mole, B. 2016. "Lawsuit Claims Fitbit Devices Dangerously Underestimate Heart Rate." *Ars Technica.* https://arstechnica.com/tech-policy/2016/01/ lawsuit-claims-fitbit-devices-dangerously-underestimate-heart-rate/.

12   US Food & Drug Administration. 2022. "Digital Health Software Precertification (Pre-Cert) Pilot Program." https://www.fda.gov/medical-devices/ digital-health-center-excellence/digital-health-software-precertification-pre-cert-program.

13   Khan, S. I., and A. S. L. Haque. 2016. "Digital Health Data: A Comprehensive Review of Privacy and Security Risks and Some Recommendations." *Comp Sci J Moldova* 24, no. 2 (71): 273–92.

14   Bari, L. and D. P. O'Neill. 2019. "Rethinking Patient Data Privacy in the Era of Digital Health." *Health Affairs Forefront.* https://www.healthaffairs.org/ do/10.1377/forefront.20191210.216658/full/.

第三部分

第 10 章

1   Singh, J. P. 2019. "It Is Time for Us to Get Artificially Intelligent!"*JACC Clin Electrophysiol* 5:263–65.

2   Turing, A. M. 1950. "Computing Machinery and Intelligence." *Mind* 59:433–60.

3   Amazon Web Services. 2022. "What Is Artificial Intelligence?"https://aws.amazon.com/machine-learning/what-is-ai/.

4   History Computer Staff. 2021. "ENIAC Computer- Everything You Need To Know." *History Computer.* https://history-computer.com/eniac-computer-guide/.

5   Johnson, K. W., et al. 2018. "Artificial Intelligence in Cardiology." *J Am Coll Cardiology : AU*71:2668–79.

6   Ahuja, A. S. 2019. "The Impact of Artificial Intelligence in Medicine on the Future Role of the Physician." *Peer J* 7:e7702.

7   Sadhamanus. 2020. "Counterfactual vs Contrastive Explanations in Artificial Intelligence." *Medium.* https://towardsdatascience.com/counterfactual-vs-

contrastive-explanations-in-artificial-intelligence-e67a9cfc7e4e.

8   Global X Research Team. 2021. "Q&A with Erik Brynjolfsson on Disruptive Technology and the Digital Economy." *Global X ETFs.* https://www.globalxetfs.com/qa-with-erik-brynjolfsson-on-disruptive-technology-and-the-digital- economy/.

9   "Artificial Intelligence (AI) in Healthcare Market Size Report, 2025." https://www.millioninsights.com.

10 Drees, J. 2020. "7 of Healthcare's Most Promising AI Companies from Forbes' 2020 List." *Becker's Health IT.* https://www.beckershospitalreview.com/healthcare-information-technology/7-of-healthcare-s-most-promising-ai-companies- from-forbes-2020-list.html?oly_enc_id=4824E4640690F6I.

第 11 章

1   Abràmoff, M. D., et al. 2018. "Pivotal Trial of an Autonomous AI-Based Diagnostic System for Detection of Diabetic Retinopathy in Primary Care Offices." *npj Digital Med* 1:1–8.

2   Lee, J.-T., et al. 2021. "Prediction of Hospitalization UsingArtificial Intelligence for Urgent Patients in the Emergency Department." *Sci Rep* 11:19472.

3   Kennedy, S. 2022. "AI Device May Help Diagnose Children's Autism in Primary Care Settings." *Health IT Analytics.* https://healthitanalytics.com/news/ ai-device-may-help-diagnose-childrens-autism-in-primary-care-settings.

4   Korosec, K. 2021. "Emotion-Detection Software Startup Affectiva Acquired for $73.5M." *TechCrunch.* https://social.techcrunch.com/2021/05/25/

emotion-detection-software-startup-affectiva-acquired-for-73-5m/.

5   Umeda-Kameyama, Y., et al. 2021. "Screening of Alz-heimer's Disease by Facial Complexion Using Artificial Intelligence." *Aging* 13:1765–72.

6   Williams, I. K. 2022. "Can A.I.-Driven Voice Analysis Help Identify Mental Disorders?" *New York Times*. https://www.nytimes. com/2022/04/05/technology/ai-voice-analysis-mental-health.html.

7   Wooldridge, S. 2021. "Need to Pick a Doctor? Trust the AI, Study Says." *Benefits PRO*. https://www.benefitspro.com/2021/01/06/need-to-pick-a-doctor-trust-the- ai-study-says/.

8   Tang, A. H. 2020. "Combining AI and Electronic Health Records as a New Way to Pair Patients and Caregivers." *AI Med.* https://ai-med.io/ai-in-medicine/combining-ai-and-electronic-health-records-as-a-new-way-to-pair-patients-and- caregivers/.

9   "Chester the AI Radiology Assistant (V3)." 2019. *Machine Learning and Medicine Lab.* https://mlmed.org/tools/xray/.

10   Borkowski, A. A., et al. 2020. "Using Artificial Intelligence for COVID-19 Chest X-ray Diagnosis." *Fed Pract* 37:398–404.

11   "FDA Green-lights Infervision's Deep Learning Tool for Segmenting Lung CT Scans." 2020. *Legacy MedSearch.* https://legacymedsearch.com/fda-green-lights-infervisions-deep-learning-tool-for-segmenting-lung-ct-scans/.

12   American Society of Clinical Oncology. 2022. "ASCO Cancer-LinQ." https://www.cancerlinq.org/.

13   Jie, Z., Z. Zhiying, and L. Li. 2021. "A Meta-Analysis of Watson for Oncology in Clinical Application." *Sci Rep* 11:5792.

14   Konam, S. 2022. "Where Did IBM Go Wrong with WatsonHealth?" *Quartz.* https://qz.com/2129025/where-did-ibm-go-wrong-with-watson-health/.

15   Goodwins, R. 2022. "Machine Learning the Hard Way: Watson's Fatal

Misdiagnosis." *The Register.* https://www.theregister.com/2022/01/31/ machine_learning_the_hard_way/.

16   Yao, S., et al. 2020. "Real World Study for the Concordance between IBM Watson for Oncology and Clinical Practice in Advanced Non-Small Cell Lung Cancer Patients at a Lung Cancer Center in China." *Thorac Cancer* 11:1265–70.

17   Kim, M.-S., et al. 2020. "Artificial Intelligence and LungCancer Treatment Decision: Agreement with Recommendation of MultidisciplinaryTumor Board." *Transl Lung Cancer Res* 9:507–14.

18   Savage, N. 2021. "Tapping Into the Drug DiscoveryPotential of AI." *Biopharma Dealmakers.* doi:10.1038/d43747-021-00045-7.

19   Staszak, M., et al. 2022. "Machine Learning in Drug Design: Use of Artificial Intelligence to Explore the Chemical Structure–Biological Activity Relationship." *Wires Comput Mol Sci* 12:e1568.

20   Mamoshina, P., A. Bueno-Orovio, and B. Rodriguez. 2020. "Dual Transcriptomic and Molecular Machine Learning Predicts all Major Clinical Forms of Drug Cardiotoxicity." *Front Pharmacol* 11:639.

21   Laubenbacher, R., et al. 2022. "Building DigitalTwins of the Human Immune System: Toward a Roadmap." *npj Digit Med* 5:1–5.

22   Reed, J. 2020. "FDA Uses AI/ML for Drug Safety Predictions." *Linguamatics.* https://www.linguamatics.com/blog/fda-uses-aiml-drug-safety-predictions.

23   Food & Drug Administration. 2021. "FDA Updates and Press Announcements on Angiotensin II Receptor Blocker (ARB) Recalls (Valsartan, Losartan, and Irbesartan)." https://www.fda.gov/drugs/drug-safety-and-availability/ fda-updates-and-press-announcements-angiotensin-ii-receptor-blocker-arb-recalls- valsartan-losartan.

24   Walter, M. 2022. "FDA Announces a New Recall for Extended-Release
Metformin Due to Contamination." *Cardiovascular Business.* https:// www.
cardiovascularbusiness.com/topics/clinical/heart-health/fda-announces-new-
recall-extended-release-metformin-due-contamination.

25   Walborn, A., et al. 2020. "Development of an Algorithm to Predict Mortality
in Patients with Sepsis and Coagulopathy." *Clin Appl Thromb Hemost* 26:1–
10.

26   Cooper, P. B., et al. 2021. "Implementation of an Automated Sepsis Screening
Tool in a Community Hospital Setting." *J Nurs Care Qual* 36:132–36.

27   Persson, I., et al. 2021. "A Machine Learning Sepsis Prediction Algorithm
for Intended Intensive Care Unit Use (NAVOY Sepsis): Proof-of- Concept
Study." *JMIR Form Res* 5:e28000.

28   Lazer, D., and R. Kennedy. 2015. "What We Can Learn from the Epic
Failure of Google Flu Trends." *WIRED.* https://www.wired.com/2015/10/
can- learn-epic-failure-google-flu-trends/.

29   Ericsson Group. 2021. "Ericsson and Partners' AI and Live Network Data
Offer Reliable 14-Day COVID-19 Admissions Forecast." https:// www.
ericsson.com/en/news/3/2021/ai-and-live-network-data-offer-reliable-14-
day-covid- 19-admissions-forecast.

第 12 章

1   *Framingham Heart Study.* https://www.framingham- heartstudy.org/.

2   Thomas, R., and F. T. O'Reilly. 2019. *The AI Ladder. Demystifying AI
Challenges.* Sebastopol, CA: O'Reilly Media.

3   Ghose, S. 2015. "Continuous Healthcare: Big Data and the Future of

Medicine." *VentureBeat.* https://venturebeat.com/2015/06/21/continuous-healthcare-big- data-and-the-future-of-medicine/.

4   Song, Z., et al. 2022. "Physician Practice Pattern Variations in Common Clinical Scenarios within 5 US Metropolitan Areas." *JAMA Health Forum* 3:e214698.

5   Fraiman, J., et al. 2022. "An Estimate of the US Rate of Overuse of Screening Colonoscopy: A Systematic Review." *J Gen Intern Med* 37:1754–62.

6   Savova, G. K., et al. 2019. "Use of Natural Language Processing to Extract Clinical Cancer Phenotypes from Electronic Medical Records." *Cancer Research* 79:5463–70.

7   Thomas, A. A., et al. 2014. "Extracting Data from Electronic Medical Records: Validation of a Natural Language Processing Program to Assess Prostate Biopsy Results." *World J Urol* 32:99–103.

8   Bishop, J. M. 2021. "Artificial Intelligence Is Stupid and Causal Reasoning Will Not Fix It." *Front Psychol* 11:513474.

9   Kumar, S., P. Tiwari, and M. Zymbler, M. 2019. "Internet of Things Is a Revolutionary Approach for Future Technology Enhancement: A Review." *J Big Data* 6:111.

10   Kahn, J. 2022. "What's Wrong with 'Explainable AI.'" *Fortune.* https://fortune.com/2022/03/22/ai-explainable-radiology-medicine-crisis-eye-on-ai/.

11   Daneshjou, R., et al. 2021. "Lack of Transparency and Potential Bias in Artificial Intelligence Data Sets and Algorithms: A Scoping Review." *JAMA Dermatol* 157:1362–69.

12   Haenssle, H. A., et al. 2018. "Man against Machine: Diagnostic Performance of a Deep Learning Convolutional Neural Network for Dermoscopic Melanoma Recognition in Comparison to 58 Dermatologists." *Ann Oncol*

29:1836–42.

13   European Society for Medical Oncology. "Man against Machine: AI Is Better than Dermatologists at Diagnosing Skin Cancer." *Science Daily.* https://www.sciencedaily.com/releases/2018/05/180528190839.htm.

14   Hekler, A., et al. 2019. "Superior Skin Cancer Classification by the Combination of Human and Artificial Intelligence." *Eur J Cancer* AU120:114–21.

15   Langlotz, C., A. Kaushal, and R. Altman. 2020. "Health Care AI Systems Are Biased." *Scientific American.* https://www.scientificamerican.com/article/ health-care-ai-systems-are-biased/.

16   Parikh, R. B., S. Teeple, and A. S. Navathe. 2019. "Addressing Bias in Artificial Intelligence in Health Care." *JAMA* 322:2377–78.

17   Kumar, S., N. Setia, and A. Mahmood. 2021. "Identify and Remove Bias from AI Models." *IBM Developer.* https://developer.ibm.com/patterns/identify-and-remove-bias-from-ai-models/.

18   Hardesty, L. 2018. "Study Finds Gender and Skin-Type Bias in Commercial Artificial-Intelligence Systems." *MIT News.* https://news.mit.edu/2018/study-finds-gender-skin-type-bias-artificial-intelligence-systems-0212.

19   Walch, K. 2021. "How to Detect Bias in Existing AI Algorithms." *SearchEnterpriseAI.* https://www.techtarget.com/searchenterpriseai/feature/How-to- detect-bias-in-existing-AI-algorithms.

20   "Using the What-If Tool." *Google Cloud.* https://cloud. google.com/ai-platform/prediction/docs/using-what-if-tool.

第 13 章

1　Goldenberg, I., et al. 2008. "Risk Stratification for Primary Implantation of a Cardioverter-Defibrillator in Patients with Ischemic Left Ventricular Dysfunction." *J Am Coll Cardiol* 51:288–96.

2　Singh, J. P., et al. 2005. "Factors Influencing Appropriate Firing of the Implanted Defibrillator for Ventricular Tachycardia/Fibrillation: Findings from the Multicenter Automatic Defibrillator Implantation Trial II (MADIT-II)." *J Am Coll Cardiol* 46:1712–20.

3　Ahmad, T., et al. 2018. "Machine Learning Methods Improve Prognostication, Identify Clinically Distinct Phenotypes, and Detect Heterogeneity in Response to Therapy in a Large Cohort of Heart Failure Patients." *J Am Heart Assoc* 7:e008081.

4　Cedars-Sinai Medical Center. 2022. "AI May Detect Earliest Signs of Pancreatic Cancer." *Science Daily.* https://www.sciencedaily.com/releases/2022/04/220426153718.htm.

5　Wilson, P. W. F., et al. 1998. "Prediction of CoronaryHeart Disease Using Risk Factor Categories." *Circulation* 97:1837–47.

6　Elliott, J., et al. 2020. "Predictive Accuracy of a Polygenic Risk Score–Enhanced Prediction Model vs a Clinical Risk Score for Coronary Artery Disease." *JAMA* 323:636–45.

7　Findlay, S. G., et al. 2020. "A Comparison of Cardiovascular Risk Scores in Native and Migrant South Asian Populations." *SSM Population Health* 11:100594.

8　Attia, Z. I., et al. 2021. "Application of Artificial Intelligence to the Electrocardiogram." *Eur Heart* J 42:4717–30.

9　Harmon, D. M., Z. Attia, and P. A. Friedman. 2022. "Current and Future

Implications of the Artificial Intelligence Electrocardiogram: The Transformation of Healthcare and Attendant Research Opportunities." *Cardiovasc Res* 118:e23– e25.

10   Sevakula, R. K., et al. 2020. "State-of-the-Art Machine Learning Techniques Aiming to Improve Patient Outcomes Pertaining to the Cardiovascular System." *J Am Heart Assoc* 9:e013924.

11   Weng, S. F., et al. 2017. "Can Machine-Learning Improve Cardiovascular Risk Prediction Using Routine Clinical Data?" *PLoS One* 12:e0174944.

12   Maille, B., et al. 2021. "Smartwatch Electrocardiogram and Artificial Intelligence for Assessing Cardiac-Rhythm Safety of Drug Therapy in the COVID-19 Pandemic. The QT-logs study." *Int J Cardiol* 331:333–39.

13   Alsharqi, M., et al. 2018. "Artificial Intelligence and Echocardiography." *Echo Res Pract* 5:R115–R125.

14   Diagnostic and Interventional Cardiology. 2020. "FDA Clears Data Streaming from the Impella Console to Allow Use of Artificial Intelligence Algorithms." http://www.dicardiology.com/content/fda-clears-data-streaming-impella-console-allow-use-artificial-intelligence-algorithms.

15   Saha, S., et al. 2021. "Progress in Brain Computer Interface: Challenges and Opportunities." *Front Syst Neurosci* 15:1–20.

16   Hale, C. 2020. "FDA Clears RapidAI's Occlusion-Spotting Stroke Software for CT Scans." *Fierce Biotech.* https://www.fiercebiotech.com/medtech/fda-clears-rapidai-s-occlusion-spotting-stroke-software-for-ct-scans.

17   Nimri, R., et al. 2020. "Insulin Dose Optimization Using an Automated Artificial Intelligence-Based Decision Support System in Youths with Type 1 Diabetes." *Nat Med* 26:1380–84.

18   Institute, N. E. 2022. "Using AI to Cure Blinding Eye Diseases."*SciTechDaily.* https://scitechdaily.com/using-ai-to-cure-blinding-eye-diseases/.

19 Ortolan, D., et al. 2022. "Single-Cell-Resolution Map of Human Retinal Pigment Epithelium Helps Discover Subpopulations with Differential Disease Sensitivity." *Proc Natl Acad Sci USA* 119:e2117553119.

20 Walter, M. 2020. "A Breakthrough in Treating Blindness: AI Helps Scientists Grow Artificial Retinal Tissue." *HealthExec.* https://healthexec.com/ topics/ precision-medicine/ai-scientists-artificial-retinal-tissue-blindness.

21 Babich, N. 2020. "What Is Computer Vision & How Does It Work?" *Adobe XD Ideas.* https://xd.adobe.com/ideas/principles/emerging- technology/what-is-computer-vision-how-does-it-work/.

第 14 章

1 Weisberg, E. M., L. C. Chu, and E. K. Fishman. 2020. "The First Use of Artificial Intelligence (AI) in the ER: Triage Not Diagnosis." *Emerg Radiol* 27:361–66.

2 Isabel Healthcare. 2022. "Isabel—the Symptom Checker Doctors Useand Trust." https://symptomchecker.isabelhealthcare.com.

3 Bright.md. 2022. "Bright.md—Asynchronous Virtual Care forthe Moment and the Future." https://bright.md/.

4 Aidoc. 2020. "Emergency Room Triage With AI."https://www.aidoc.com/ blog/emergency-room-triage-with-ai/.

5 Savage, N. 2022. "Breaking into the Black Box of Artificial Intelligence." *Nature.* doi:10.1038/d41586-022-00858-1.

6 Baselli, G., M. Codari, and F. Sardanelli. 2020. "Opening the Black Box of Machine Learning in Radiology: Can the Proximity of Annotated Cases Be a Way?" *Eur Radiol Exp* 4:30.

7   2019. "Forbes Insights: AI and Healthcare: A Giant Opportunity." *Forbes.* https://www.forbes.com/sites/insights-intelai/2019/02/11/ai-and-health- care-a-giant-opportunity/.

8   2013. "Korean Beauty Pageant Contestants All Look Strikingly Similar, Commenters Find." *HuffPost.* https://www.huffpost.com/entry/ miss-korea-contestants-2013-photos_n_3157026.

9   Allam, Z. 2020. "The Rise of Machine Intelligence in the COVID-19 Pandemic and Its Impact on Health Policy." *Surveying the Covid-19 Pandemic and Its Implications* 89–96. doi:10.1016/B978-0-12-824313-8.00006-1.

10   Genç, Ö. 2019. "The Basics of NLP and Real Time Sentiment Analysis with Open Source Tools." *Medium.* https://towardsdata- science.com/real-time-sentiment-analysis-on-social-media-with-open-source-tools- f864ca239afe.

11   DeCaprio, D., et al. 2020. "Building a COVID-19 Vul-nerability Index." *J Intell Med* A3. https://jmai.amegroups.com/article/view/5930/html.

12   Stokes, D. C., et al. 2020. "Public Priorities and Concerns Regarding COVID-19 in an Online Discussion Forum: Longitudinal Topic Modeling." *J Gen Intern Med* 35:2244–47.

13   Borkowski, A. A., et al. 2020. "Using Artificial Intelligence for COVID-19 Chest X-ray Diagnosis." *Fed Pract* 37:398–404.

14   Shamout, F. E., et al. 2021. "An Artificial Intelligence System for Predicting the Deterioration of COVID-19 Patients in the Emergency Department." *npj Digit Med* 4:1–11.

15   Wang, J., et al. 2022. "Scaffolding Protein Functional Sites Using Deep Learning." *Science* 377:387–94.

第四部分

第 15 章

1　Singh, J. P., and D. J. Wilber. 2015. "Electrophysiology and HealthCare Reform: Expanding Our Value Proposition." *JACC: Clin Electrophysiol* 1:463–64.

2　Singh, J. P. 2016. "Resynchronizing the Heart and RemodelingHealthcare." *JACC Clin Electrophysiol* 2:532–33.

3　Singh, J. P. 2017. "Clinical EP in 2017 and Beyond: Adapting to Payment Reform." *JACC Clin Electrophysiol* 3:85–87.

4　2017. "What Is Value-Based Healthcare?" *NEJM Catalyst.* https:// catalyst. nejm.org/doi/full/10.1056/CAT.17.0558.

5　Jain, S. H. 2022. "Everybody's Talking about Value-Based Health Care. Here's What They're Not Saying." *Forbes.* https://www.forbes.com/sites/ sachinjain/2022/04/12/what-is-value-based-healthcare-really/.

6　Wasfy, J. H., et al. 2016. "Longer-Term Impact of Cardiology e-Con-sults." *Am Heart J* 173:86–93.

7　Zhao, M., et al. 2021. "Virtual Multidisciplinary Care for Heart Failure

Patients with Cardiac Resynchronization Therapy Devices during the Coronavirus Disease 2019 Pandemic." *Int J Cardiol Heart Vasc* 34:100811.

8　Jiang, J., A.-F. Cameron, and M. Yang. 2020. "Analysis of Massive Online Medical Consultation Service Data to Understand Physicians' Economic Return: Observational Data Mining Study." JMIR Med Inform 8 (2):e16765.

9　Butala, N. M., et al. 2019. "Measuring Individual Physician Clinical Productivity in an Era of Consolidated Group Practices." *Healthc (Amst)* 7 (4).

10　Wenzel, R. P. 2019. "RVU Medicine, Technology, and Physi-cian Loneliness." *N Eng J Med* A380:305–7.

11　AAPC. 2022. "What Are Relative Value Ulnites (RVUs)?"https://www.aapc.com/practice-management/rvus.aspx.

12　Maxwell, S., and S. Zuckerman. 2007. "Impact of Re- source-Based Practice Expenses on the Medicare Physician Volume." *Health Care Financ* Rev 29:65–79.

第 16 章

1　Christensen, C. M. 2011. *The Innovator's Dilemma: The Revolutionary Book That Will Change the Way You Do Business.* New York: HarperBusiness.

2　Wasfy, J. H., et al. 2020. "Association of an Acute Myocardial Infarction Readmission-Reduction Program With Mortality and Readmission." *Circ Cardiovasc Qual Outcomes* 13:e006043.

3　Musich, S., et al. 2016. "The Impact of Personalized Preventive Care on Health Care Quality, Utilization, and Expenditures." *Popul Health Manag* 19:389–97.

4 Maille, B., et al. 2021. "Smartwatch Electrocardiogram and Artificial Intelligence for Assessing Cardiac-Rhythm Safety of Drug Therapy in the COVID-19 Pandemic. The QT-logs study." *Int J Cardiol* 331:333–39.

5 Gardner, R. S., et al. 2018. "HeartLogic Multisensor Algorithm Identifies Patients during Periods of Significantly Increased Risk of Heart Failure Events: Results from the MultiSENSE Study." *Circ Heart Fail* 11:e004669.

6 Singh, J. P., and D. J. Wilber. 2015. "Electrophysiology and Health Care Reform: Expanding Our Value Proposition." *JACC: Clin Electrophysiol* A1:463–64.

7 Porter, M. E. 2010. "What Is Value inHealth Care?" *N Engl J Med* A363:2477–81.

8 Mehta, S., et al. 2021. "Impact of a Telemedicine-Guided, Population-Based, STEMI Network on Reperfusion Strategy, Efficiency, and Outcomes." *AsiaIntervention* 7:18–26.

9 Troughton, R. W., et al. 2011. "Direct Left Atrial Pressure Monitoring in Severe Heart Failure: Long-Term Sensor Performance." *J Cardiovasc Transl Res* 4:3–13.

第 17 章

1 Singh, J. P. 2021. "Systemness: The Promised Land of Medicine?" *Medscape*. http://www.medscape.com/viewarticle/957918.

2 Willis, D. 2019. "Why Most Systems Struggle with Systemness." *Advisory Board*. https://www.advisory.com/Blog/2019/04/systemness-one.

3 PatientsLikeMe. 2022. Wikipedia.

4 Chatterjee, N. A., and J. P. Singh. 2017. "Making Sense of Remote

Monitoring Studies in Heart Failure." *Eur Heart J* 38: 2361–63.

5   Muller, E. "Common Remote Patient Monitoring Devices." *Health Recovery Solutions.* https://www.healthrecoverysolutions.com/blog/7-common-remote-patient-monitoring-devices.

6   Waters, H., and M. Graf. 2018. "Chronic Diseases Are Taxing Our Health Care System and Our Economy." *STAT.* https://www.statnews.com/2018/05/31/chronic-diseases-taxing-health-care-economy/.

7   Kapoor, M. 2020. "What Are Shared-Savings Programs?" *Advisory Board.* https://www.advisory.com/Topics/Life-Sciences/2020/05/What-are-shared-savings-programs.

8   Blondon, K., et al. 2014. "An Exploration of Attitudes toward the Use of Patient Incentives to Support Diabetes Self-Management." *Psychol Health* 29:552– 63.

9   Zhao, M., J. H. Wasfy, and J. P. Singh. 2020. "Sensor-Aided Continuous Care and Self-Management: Implications for the Post-COVID Era." *Lancet Digit Health* 2:e632–e634.

10   Kim Farina, P. 2013. "Can Financial Incentives Improve Self-Management Behaviors?" *Evidence-Based Diabetes Management* 19:SP2.

11   Dafny, L. S. 2018. "Does CVS-Aetna Spell the End of Business as Usual?" *N Engl J Med* 378:593–95.

12   Martin, L. M., et al. 2018. "Clinical Profile of Acute Myocardial Infarction Patients Included in the Hospital Readmissions Reduction Program." *J Am Heart Assoc* 7:e009339.

13   Christensen, C. M. 2011. The *Innovator's Dilemma: The Revolutionary Book That Will Change the Way You Do Business.* New York: HarperBusiness.

14   Stein, C. 2019. "How an Innovative Partnership Is Helping Firefly Soar."*Blue Cross Blue Shield MA MediaRoom.* https://coverage.bluecrossma.

com/.

15   Soper, T. 2020. "Virtual Primary Care Startup 98point6 Raises $118M as Pandemic Sparks Demand for Digital Health Tech." *GeekWire*. https:// www. geekwire.com/2020/virtual-primary-care-startup-98point6-raises-118m-pandemic- sparks-demand-digital-health-tech/.

16   Norris, L. 2022. "ACA Health Plans Increasingly Offer Wellness Incentives." healthinsurance.org. https://www.healthinsurance.org/obamacare/ aca-health-plans-increasingly-offer-wellness-incentives/.

17   Kvedar, J. 2022. "Planning for the Next Phase of Telehealth: Scenarios." https://joekvedar.com/planning-for-the-next-phase-of-telehealth- scenarios/ (2022).

18   Gharib, L., et al. 2021. "Disruptive and Sustaining Innovation in Telemedicine: A Strategic Roadmap." *NEJM Catalyst | Innovations in Care Delivery.* https://catalyst.nejm.org/doi/full/10.1056/CAT.

19   Braveman, P., and L. Gottlieb. 2014. "The Social Determinants of Health: It's Time to Consider the Causes of the Causes." *Public Health Rep* 129:19–31.

第 18 章

1   Thomas, S. 2022. "The Digital Hospital of the Future." *Deloitte.* https:// www2.deloitte.com/global/en/pages/life-sciences-and-healthcare/articles/ global-digital-hospital-of-the-future.html.

2   "Hospital Command Centers: Urgent Matters." *George Washington University School of Medicine and Health Sciences.* https://smhs.gwu.edu/ urgentmatters/news/hospital-command-centers.

3   Dawoodbhoy, F. M., et al. 2021. "AI in Patient Flow: Applications of Artificial Intelligence to Improve Patient Flow in NHS Acute Mental Health Inpatient Units." *Heliyon* 7:e06993.

4   Fernandes, C. O., et al. 2019. "Artificial Intelligence Technologies for Coping with Alarm Fatigue in Hospital Environments Because of Sensory Overload: Algorithm Development and Validation." *J Med Internet Res* 21:e15406.

5   Mills, T. 2022. "Council Post: AI For Health And Hope: How Machine Learning Is Being Used In Hospitals." *Forbes*. https://www.forbes. com/sites/forbestechcouncil/2022/02/16/ai-for-health-and-hope-how-machine-learning-is- being-used-in-hospitals/.

6   Wigmore, I. "What Is Ambient Intelligence (AmI)?" *SearchEnterpriseAI*. https://www.techtarget.com/searchenterpriseai/definition/ambient-intelligence-AmI.

7   Kumar, S., P. Tiwari, and M. Zymbler. 2019. "Internet of Things Is a Revolutionary Approach for Future Technology Enhancement: A Review." *J Big Data* 6:111. https://doi.org/10.1186/s40537-019-0268-2.

8   Terry, K. 2020. "CMS Launches Hospital-at-Home Program to Free Up Hospital Capacity." *Medscape*. http://www.medscape.com/viewarticle/941767.

9   Klein, S. "'Hospital at Home' Programs Improve Outcomes,Lower Costs but Face Resistance from Providers and Payers." *Commonwealth Fund*. https://www.commonwealthfund.org/publications/newsletter-article/hospital-home-programs-improve-outcomes-lower-costs-face-resistance.

10   Mullaney, T. 2018. "Explosion in Artificial Intelligence Coming for Home Care and Hospitals." *Home Health Care News*. https://homehealthcarenews.com/2018/06/explosion-in-artificial-intelligence-coming-for-home-care-and-hospitals/.

11   Sainz J. M. 2018. "What the Hospitals of the Future Look Like." *Cirrus Blog.* https://www.getcirrus.com/blog/what-the-hospitals-of-the-future-look-like.

12   Isabel Healthcare. 2022. "Isabel—the Symptom Checker Doctors Use and Trust." https://symptomchecker.isabelhealthcare.com.

13   Singh, J. P. 2022. "Meta Medicine: Are We Ready for the Mediverse?" *Medscape.* https://www.medscape.com/viewarticle/978940.

14   Ifdil, I., et al. 2022. "Virtual Reality in Metaverse for Future Mental Health-Helping Profession: An Alternative Solution to the Mental Health Challenges of the COVID-19 Pandemic." *Journal of Public Health.* doi:10.1093/pubmed/fdac049.

15   Koo, H. 2021. "Training in Lung Cancer Surgery through the Metaverse, Including Extended Reality, in the Smart Operating Room of Seoul National University Bundang Hospital, Korea." *J Educ Eval Health Prof* 18:33. https://www.jeehp. org/DOIx.php?id=10.3352/jeehp.2021.18.33.

16   "5 Medical Robots Making a Difference in Healthcare at CWRU." 2017. *Case Western Reserve University.* https://online-engineering.case.edu/blog/medical-robots-making-a-difference.

17   Shiomi, H., et al. 2001. "Cyber Knife." *Igaku Butsuri* 21:11–16.

18   Perry, T. S. 2013. "Profile: Veebot." *IEEE Spectrum.* https://spectrum.ieee.org/profile-veebot.

19   Rus, D., and M. T. Tolley. 2018. "Design, Fabrication and Control of OrigamiRobots." *Nat Rev Mater* 3:101–12.

20   Kent, C. 2021. "Drug Dispensing Goes Digital." *Pharmaceutical Technology.* https://www.pharmaceutical-technology.com/analysis/robotic-drug- dispensing-digital-pharmacy/.

21   "NTU Builds Disinfection Robot to Tackle COVID-19 Outbreak." 2020.

BioSpectrum. https://www.biospectrumasia.com/news/54/15807/ntu-builds-disinfection- robot-to-tackle-covid-19-outbreak.html.

22   Diaz, N. 2022. "Hospital Robots Bolstering Nurses Energy, Time." *Becker's Health* IT. https://www.beckershospitalreview.com/healthcare- information-technology/hospital-robots-bolstering-nurses-energy-time.html.

23   Kelly, J. 2022. "New Survey Shows That Up to 47% of U.S. Healthcare Workers Plan to Leave Their Positions by 2025." *Forbes.* https://www.forbes.com/sites/ jackkelly/2022/04/19/new-survey-shows-that-up-to-47-of-us-healthcare-workers-plan-to-leave- their-positions-by-2025/.

24   World Health Organization. 2013. "Global Health Workforce Shortage to Reach 12.9 Million in Coming Decades." https://apps.who.int/mediacentre/news/ releases/2013/health-workforce-shortage/en/index.html